脏腑微观构架与功能基团失调辨证

葛正行◎主编

科学技术文献出版社
SCIENTIFIC AND TECHNICAL DOCUMENTATION PRESS
·北京·

图书在版编目（CIP）数据

脏腑微观构架与功能基团失调辨证 / 葛正行主编. —北京：科学技术文献
出版社，2023.8（2024.7 重印）
ISBN 978-7-5189-9877-7

Ⅰ. ①脏… Ⅱ. ①葛… Ⅲ. ①脏腑病证 Ⅳ. ① R256

中国版本图书馆 CIP 数据核字（2022）第 242988 号

脏腑微观构架与功能基团失调辨证

策划编辑: 薛士滨　责任编辑: 刘英杰　张　睿　责任校对: 张吲哚　责任出版: 张志平

出　版　者	科学技术文献出版社	
地　　　址	北京市复兴路15号　　邮编　100038	
编　务　部	（010）58882938，58882087（传真）	
发　行　部	（010）58882868，58882870（传真）	
邮　购　部	（010）58882873	
官方网址	www.stdp.com.cn	
发　行　者	科学技术文献出版社发行　全国各地新华书店经销	
印　刷　者	北京虎彩文化传播有限公司	
版　　　次	2023 年 8 月第 1 版　2024 年 7 月第 2 次印刷	
开　　　本	710×1000　1/16	
字　　　数	220千	
印　　　张	13.5	
书　　　号	ISBN 978-7-5189-9877-7	
定　　　价	78.00元	

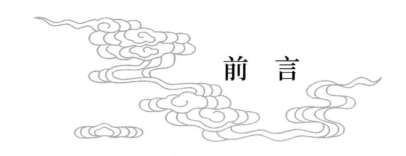

前　言

　　进入 20 世纪后，西医学已发展到分子水平，开始从基因层面研究疾病。追溯西医学发展源头，最早认为物质由水、土、风、火四种基本元素组合而成，此后西医学在文艺复兴后由经验医学向实验医学转变，1543 年维萨里建立了人体解剖学，18 世纪莫干尼从器官结构认识疾病，19 世纪中叶微尔啸从细胞解释疾病原因，现如今西医学从基因水平诊治疾病。西医学从最早的四元论，经历人体解剖—器官结构—细胞—基因，从宏观深入到微观，将人体不断细剖，深入细化疾病病位及病理生理变化，并不断融入现代科学技术，取得了较为显著的临床疗效。

　　中医学从战国时代就认为物质由木、火、土、金、水五种基本元素组成，应用八纲辨证诊治疾病。东汉医圣张仲景创立了六经辨证，清代叶天士、吴鞠通等创立并完善了卫气营血辨证。此外，最早由《黄帝内经》提出的脏腑辨证，经过历代医家不断整理、创新，发展更趋系统化；但八纲辨证、六经辨证、卫气营血辨证、脏腑辨证最终的诊断病位只到脏腑。从 18 世纪到 20 世纪西医学的病位从器官结构精准到基因，而中医学辨证病位现如今仍停滞在脏腑水平，中医学在病位精准认识方面与西医学存在巨大差距。对于此种差距，多数以"西医重视解剖结构，病位可以越分越细；中医重在功能，不必过于追求结构的细化"为理由搪塞，这就造成了目前中医学辨证病位发展的滞后。由此可见，脏腑能否细分，我们能否窥究中医学的微观世界是阻碍中医辨证论治病位进一步细分细化的关键。

　　中医脏腑微观构架发展的瓶颈是中医脏腑的可分论。由于中医脏腑注重功能构架，无法像西医一样从人体组织解剖细分，所以寻找到既能将脏腑细分，又能遵循中医理论的脏腑细分法是突破瓶颈的关键。

　　本书以系统论的基本构架理论为切入点，根据系统的逐级可分论将脏腑分为多个功能基团，每个功能基团根据中医生理功能特性又细分为多个子系统，从功能体系方面探究中医脏腑微观构架，尝试进入中医脏腑的微观世界，并进一步探索各脏腑每一功能基团失调的临床表现、治则治法及用药，在辨证论治方面以期突破脏腑层次，深入细化到功能基团失调的辨证。期盼临床医生在病位方面的辨证论治更明确，治疗选药靶点更精准。

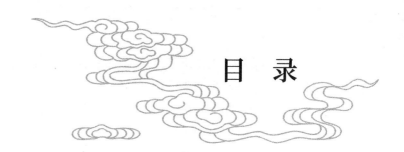

目 录

第一章

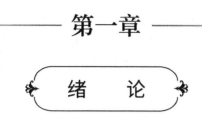

绪　论

一、中西医疾病病位认识发展对比

西方最早提出四元论，认为物质由水、土、风、火四种基本元素组合而成，此后西医学在文艺复兴后由经验医学向实验医学转变，1543 年维萨里建立了人体解剖学，18 世纪莫干尼把对疾病的认识由症状推到了器官，德国病理学家微尔啸在 19 世纪中叶从细胞解释疾病原因，20 世纪西医学从分子生物学研究疾病并进入基因研究时代。中国五行学说诞生于战国时代，认为物质由木、火、土、金、水五种基本元素组成，并且揭示了五行之间转化生长规律。中医辨证体系发展成熟且在临床广泛应用的有八纲辨证、六经辨证、卫气营血辨证、脏腑辨证。八纲辨证起源于战国，繁衍于汉宋，后经过明清的完善和充实，是历代中医在实践中不断发展和完善的基本辨证纲要。六经辨证是医圣张仲景在东汉时期创立的，至今在临床上有着重要指导作用的中医辨证体系。清代叶天士、吴鞠通、王孟英创立并完善了卫气营血辨证体系。脏腑辨证始于《黄帝内经》，在隋唐时期中医先辈不断整理趋于系统化，宋金至明清取得了长足发展。八纲辨证、六经辨证、卫气营血辨证、脏腑辨证最终病位只到脏腑。从 18 世纪到 20 世纪西医学病位从器官精准到基因，而中医学的辨证病位现如今仍停滞在脏腑水平，虽然现代不少中医学者尝试从细胞、基因水平研究中医，但没有形成一个新的辨证体系。

二、中医脏腑微观构架支撑理论

将中医脏腑与西医相关脏器联系，按解剖结构研究发现：中医脏腑跨解剖结构分布、理论体系差异使中医脏腑精准细分难以进行，而中医脏腑结构非紧密性、散在分布，因此辨证论治病位仅到脏腑是不精准的。影响中医精准论治发展滞后的瓶颈是脏腑不可分论。要进一步病位精准，就要将脏腑细分，如现代医学一样将器官—细胞—基因层层细化。中医脏腑如何细分同时保持中医脏腑功能特征？支撑理论体系是什么？能否寻找到既能将脏腑细分，又遵循中医理论的脏腑细分方法是突破瓶颈的关键。

（一）从系统论基本构架理论探索脏腑功能基团系统可行性

一般系统论由美籍奥地利理论生物学家贝塔朗菲创立，他指出生命的本质在于它是一种由多个部分相互作用而形成的有机整体。系统论基本构架理论提出系统是由多个子系统组成，各子系统相互协调、相互协同、相互作用，保证系统功能的正常运行。子系统又由下一级多个子系统构成，子系统不断细分，直到元素不可分。

整体观是系统论最核心的观点，中医基本理论体系是整体观和阴阳平衡。系统论重视各子系统相互协调作用，即整体观，因此从系统论基本构架理论探讨中医脏腑的组成有一定科学依据。由此可推知中医脏腑是由多个不同功能基团子系统构成的，各功能基团子系统相互协调、相互协同、相互作用，保证脏腑功能的正常运行。

（二）脏腑功能基团基本构架

西医重结构，从解剖结构探索人体，经历几个世纪的发展，从最初对人体认识四元结构论，逐渐经历从器官解剖结构认识人体、从细胞水平认识人体，发展到目前从基因水平探索人体。中医重功能，从解剖结构探索功能构架，很难达到完美的结合。探索寻找人体功能最基本的构架，对偏重于功能体系的中医发展具有重大意义。

要完成有机生命体最基本的功能，首先必须要有完成功能的能量，其次要具备完成功能的基本构架，即完成功能的物质基础。此外，完成有机生命体的功能要达到什么程度，才是对人体最适宜的状态，需要一个调节控制系统。可见有机生命体的功能最基本构架是：功能基团动力能量系统—结构系统—调节系统。

中医每个脏腑具有各自的功能，各脏腑正常发挥功能，相互协调，共同维护人体的生命活动。脏腑每个功能基团最基本的构架是：功能基团动力能量系统—结构系统—调节系统。动力能量系统为脏腑完成功能提供能量供给；结构系统是脏腑完成功能必备的物质构架；调节系统调节脏腑功能的气机。

（三）从功能基团基本构架思考脏腑的可分性

脏腑每个功能基团最基本的构架是由功能基团动力能量系统、结构系统、调节系统组成的。要完成脏腑功能的能量供给功能，必须要有能量、结构、调节系统；要构建脏腑功能的结构，必须要有动力能量、完成构建脏腑结构功能的基本结构及调节系统；要完成脏腑功能的调节功能，必须要有动力能量、结构、调节系统。由此可见，脏腑功能按动力能量系统、结构系统、调节系统，可以将功能构架逐渐细分，中医脏腑功能基团是可以不断细分细化的。

如肺脏的生理功能是主呼吸、通调水道、朝百脉，肺由主呼吸功能基团、通调水道功能基团、朝百脉功能基团组成；肺主呼吸功能基团由动力能量功能基团、结构系统基团、调节功能基团组成；肺主呼吸功能的动力能量功能基团又进一步细分为动力能量基团、结构系统基团、调节系统基团；肺主呼吸功能的结构系统基团又进一步细分为动力能量基团、结构系统基团、调节系统基团。由此可以逐步细分，直到最基本的元素。

第二章

中医脏腑功能基团组成与生理功能

一、心功能基团组成与生理功能

心主要生理功能是心主血脉，心主神明、心藏神。心生理特性为心脉以通畅为本，心神以清明为要，心火宜降。

（一）心主血脉功能基团

心主血脉指心气推动血液运行于脉中，流注全身，发挥营养、濡养之功。心主血脉包括主血和主脉两方面。

1.心主血功能基团

心主血指心气推动和调控血液运行；此外，心在血液生成方面也起着重要作用，心将脾运化的水谷精微转化化生为血，即奉心化赤。心主血系统包括心行血功能基团、心控血功能基团、心助脾助肾生血功能基团三个方面，即心主血包括行血、控血、生血。

（1）心行血功能基团

心行血指心气推动血液在脉管中运行的功能。血液的运行动力分三级泵，心主血行血为一级泵，为全身血液运行的主泵，心阳心气的鼓动振奋，是推动血液运行的主要动力。此外，血在心的行血和调控血的作用下分布到各脏腑，气能行血，为此各脏腑之气为二级行血泵，只负责配合协助心行血在本脏腑的推动作用。血行脉中，脉管不仅有护血之功，脉气也有一定行血作用，可见脉气为行血的三级泵（被动，脉管弹性）。

血运行三级泵。一级：心主血——心阳振奋鼓动心搏血、心气推血行血；二级：气能行血——各脏腑之气配合助心行血；三级：脉气鼓动行血——血行脉中，依赖于脉气鼓动行血。

心行血生理功能表现为心阳振奋鼓动心脏泵血，心气推动血液运行，从而保证了血液运行灌溉濡养五脏六腑、四肢百骸。心行血功能基团由动力能量系统、结构系统、调节系统组成。动力能量系统为心行血提供能量，能量属无形，由心气所主。结构系统是心行血基团的基本组织构架，为有形结构，有形属阴，由心阴所主。调节系统由肝调节气机、脑掌控调节心行血（详见肝、脑生理功能章节）构成。

（2）心控血功能基团

心控血是指心调控分配血液到各脏腑。血液调控到各脏腑除了需要心脏的心阳泵血、心气推血外，还赖于各脏腑之气行血，从而根据机体脏器需要进行血液调控。调控血功能首先取决于心气推血，其次需要相关脏腑的配合，气行则血行，血赖于气的推动。为此，脏腑血液调控分配由心气、脏腑之气决定。心控血功能基团由动力能量系统、结构系统、调节系统组成。动力能量系统为心控血提供能量，能量属无形，由心气所主。结构系统是心控血基团的基本组织构架，为有形结构，有形属阴，由心阴所主。调节系统由肝调节气机、脑掌控调节心控血（详见肝、脑生理功能章节）构成。

（3）心助脾助肾生血功能基团

脾主运化，运化水谷与水饮。脾助小肠吸收水谷精华，脾将吸收的水谷精华转化化生为气、血、精、津。血行脉中，奉心化赤，血生成赖于脾、心协同配合。

（脾化生气精微、血精微、津之精微、助肾生精之精微，各物质基础不同，虽都称精微，论治时应细辨，尤其与现代医学营养代谢指标细分进行思辨。）

物质转化需要气的作用，从有形到无形需要气化，有形转化为另一有形称为化生（如含血物质基础的精微转化化生为血液）。血液生成需要三方面作用：第一为脾运化作用，吸收水谷精华，将其化生为生成血液的后天精微；第二为心气化赤作用，即心气将脾化生构成血液物质基础的精微转化为血液；第三为肾生髓化血作用，肾精化血有赖心气作用化赤。

心助脾助肾生血功能基团由动力能量系统、结构系统、调节系统组成。动力能量系统为心助脾助肾生血提供能量，能量属无形，由心气所主。结构系统是心助脾助肾生血基团的基本组织构架，为有形结构，有形属阴，由心阴所主。调节系统由肝调节气机运动构成。

2.心主脉功能基团

《素问·痿论》中提到"心主身之血脉"。心主脉，其一指心气推动和调控心脏搏动，维持脉道通利；其二指心阴滋养脉管，维持脉管正常形态。脉为血之府，以脉道通利为要，保证了血液在脉管中运行。另外脉管有护血之功，犹如渠道、河堤一样，防止血液不行脉道，外渗脉管致出血。心主脉主要生理功能是心气推动，维持脉道通利；心阴滋养脉管，维持脉管形态结构，以利血行脉中不外渗。

（二）心主神明、心藏神功能基团

心主神明有广义之神和狭义之神之分。广义之神指整个人体生命活动的主宰和总体现。人体的脏腑、经络、形体、官窍各有不同生理功能，但都需要在心神的主宰和协调下，分工合作，共同完成人体生命活动，可见心神通过协调各脏腑之精气达到调控各脏腑功能之目的。《灵枢·口问》："心者，五脏六腑之大主也，精神所舍也。"神驭精气，精藏于脏腑之中而为脏腑之精，脏腑之精所化之气为脏腑之气，脏腑之气推动调控脏腑功能。

心主神明、心藏神功能基团由动力能量系统、结构系统、调节系统组成。动力能量系统为心主神明、心藏神提供能量，能量属无形，由心气所主。结构系统是心主神明、心藏神基团的基本组织构架，为有形结构，有形属阴，由心阴所主。调节系统由肝调节气机、脑掌控调节心主神明（详见肝、脑生理功能章节）构成。

心主狭义之神是指心具有接受外界客观事物和各种刺激反应，进行思维、意识、情志等活动的功能，《灵枢·本神》："所以任物者谓之心。"

心生理特性：心脉以通畅为本，心神以清明为要，心为君主之官，心火宜降，君火暖炽，下行以温肾水，从而维持心肾两脏水火阴阳平衡。

二、肺功能基团组成与生理功能

肺的生理功能是主呼吸、通调水道、朝百脉。根据系统论基本构架理论可以认为肺脏功能基团由主呼吸功能基团、通调水道功能基团、朝百脉功能基团构成，此外，还有外合功能基团，如开窍于鼻、外合皮毛。

（一）肺主呼吸功能基团

肺主呼吸功能基团由宣发子系统和肃降清气子系统构成。

1. 肺宣发子系统

肺宣发子系统由宣通气道功能基团和发散功能基团构成。宣通气道生理功能是保持气道通畅，呼出浊气。发散生理功能是发散清气至皮毛合成卫气。宣发子系统由动力能量系统、结构系统、调节系统、通道系统组成。动力能量系统为肺宣发功能提供能量，能量属无形，由肺气所主。结构系统是肺宣发功能基团的基本组织构架，为有形结构，有形属阴，由肺阴所主。调节系统由肝调节气机、脑掌控调节肺宣发清气（详见肝、脑生理功能章节）构成。通道系统是肺宣吐浊气发散清气的通道，气体通道以通为利。肺宣发功能的气机运动方向：向上、向外。

2. 肺肃降清气子系统

肺肃降清气子系统生理功能是将吸入的清气下纳于肾，气机运动方向：向下。肺肃降清气功能基团由动力能量系统、结构系统、调节系统、通道系统组成。动力能量系统为肺肃降清气提供能量，能量属无形，由肺气所主。结构系统是肺肃降清气基团的基本组织构架，为有形结构，有形属阴，由肺阴所主。调节系统由肝调节气机、脑掌控调节肺肃降清气（详见肝、脑生理功能章节）构成。通道系统是肺肃降清气的通道，气体通道以通为利。

（二）肺通调水道功能基团

肺通调水道功能基团由宣发输布水液子系统和肃降水液子系统构成。

1. 肺宣发输布水液子系统

肺宣发输布水液子系统生理功能是将脾气上输于肺的水谷精微宣发于肌肤、头颈，运动方向：向外、向上。肺宣发输布水液功能基团由动力能量系统、结构系统、调节系统、通道系统组成。动力能量系统为肺宣发输布水液提供能量，能量属无形，由肺气所主。结构系统是肺宣发输布水液基团的基本组织构架，为有形结构，有形属阴，由肺阴所主。调节系统由肝调节气机（详见肝生理功能章节）构成。通道系统是宣发输布水液的通道，水液通道以通为利。

2.肺肃降水液子系统

肺肃降水液子系统生理功能是将上焦水液下输膀胱，运动方向：向下。肺肃降水液功能基团由动力能量系统、结构系统、调节系统、通道系统组成。动力能量系统为肺肃降水液提供能量，能量属无形，由肺气所主。结构系统是肺肃降水液基团的基本组织构架，为有形结构，有形属阴，由肺阴所主。调节系统由肝调节气机（详见肝生理功能章节）构成。通道系统是肺肃降水液的通道，水液通道以通为利。

（三）肺朝百脉功能基团

朝的本义为朝会、朝见、会聚。肺朝百脉指全身血液通过经脉会聚于肺，通过肺吸清呼浊的主呼吸功能，进行气体交换，即气血交融，而后输布于全身，肺气助心行血。

肺助心行血，是通过参与宗气的生成，而宗气贯心脉行心血。宗气是肺吸入清气与脾胃运化生成的水谷精气在胸中结合生成。

气能行血，血能载气，肺吸入清气，经气血交融后，借助血行输布全身，此为气血交融生理状态。

肺朝百脉生理功能有赖于肺吸清气系统、心血生成运行系统正常，涉及多个脏腑的多个功能基团，临床表现复杂。

三、脾功能基团组成与生理功能

脾的生理功能是主运化，主统血。

（一）脾主运化功能基团

脾的运化分为运化水谷精微和运化水液。

1.脾运化谷物功能基团

脾运化谷物功能一为运化谷物；二为运水谷精微。

脾运化谷物一方面指脾将胃腐熟消化的食糜及小肠分清泌浊后的食糜化生为具有营养的精微物质，即为"化"。将胃、小肠中的食糜化为精微，需要脾的气化，将有形化生为无形（微形）需要气化之力，此为脾运化谷物基团。脾运化谷物基团由动力能量系统、结构系统、调节系统组成。动力能量系统为脾运化谷物提供能量，能量属无形，由脾气所主。结构系统是脾运化谷物基团的基本组织构架，为有形结构，有形属阴，由脾阴所主。调节系统由肝调节气机、脑掌控调节脾运化谷物（详见肝、脑生理功能章节）构成。

脾运化谷物另一方面指脾输布精微物质，上输于肺心或散布于肌肤及他脏，作为营养物质基础参与生成气、血、津、精，营养五脏六腑、四肢百骸。精微物质运行输布需要脾气的推动之力，此为"运"。脾主运化，"化"需要气化，"运"需要气推运之力。脾运水谷精微功能基团由动力能量系统、结构系统、调节系统组成。动力能量系统为脾输布水谷精微提供能量，能量属无形，由脾气所主。结构系统是脾输布水谷精微基团的基本组织构架，为有形结构，有形属阴，由脾阴所主。调节系统由肝调节气机、脑掌控调节脾运化谷物（详见肝、脑生理功能章节）构成。

2.脾运化水液功能基团

脾运化水液，一方面将胃、小肠中的水谷化生为水液；另一方面将化生的水液上输于肺，滋灌脏腑肌肤。所以脾运化水液（饮）一为化生；二为输布。

脾化生水液功能基团由动力能量系统、结构系统、调节系统组成。动力能量系统为脾化生水液提供能量，能量属无形，由脾气所主。结构系统是脾化生水液基团的基本组织构架，为有形结构，有形属阴，由脾阴所主。调节系统由肝调节气机、脑掌控调节脾运化谷物（详见肝、脑生理功能章节）构成。

脾输布水液功能基团由动力能量系统、结构系统、调节系统、通道系统组成。动力能量系统为脾输布水液提供能量，能量属无形，由脾气所主。结构系统是脾输布水液基团的基本组织构架，为有形结构，有形属阴，由脾阴所主。调节系统是肝调节气机，将水液上输于肺，气机方向向上。通道系统是脾输布水液的通道，水道以通为利。

脾气机运动表现为脾主升清，升精微营养物，升水液散水液。

脾生理特性为喜燥恶湿，脾运化水湿，燥能化湿。

（二）脾主统血功能基团

脾气统摄血液运行脉中，不溢脉外即为脾统血。脾气主升，脾失统血多为下部出血，如便血、尿血、肌衄等，出血时间长，质稀色淡。

脾统血指统摄血液在脉管中运行，束血于脉管中，血不外溢。血液能在脉管中正常运行有赖于：①推动运行动力即心气推动，此外，气机调顺（肝），肺气助心行血也有一定作用；②脾气旺盛，统摄血液，不溢脉外；③脉管完整性正常，脉管有护血于脉内之功，无形为阳，统摄之气为脾气，有形为阴，护脉之液为脾阴；④脾统摄血液气机方向正常，脾统摄血液气机方向有二，一为将下部血液向上升托；二为将血液内聚，气机运行方向指向脉内，即凝聚血液于脉内之力；⑤脉道通畅，无邪扰血。

　　脾主统血功能基团由动力能量系统、结构系统、调节系统组成。动力能量系统为脾统血提供能量，能量属无形，由脾气所主。结构系统是脾统血基团的基本组织构架，为有形结构，有形属阴，由脾阴所主。调节系统由肝调节气机（详见肝生理功能章节）。

四、肝功能基团组成与生理功能

　　肝的生理功能是主疏泄，主藏血。肝功能基团分肝主疏泄功能基团及肝主藏血功能基团。肝主疏泄功能基团分调畅情志精神功能基团、调畅气机功能基团、调节胆汁泌泄功能基团、调节脾升胃降功能基团、调节血液循环功能基团、调节水液输布功能基团、调节排精行经功能基团。肝主藏血功能基团分贮藏血液功能基团、调节血流功能基团、止血功能基团。

（一）肝主疏泄功能基团

　　疏指疏通调畅之意，泄的本意是河川，疏泄应指调畅情志、调畅气机、疏通调节水道（包括胆汁、津液、排精行经）之功能。

　　1. 肝调畅情志精神功能基团

　　肝调畅情志精神功能基团分为调节情志、调节精神系统。

　　肝主疏泄，调畅气机，对人体的情志调节起着重要作用。调节情志表现为抑制和兴奋两方面。只有抑制和兴奋达到平衡，情志才平和调畅，心境才平和。

　　肝调畅情志疏泄系统的生理功能就是维持人体情志调畅。要使机体情志平和调畅，首先需要协调情志兴奋与抑制保持平衡的动力，称为协调情志平衡动力，此依赖于肝气，肝气以条达为畅，因此调肝气药以辛散调畅为特性。其次调节情志如果仅有平衡情志的动力，没有调节的物质基础及完成此功能的基本结构，也不能使人体情志调畅。有形属阴，因此肝调畅情志疏泄的物质结构属阴，其又分为抑制情志物质结构、兴奋情志物质结构及调节情志通路结构。此外，如何使调节情志的动力、物质基础正常发挥作用，何时发挥抑制动力、抑制物质作用，何时发挥兴奋动力、兴奋物质作用，需要一个调节通路，此为肝调畅情志疏泄的调节通道系统，其分为情志抑制调节通道、情志兴奋调节通道，通道的调节有先天、后天之分。肝调节精神系统详见脑功能章节。

2. 肝调畅气机功能基团

肝调畅气机功能基团能畅达全身气机，使脏腑经络之气通畅运行。其功能组成包括调节各脏腑气机运行方向，协助各脏腑之气的运行。

《素问病机气宜保命集·原道》："人受天地之气，以化生性命也。是以形者生之舍也，气者生之元也，神者生之制也。形以气充，气耗形病，神依气立，气纳神存。"中医之气，是人体内活力很强、运行不息而无形的精微物质，具有推动、温煦、防御、固摄、中介（感应传导信息）的作用。生命过程是气的运动及其产生的各种变化过程。五脏六腑生理功能正常运转是维持人体生命活动的保证。气也是五脏六腑生理活动的表现，是维持生命活动的动力。

人体之气运动不息，其正常运动取决于气机运动方向、气运行动力、气机通畅、气运行调控。气机运动方向取决于本脏腑及肝，气运行动力取决于本脏腑，气机通畅取决于肝，气运行调控主要取决于肝。

气机运动方式表现为升降出入，每个脏腑功能基团不同，气机运动方向不同。

A. 肺气机运动方向及运动形式

肺宣发功能气机运动：肺主呼吸，其宣发功能指宣吐浊气，宣发卫气行于肌表，其运动方向向上，即为升，宣卫气运动方向向外。

肺肃降功能气机运动：肺肃降功能表现为肃降清气于肾及通调水道肃降水液于膀胱两方面，气机运动方向向下，运动形式为降。

B. 脾气机运动方向及运动形式

脾运化功能气机运动：方向向上，主升。脾气散津，上输于肺。

脾统血气机运动：方向向内，主入。脾统血功能将血液统摄运行于脉内。

C. 肾气机运动方向及运动形式

肾藏精气机运动：肾藏精指肾具有贮存、封藏精气，主司人体生长发育、生殖的生理功能。肾藏精气机运动方向向内，主入、主藏。

肾纳气功能气机运动：肾主纳气是指肾摄纳肺吸入的清气，并将此清气通过肺朝百脉之气血交融功能，布散营养五脏六腑、四肢百骸。肾纳气功能气机运动方向向内，主入、主降。

肾主水气机运动，《素问·逆调论》："肾者水藏，主津液。"肾具有主持和调节人体水液代谢功能。肾依靠肾气的蒸腾气化、肾阴的滋润宁静、肾阳的温煦推动，调节各脏腑参与水液代谢功能正常发挥。另外肾主水也表现在调节尿液的生成与排泄。

蒸腾气化水液之气机运动：肾将肺通调水道肃降的水液之精华营养物质气化蒸腾，浊者下排膀胱成尿。肾气化蒸腾气机运动方向：向上，赖于肾气肾阳作用。固精缩尿气机运动方向：向上、向内。肾排尿气机运动方向：向下。

D. 心气机运动方向及运动形式

心主血脉气机运动：心主血指心气推动血于脉中正常运行，以动为畅，气机运动以畅为利。心主脉指心气调节鼓动搏动血脉，将血护行脉中，护血行脉中不外渗，护血气机方向向脉内。

心主神明气机运动：心主神明指心具有主宰五脏六腑、形体、官窍等生命活动的功能，即广义之神；同时具有主宰意识、思维等精神活动的功能，即狭义之神。心主广义之神主要表现为心具有激发五脏六腑活动的功能，此功能的气机是发散之力。心主狭义之神表现为调节人体意识精神活动，有抑制和兴奋两方面，对意识精神狂乱躁者宜重镇安神，安神藏神气机方向宜内敛、下沉。对于意识神志不清宜开窍醒神，宜辛宜散。

E. 胃气机运动方向及运动形式

胃主受纳和腐熟水谷，气机运动为通为降。

F. 小肠气机运动方向及运动形式

小肠受盛化物，泌别清浊，主液。受盛化物指其容纳接受胃腐熟之食糜进一步消化，化为精微和糟粕，将糟粕下传大肠，此气机宜通宜降；泌别清浊，将精微上输于脾，散精于全身，营养四肢百骸，此泌清功能气机宜升宜散；别浊即降糟粕于大肠，此功能气机宜通宜降。

G. 大肠气机运动方向及运动形式

大肠功能是传导糟粕、主津。传导糟粕宜通宜降，其气机运动为通为降。

H. 胆气机运动方向及运动形式

胆具有贮藏、排泄胆汁的功能。贮藏胆汁气机为内藏；排泄胆汁宜通，气机表现形式为通为泄，即通泄。

I. 膀胱气机运动方向及运动形式

膀胱主要生理功能是贮存和排泄尿液。膀胱贮存尿液的气机运动方向向内、向上（相对尿道），排泄尿液的气机运动方向向外、向下。

肝调畅气机系统由动力能量系统、结构系统组成。动力能量系统为肝调畅气机提供能量，能量属无形，由肝气及所调控的脏腑之气所主。结构系统是肝调畅气机功能基团的基本组织构架，为有形结构，有形属阴，由肝阴及所调控的脏腑之阴所主。

3. 肝调节胆汁泌泄功能基团

《东医宝鉴》中"肝之余气泄于胆，聚而成精"，表明胆汁的化生、排泌赖于肝的疏泄条达。此功能基团分为调节动力系统、疏利胆道系统及调节参与的基础物质。调节有正调节和负调节两方面，只有正负调节平衡，胆汁量分泌适中，胆囊贮存胆汁才能适度，从而保障足量的胆汁进入小肠参与食物的消化。胆汁的调节，首先需要调节动力或能量的参与，此为无形，由肝气所主。调节要通过信使物质或中介传达信息，即参与调节的基础物质，此为有形，有形属阴，由肝阴所主。疏利胆道系统是肝疏泄调节胆汁的通道，以通为利。

4. 肝疏泄调节脾升胃降功能基团

《临证指南医案·脾胃》中"脾宜升则健，胃宜降则和"，表明脾气机运动为上，宜升；胃气机运动向下，宜降。调节脏腑气机运动方向主要取决于肝之疏泄功能，脾胃升降功能的调节取决于肝疏泄调节脾升胃降的功能基团，其分为调节脾升功能基团和调节胃降功能基团。肝调节脾升清需要动力、能量，调节之力即疏泄之力，肝疏泄条达，调节脾升清能量、动力充沛，则脾升清顺畅，保证脾运化功能的正常运转。肝疏泄调节脾升清除需要动力能量外，还需要传达调节的信使物质，有形为阴，由肝阴、脾阴所主。

肝疏泄调节胃降功能基团决定了胃气机运动方向，此功能基团包括调节的动力能量，其取决于肝脏疏泄力，此外，还包含传递调节的基本结构及传达调节指令的信使物质，其为有形属阴，由肝阴、胃阴所主。

5. 肝疏泄调节血液循环功能基团

血循脉中依靠心气推动运行，正所谓气行则血行。此外，还依赖脾气的统摄，血不溢脉外。心气推动血液的气机方向是前行，脾统血的气机方向是内摄，而调节此种气机方向依赖于肝疏泄调节血循环功能基团，其分为肝疏泄调节心气推血和肝疏泄调节脾气统血两个功能基团。

肝疏泄调节心气推血功能基团的正常发挥，一方面依赖于调节的动力或能量，此为无形，由肝气、心气所主；另一方面依赖于发挥此功能的正常结构（包含基本结构和传递调节的信使物质），有形属阴，由肝阴、心阴所主。

肝疏泄调节脾统血功能基团具有调节脾统血气机方向功能，脾统摄血液气机方向是内敛之力，气机运动方向向内。此功能基团的正常运行，依赖于调节的动力，动力能量属无形，由肝气、脾气所主。此外，还依赖于功能基团的结构和传递调节指令信使物质，结构和传递指令信使物质属有形，由肝阴、脾阴所主。

6. 肝疏泄调节水液输布功能基团

《济生方·痰饮论治》："人之气道贵乎顺，顺则津液流通。"肝气疏泄，调畅气机，气行则津布。水液代谢与脾、肺、肾关系密切。肝疏泄调节水液输布功能基团包括调节脾水液输布功能基团、调节肺输布水液功能基团、调节肾水液代谢功能基团。

（1）肝疏泄调节脾水液输布功能基团

肝疏泄调节脾水液输布功能基团具有调节脾输布水液气机功能。《素问·经脉别论》："饮入于胃，游溢精气，上输于脾。脾气散精，上归于肺，通调水道，下输膀胱。水精四布，五经并行"。由此可见脾通过运化功能，吸收饮食中的水分，将水化为津液，上输于肺。脾运化水液气机方向向上，调节此气机方向的功能由肝疏泄调节脾水液输布功能基团所主。该功能基团的正常发挥依赖于调节的动力能量和功能基团正常结构（包含基本结构和传递调节指令信使物质）。动力能量属无形，由肝气、脾气所主；结构和传递调节指令信使物质为有形，由肝阴、脾阴所主。

（2）肝疏泄调节肺输布水液功能基团

肺通过宣发水液到皮毛、头面，以及将水液通调下降到膀胱，参与人体水液输布，正如《血证论·肿胀》所言："肺气行则水行。"肝疏泄调节肺输布水液功能基团分肝疏泄调节肺宣发水液功能基团和调节肺通调肃降水液功能基团。

肝疏泄调节肺宣发水液功能基团能调节肺宣发水液的气机，助肺气将水津外散至皮毛，上布至头面咽喉，气机方向向上、向外。此功能基团包含调节的动力、完成实施此调节功能的基本结构、传递调节指令的精微物质。疏泄调节动力为无形之力，由肝气、肺气所主。肝疏泄调节肺宣发水液功能基团基本结构和传递调节指令的精微物质，为有形之体，由肝阴、肺阴所主。

肝疏泄调节肺通调肃降水液功能基团能调节肺肃降水液气机，助肺气通调水道，气机方向向下。该功能基团包含疏泄调节动力、功能基团基本结构、传递调节指令的精微物质。肝疏泄调节肺通调肃降水液动力属无形，由肝气、肺气所主。肝疏泄调节肺通调肃降水液功能基团基本结构是保证基团功能发挥的物质基础，有形属阴，由肝阴、肺阴所主。

（3）肝疏泄调节肾水液代谢功能基团

《素问·逆调论》："肾者水藏，主津液。"肾主水表现为肾阳、肾气温煦推动，助脾、肺输布水液。其次肾蒸腾气化水液，清者上输于肺重新参与水液代谢，浊者为尿液，贮于膀胱。此外，肾在尿液生成、排泄、固摄方面起着重要作用。肝主疏泄，调节五脏六腑气机，肝疏泄调节肾水液代谢功能基团包含肝疏泄调节肾气化升清水液功能基团、肝疏泄调节肾气化化浊水液功能基团、肝疏泄调节肾排泄尿液功能基团、肝疏泄调节肾气固摄尿液功能基团、肝疏泄调节肾生成尿液功能基团。

肝疏泄调节肾气化升清水液功能基团由调节动力能量、基本结构、传递调节指令精微物质组成，具有调节肾气化蒸腾水液精微营养物质升清向上功能。调节动力能量属无形，无形为阳，由肝气、肾气所主；基本结构、传递调节指令物质属有形，有形属阴，由肝阴、肾阴所主。

肾主水，有蒸腾气化水液、升清化浊之功。化浊指肾排泌水液中毒素浊物于尿液中，毒素浊物随尿液排出体外。肾排泌化浊气机向下、向外。肾气化化浊水液功能气机由肝疏泄调节肾气化化浊气机基团调节。该功能基团由调节动力能量、基本结构、传递调节指令物质组成。调节动力能量属无形，无形为阳，由肝气、肾气所主；基本结构、传递调节指令物质属有形，有形属阴，由肝阴、肾阴所主。

肾生成尿液功能是指肾将肺通调水道下归于肾的水液，通过气化升清降浊，将多余水液化生为尿液，贮于膀胱。尿液生成决定于肺通调下归于肾的水液是否充足、肾生成尿液动力强弱、肾生成尿液功能基团结构是否完整。肾生成尿液功能气机由肝疏泄调节肾生成尿液气机基团调节。该功能基团由调节动力能量、基本结构、传递调节指令物质组成。调节动力能量属无形，无形为阳，由肝气、肾气所主；基本结构、传递调节指令物质属有形，有形属阴，由肝阴、肾阴所主。

肾生成尿液功能基团基本结构是指通道结构，包括肾摄取肺通调水道下归于肾，水液——肾蒸腾气化，生成尿液——升清降浊，此为生成尿液程序通道，为有形通道；尿液生成过程中有精微物质参与调节，调节通路是无形通道（阴中有阳）。

肾助膀胱排尿功能基团具有协助膀胱排泄尿液功能。其中包括动力系统、结构系统、调节系统三部分。肾助膀胱排尿功能基团结构为有形之体，由肾阴所主。动力能量为无形，由肾气所主。

肾助膀胱排尿功能气机方向向下、向外，此功能气机调节由肝疏泄调节肾助膀胱排尿气机基团调节。该功能基团由调节动力能量、基本结构、传递调节指令物质组成。调节动力能量属无形，无形为阳，由肝气、肾气所主；基本结构、传递调节指令物质属有形，有形属阴，由肝阴、肾阴所主。

肾助膀胱固摄尿液功能基团能协助膀胱潴尿固尿，使小便有节制排泄。肾助膀胱固摄尿液功能基团由动力系统、结构系统、调节系统组成。动力系统指完成此功能的动力、能量，为无形，由肾气、肾阳所主。肾助膀胱固摄尿液功能基团结构系统，为有形结构，由肾阴所主。

肾助膀胱固摄尿液功能气机方向向上、向内，此功能气机调节由肝疏泄调节肾助膀胱固摄尿液功能气机基团调节。该功能基团由调节动力能量、基本结构、传递调节指令物质组成。调节动力能量属无形，无形为阳，由肝气、肾气所主；基本结构、传递调节指令物质属有形，有形属阴，由肝阴、肾阴所主。

7. 肝疏泄调节排精行经功能基团

（1）肝疏泄调节生殖排精液功能基团

《格致余论》："主闭藏者肾也，司疏泄者肝也。"人体生殖排精系统包括精液生成、精液贮藏、精液施泄三部分。生成、贮藏生殖之精，由肾所主；施泄精液由肝所主。疏泄调节不只参与排泄，也参与调节生殖之精的生成、贮藏。肝疏泄调节生殖之精功能基团包含肝疏泄调节肾生成生殖之精功能基团、肝疏泄调节肾贮藏生殖之精功能基团、肝疏泄调节生殖之精施泄功能基团。

A. 肝疏泄调节肾生成生殖之精功能基团

男子生殖之精的生成最基本的条件是具有生成精液的动力能量，其次是完成生成精液的基本结构及基本物质，此外还有生成精液的调节系统。生成生殖之精的调节系统功能，依靠肝疏泄调节肾生殖之精功能基团完成，其包含动力能量系统、结构系统、调节系统三部分。此功能气机调节由肝疏泄调节肾生成生殖之精功能基团调节。肝疏泄调节肾生成生殖之精功能基团由调节动力能量、基本结构、传递调节指令物质组成。调节动力能量属无形，无形为阳，由肝气、肾气所主；基本结构、传递调节指令物质属有形，有形属阴，由肝阴、肾阴所主。

B.肝疏泄调节肾贮藏生殖之精功能基团

肝疏泄调节肾贮藏生殖之精功能基团具有调节肾贮精的气机功能，肾贮精气机方向向上、向内。肝疏泄调节肾贮藏生殖之精功能基团由调节动力能量、基本结构、传递调节指令物质组成。调节动力能量属无形，无形为阳，由肝气、肾气所主；基本结构、传递调节指令物质属有形，有形属阴，由肝阴、肾阴所主。

C.肝疏泄调节生殖之精施泄功能基团

生殖之精施泄过程包括男子阴器兴奋勃起、调控射精、通畅精道。男子阴器兴奋勃起功能基团由动力能量系统、结构系统、调节系统组成。动力能量系统属无形，无形属阳，由肾气、肾阳所主。结构系统为有形结构，有形属阴，由肾阴所主。

男子阴器勃起调节系统由调节动力能量、基本结构、传递调节指令物质组成，任何功能的调节是根据该功能实时强弱程度进行调节，要判别何时强、何时弱，需要感知结构，进行调节需要反馈调节系统，统称感知反馈系统。男子阴器勃起调节系统调节动力能量属无形，无形为阳，由肝气、肾气所主；基本结构、传递调节指令物质属有形，有形属阴，由肝阴、肾阴所主。

调控射精功能基团包括控制射精动力（控精力）、基本结构、调节射精力（调射力）。肝主疏泄调节，调节射精力由肝所主，调射力为无形，无形属阳，由肝气、肾气所主。精道通畅，是保证正常排精的条件之一，精道以通为利。

（2）肝疏泄调节排卵行经功能基团

A.肝疏泄调节女子排卵功能基团

卵子是女子的生殖之精，肾藏精主生殖，卵子的生成由肾所主；女子按时排卵，排卵调节由肝所主。卵子生成系统功能基团分动力能量系统、结构系统、调节系统；排卵功能基团包括排卵动力基团、结构基团（通道和基本结构）、调节基团。

肾主生殖，藏先天之精。卵子生成的动力为无形，无形属阳，由肾气、肾阳所主。卵子生成功能基团结构为有形之体，有形属阴，由肾阴所主。

女子卵子生成多少量适宜于自身机体，依靠生成卵子的调节系统调节。肝主疏泄调节，卵子生成的调节系统由肝肾所主。此调节系统又细分为动力能量系统、结构系统。动力能量系统为无形，由肝气、肾气所主，肝疏泄调节卵子生成。结构系统为有形之体，有形属阴，由肝阴、肾阴所主。

女子排卵按一定时间规律排卵，此时周期调节及量调节由肝疏泄调节排卵功能基团所主。该功能基团包括动力能量系统、结构系统、调节系统三部分。动力能量系统为无形，无形属阳，由肝气、肾气所主，结构系统为有形之体，有形属阴，由肝阴、肾阴所主。

B.肝疏泄调经功能基团

《素问·上古天真论》："二七而天癸至，任脉通，太冲脉盛，月事以时下，故有子。"月经形成功能基团包括月经生成系统、调节系统。调节系统由肝所主。肝疏泄调经功能基团由肝疏泄调节月经动力能量系统、结构系统组成。调节月经的内涵一是参与月经量调节，二是参与经期调节。肝疏泄调经功能基团动力能量系统为无形，无形属阳，由肝气、肾气所主。结构系统为有形之体，有形属阴，由肝阴、肾阴所主。

（二）肝主藏血功能基团

脾主运化是化生血液的后天之源，心主血脉推动血液行于脉中，濡养脏腑百骸。血液濡养脏腑功能要充分发挥，必须在血行相对缓慢环境中，才利于营养物质的释放吸收，如血行过快，营养物质吸收不充分，失去了濡养功能。为此，肝贮藏血液的功能就是要营造一个使在大血管中流速过快的血液降低流速，释放营养物质，濡养五脏六腑、四肢百骸的环境。

1.肝贮藏血液功能基团

肝贮藏血液功能基团包括贮藏血液的基本结构、调节贮藏功能的压力。贮藏血液必须要具有一个完整结构，才能完成血液的贮藏，结构为有形之体，有形属阴，由肝阴所主。此外，血液由大血管（大脉）流入贮藏系统，受压力调节影响血流量，当血液贮藏系统压力过大，大脉血流注入贮藏系统受阻，贮藏血流不足，不能濡养五脏六腑。压力调节属无形，无形属阳，由肝气所主。血液贮藏系统压力调节分入口端压力和出口端压力。大脉血液流入肝贮藏血液系统，气机运动方向是入。肝调节贮藏血液系统出口端的气机方向是出，肝疏泄条达，气机顺畅，则肝贮藏血液系统入出气机运动调节平衡，保证了营养脏腑的经脉中血流充沛，有利于濡养五脏六腑。

2. 肝调节血流功能基团

王冰注解《素问·五脏生成》言："肝藏血，心行之，人动则血运于诸经，人静则血归于肝脏，何者？肝主血海故也"，表明肝脏具有调节血量的功能。肝脏在贮藏血液基础上，根据各脏腑活动强度需要，调节各脏腑血量，从而保证了各脏腑因功能活动增强，血液供养也随之增加的生理调节。该功能基团的组成包括调节血量的动力能量、基本结构、传递调节指令的精微物质。调节血量的动力能量为无形，无形属阳，由肝气所主，基本结构、传递调节指令的精微物质为有形，有形属阴，为肝阴所主。

当肝气郁结或肝气虚弱，调节血量动力低下，导致相应脏腑缺血，出现相应脏腑功能障碍。调节血量的基本条件首先是血液的推动力，气行则血行，调节运行到各脏腑血液运行的动力由肝及相应脏腑之气决定；其次是血液由脉管运血到脏腑必须保证血液的流畅；另外要保证脏腑的血供正常，肝脏的贮血系统必须有充沛的血液。血液的推动力、血液的流畅性及血容量是调节血量的基本保障。

（1）肝调节肺血流功能基团

肝调节肺血流功能基团能根据肺脏功能活动强度调节肺脏血流量。当肺脏因适应机体活动，主气吸清呼浊功能增强时，肝脏调节肺血流增加，以保证肺血液供养。该功能基团由动力能量系统、结构系统组成。动力能量系统为无形，无形属阳，由肝气、肺气所主；结构系统为有形结构，有形属阴，由肝阴、肺阴所主。

（2）肝调节心血流功能基团

肝藏血，具有调节各脏腑血液分布的功能，肝调节心血流功能基团根据心脏功能活动、代谢所需，调节心的血液分布。肝调节心血流功能基团要正常的发挥功能，首先需要具备调节的动力及能量，此为无形，无形属阳，由肝气、心气所主。其次需要具备完成此功能的基本构造，此为有形结构，有形属阴，由肝阴、心阴所主。另外调节血流还需要传达调节指令的精微物质及感知脏器功能活动代谢强弱的物质及结构，利于肝调节血流量的多少，从而保证各脏腑血供平衡，传达调节指令的精微物质、基本结构为有形，有形属阴，由肝阴、心阴共同所主。感知力为无形由肝气、心气共同所主。

（3）肝调节脾血流功能基团

肝藏血，具有调节五脏六腑血液分配的功能。肝调节脾的血流分布，从而保证脾的正常血供。肝调节脾血流功能基团由调节动力能量、基本结构、传达调节指令精微物质组成。调节动力能量为无形，无形属阳，由肝气、脾气所主；基本结构及传达调节指令的基本物质为有形结构，有形属阴，由肝阴、脾阴所主。

（4）肝调节肾血流功能基团

肝主藏血，具有调节五脏六腑的血流功能。肝调节肾血流功能基团，具有根据肾生理功能代谢状况调节肾血流供养功能，利于肾生理功能正常发挥。肝调节肾血流基团由调节动力能量（调节动力）、基本结构及传达调节指令精微物质构成。调节动力能量为无形，无形属阳，由肝气、肾气所主；基本结构和传达指令精微物质属有形结构，有形属阴，由肝阴、肾阴所主。

3. 肝止血功能基团

《杂病源犀烛·肝病源流》中"肝，其职主藏血而摄血"，表明肝具有摄血、防止出血功能。明代章潢《图书编》中"肝者，凝血之本"，也指出肝具有凝血、止血的功能。肝止血功能基团由摄血止血调节动力能量、基本结构、参与凝血止血精微物质组成。肝的止血首先依赖于肝阴的凝敛，其次依赖于肝的气机疏泄调节，维持血液循血脉运行，不溢脉外。肝摄血止血动力主要是肝阴的凝敛力，以及调节行血气机方向的调节力，当肝阴充足，凝敛血液适当，行血气机方向调顺适当，从而保证血液在脉管中流畅运行不溢脉外。肝止血主要依靠肝阴凝敛血液，与脾统摄止血依赖于脾气统摄不同。

五、肾功能基团组成与生理功能

肾为先天之本，生理功能为主藏精、主水、主纳气。其生理特性为肾主蛰藏、肾水宜升、肾恶燥。肾功能基团由主藏精功能基团、主水功能基团、主纳气功能基团构成。

（一）肾主藏精功能基团

《素问·六节藏象论》："肾者，主蛰，封藏之本，精之处也。"肾主藏精指肾具有贮存、封藏精气的功能，还有合成（生成）、调节人体精气的功能。可见肾藏精不是单纯贮藏精气，还有合成、调节精气的功能。

肾中精气是以先天之精为基础，以后天之精为给养，先天之精、后天之精结合为肾中精气。肾中精气有肾精和肾气。肾精来源于先天，充养于后天，是肾脏生理活动的物质基础。肾气是肾脏生理活动的动力来源，两者相互生化、相互促进，共同完成肾生理功能。

肾精气的合成系统是：肾气——合成动力、能量；肾精——合成精气所需的物质基础（原料）。

肾藏精主要生理功能：①主生长发育和生殖；②为脏腑之本；③主生髓化血；④主抗御外邪。

肾调节精气系统包括释放精气（类似现代医学的激素），以及反馈感知各脏腑气、精充足与否两方面。

肾贮存精气系统维持适于肾精生存的内环境，肾喜润不喜燥。

1. 肾主生长发育和生殖之精功能基团

肾精、肾气对人体的生长发育及生殖起着重大作用。肾精是生成生长发育物质基础的先天之精，脾是其合成的后天物质基础，肾气是合成生长发育、生殖之精的动力源泉。各种精的合成一方面需要物质基础；另一方面需要合成的动力。生长发育之精的合成取决于先天之精（肾精）、脾后天给养、肾气合成的动力（合成的能量）。

（1）肾藏精主骨发育功能基团

肾藏精主骨发育功能主要为促进骨骼、躯干生长，增强骨密质强度。肾精是物质基础、原料，肾气将物质基础、原料转化为骨骼生长的动能、动力。脾为后天之本，对骨的生长发育也起到后天营养的作用。肾藏精主骨发育功能基团由动力能量系统、结构系统、调节系统组成。动力能量系统为无形，无形属阳，由肾气、肾阳所主；结构系统为有形，有形属阴，为肾阴所主。调节系统由肝疏泄调节、脑掌控调节（详见肝、脑功能章节）构成。

（2）肾藏精主毛发功能基团

肾精为先天之精，主人体毛发生长代谢，肾阴精是毛发生长所需物质基础（原料），肾气、肾阳是将物质原料转化合成为毛发的动力能量。此外，毛发生长也依赖脾所提供的后天之精。肾藏精主毛发功能基团由动力能量系统、结构系统、调节系统组成。动力能量系统为无形，无形属阳，由肾气、肾阳所主，结构系统为有形，有形属阴，为肾阴所主。调节系统由肝疏泄调节、脑掌控调节（详见肝、脑功能章节）构成。

（3）肾藏精主生殖功能基团

肾藏精主生殖功能基团是指肾主生殖之精及肾主生殖的肾气、肾阳具有调节主管女子月经、孕子及男子阴茎勃起、固精生育的功能。

A.男子勃茎功能基团

肾为先天之本，开窍于耳及二阴，男子阴茎勃起主要依赖于肾气、肾阳，为勃起动力，肾阴精是阴器勃起所需物质基础，无形动力能量为阳，有形物质为阴。男子阴茎勃起系统由肾气、肾阳为主要动力，其次与肝气疏泄调节、阴器气血充沛有关系。男子阴茎勃起功能基团由动力能量系统、结构系统、调节系统组成。动力能量系统为无形，无形属阳，由肾气、肾阳所主，结构系统为有形，有形属阴，为肾阴所主。调节系统由肝疏泄调节（详见肝生理功能章节）构成。

B.男子生精、固精功能基团

肾为先天之本，肾阴精是生成男子生育之精的物质原料，脾为生精的后天之本。肾阳、肾气是将阴精化生为生育之精的能量动力，当肾阴精充沛，脾后天化生有源，肾气、肾阳合成固摄动力能量充足则维持了正常生育、固精功能。男子固精功能基团由动力能量系统、结构系统、调节系统组成。动力能量系统为无形，无形属阳，由肾气、肾阳所主，结构系统为有形，有形属阴，为肾阴所主。调节系统由肝疏泄调节（详见肝生理功能章节）构成。

男子生精依赖于合成（生成）精的物质原料即肾阴精，化生生育之精的能量动力即肾阳、肾气。男子生精系统包含化生生殖之精的原料物质、化生动力能量、生殖之精的通道。原料物质为有形，有形属阴，由肾阴所主；动力能量为无形，无形属阳，由肾气、肾阳所主；生殖之精的通道以通为利。

男子生殖功能基团有勃茎功能基团、生精功能基团、固精功能基团，生精以肾阴精为物质原料基础，肾阳、肾气为化生动力能量。

C.肾在女子孕子功能基团（肾孕胎、育胎、固胎功能基团）作用

女子孕育胎儿的脏腑是女子胞，其主要生理功能是主持月经和孕育胎儿。《素问·上古天真论》："二七而天癸至，任脉通，太冲脉盛，月事以时下，故有子。"女子胞的功能正常与冲、任、督、带脉最为密切，在脏腑方面与肾、脾、胃、心、肝密切。

天癸是肾精及肾气充盈到一定程度而产生具有人体生殖器官发育成熟和维持生殖功能作用的一种精微物质。肾阴精是生成女子天癸的先天原料物质，肾气是将物质原料（后天及先天）转化为天癸的动力能量（有形为阴，无形为阳）。

胞宫是女性孕育胎儿的器官，赖于肾阳温煦，才能保持适于胎儿发育环

境。肾阴精是胎儿发育所需先天物质原料，脾胃补充胎儿发育的后天原料。肾阴精是胎儿发育所需先天营养物质，具有滋养胎儿的作用。肾精滋养胎儿还有赖于脾后天之精协作。肾阳暖宫，肾阴精滋养胎儿，肾气固胎。

肾阳温煦胞宫，肾阴滋养胎儿，肾阳、肾阴相互作用（能量与物质关系转化）生成女子之天癸，在月经调节中起一定作用。

D. 肾调带下功能基团

肾为水之下源，肾阳温化水湿，如妇人肾阳不足，水湿泛滥，下注冲任则为带下。

E. 肾调经功能基团

《素问·上古天真论》："女子七岁。肾气盛，齿更发长；二七而天癸至，任脉通，太冲脉盛，月事以时下。"女子月经调节、形成与肾有密切关系。肾为先天之本，肾气、肾阳温养太冲，太冲脉盛则月事以时下。月经调节形式表现为适龄来经，按月行经，经期经量正常。

2. 肾藏精调脏腑之本功能基团

肾藏先天之精，为生命之原始，肾精气阴阳对先天脏腑生成和后天脏腑的功能具有重要生理作用。《脉诀汇辨·脉论》："肾为脏腑之本，十二脉之根，呼吸之本，三焦之源，而人资以为始者也。"

人体各脏腑精气构成包括先天之精及后天之精，从功能、滋养物质（阴、阳）分脏腑之阳气和阴精。肾阳为脏腑阳气之本，"五脏之阳气，非此不能发"，肾调脏腑阳气之本系统具有推动、激发脏腑功能。肾阴为脏腑阴液之本，"五脏之阴气，非此不能滋"。无形之气（功能）为阳，有形物质结构（或精微细微结构阴精）为阴，此外，阴有宁静、抑制、滋养之功能。

（1）肾藏精调肺脏之本功能基团

肺主呼吸、通调水道、朝百脉功能依赖于肾调节肺脏之肾气的激发推动作用。生成肺气的先天之动力能量依赖于肾气；生成肺阴的先天之物质基础依赖于肾阴。肾藏精调肺脏之本功能基团由动力能量系统、结构系统组成。动力能量系统为无形，无形属阳，由肾气、肾阳所主；结构系统为有形，有形属阴，为肾阴所主。

（2）肾藏精调心脏之本功能基团

肾为先天之本。心主血脉，指心气、心阳有泵血、行血、布血、鼓动脉气的功能，以及心阴有生血、养脉的功能；心藏神、主神明依赖于心气、心阳激发刺激，使神清明，以及依赖于心阴滋养调护。而心气、心阳、心阴的生成有赖于先天肾之养心之精协助。生成心气、心阳的先天之动力能量依赖于肾气；生成心阴的先天之物质基础依赖于肾阴。肾藏精调心脏之本功能基团由动力能量系统、结构系统组成。动力能量系统为无形，无形属阳，由肾气、肾阳所主；结构系统为有形，有形属阴，为肾阴所主。

（3）肾藏精调脾脏之本功能基团

脾主运化，脾统血。脾主运化指脾运化水谷，运化水湿的作用；脾统血指脾有统摄血液在脉管中正常运行的作用。脾运化、统血依赖于脾气，护脉维持血管壁正常形态有赖于脾阴（有形为阴）。脾气、脾阴的形成依赖于先天肾精及后天之精生成。生成脾气的先天之动力能量依赖于肾气；生成脾阴的先天之物质基础依赖于肾阴。肾藏精调脾脏之本功能基团由动力能量系统、结构系统组成。动力能量系统为无形，无形属阳，由肾气、肾阳所主；结构系统为有形，有形属阴，为肾阴所主。

（4）肾藏精调肝脏之本功能基团

肝主疏泄和藏血。肝主疏泄其本质指肝具有调畅气机功能，表现功能活动为调畅精神情志、协调脾升胃降、促进胆汁泌泄、维持血液循行、维持津液输布、调节排精行经六个方面。与先天因素密切的主要是调畅精神情志。肾藏精调肝脏之本功能基团由动力能量系统、结构系统组成。动力能量系统为无形，无形属阳，由肾气、肾阳所主；结构系统为有形，有形属阴，为肾阴所主。

3. 肾藏精主生髓化血功能基团

《侣山堂类辩》卷上"肾为水脏，主藏精而化血"，《张氏医通》"血之源头在乎肾"。从此可见肾藏精，肾精能生髓，髓充于骨，骨中精髓化生血液。肾精生髓化血，以肾阴精为物质基础，物质的化生需要阳气的化生转化能量，肾精生髓化血也依赖于肾阳化生动力（能量）。肾藏精主生髓化血功能基团由动力能量系统、结构系统组成。动力能量系统为无形，无形属阳，由肾气、肾阳所主；结构系统为有形，有形属阴，为肾阴所主。

4. 肾藏精抵御外邪功能基团

《素问·金匮真言论》中"精者，身之本"，指出肾精有抵御外邪、保护机体免于疾病的功能。疾病病因有外感六淫，饮食过度不节，情志所伤。外感六淫最易伤肺，食甘厚味，饮食不节易伤脾，情志失调易伤肝。肾精是组成各脏腑先天之精的重要成分，各脏腑气血阴阳形成依赖于各脏腑先天之精，肾精充足，各脏腑先天之精旺盛，脏腑气强，能抵御各种致病因素。《冯氏锦囊秘录·先天根本论》："足于精者，百病不生，穷于精者，万邪蜂起。"肾之抗病之精并非只是抵御外邪，也包含各系统各脏器的抗病能力，即免疫力。肾藏精抵御外邪功能基团由动力能量系统、结构系统组成。动力能量系统为无形，无形属阳，由肾气、肾阳所主；结构系统为有形，有形属阴，为肾阴所主。

（二）肾主纳气功能基团

《类证治裁》："肺为气之主，肾为气之根。"肾具有摄纳肺吸入清气、维持机体正常呼吸功能。可见人体呼吸主要由肺、肾两脏完成。肺主呼吸，依赖于宣发、肃降功能，宣发浊气即呼出废气（CO_2），肃降清气即清气从鼻、气道肃降于肺中，肾摄纳即将肺中之清气摄入并濡养各脏腑。但清气输布濡养全身脏腑，需血载气而行，清气输布也需要心血运载，即所谓气行血，血载气。

肾纳气功能包括摄取肺肃降的清气、助各脏腑摄纳的清气，利于各脏腑生长。肾摄取清气系统首先包含摄取清气的动力，即能量、摄取力，此取决于肾气、肾阳，无形之力属阳。其次包含清气由肺入肾的通道、通路，其正常与否取决于通道的结构是否正常与完整，此结构的完整正常取决于肾阴，有形属阴。通道的功能正常除取决于结构正常外，还取决于通道畅通，当外邪、痰湿、瘀血阻塞清气进入肾的通路时，也会影响肾摄取清气的功能。另外气的运动也取决于气机调畅。肾主纳气功能基团由动力能量系统、结构系统、调节系统、通道系统组成。动力能量系统为无形，无形属阳，由肾气、肾阳所主；结构系统为有形，有形属阴，为肾阴所主；调节系统由肝疏泄调节、脑掌控调节（详见肝、脑生理功能章节）构成；肾纳气通道以通为利。

（三）肾主水功能基团

《素问·逆调论》："肾者水藏，主津液。"肾具有主持和调节水液代谢的功能。水液代谢包含水液的生成（吸收）、输布、排泄过程。肾主水功能基团也包括肾吸收生成水液功能基团、肾输布水液功能基团及肾气化水液功能基团。

1. 肾吸收生成水液功能基团

津液的生成在《素问·经脉别论》概括如下："饮入于胃，游溢精气，上输于脾，脾气散精，上归于肺，通调水道，下输膀胱，水精四布，五经并行"。津液来源于水谷，其吸收生成依赖于胃受纳腐熟，游溢精气，小肠分清泌浊，吸收肠中的津液，大肠主津吸收食物残渣中的津液。肾藏精，具有调节各脏腑先天之精的功能，各脏腑功能的正常运行，一方面取决于脏腑本身结构的完整，脏腑之气的旺盛；另一方面取决于脏腑先天之精的调控正常。肾在水液吸收生成的作用就是具有调节合成胃消化食物津液(游溢精气)、小肠吸收肠中津液(泌别清浊)、大肠吸收食物残渣中津液（主津）之先天之精的功能。肾吸收生成水液功能基团由动力能量系统、结构系统、调节系统、通道系统组成。动力能量系统为无形，无形属阳，由肾气、肾阳所主；结构系统为有形，有形属阴，为肾阴所主；调节系统由肝疏泄调节、脑掌控调节（详见肝、脑生理功能章节）构成；肾吸收生成水液通道以通为利。

2. 肾输布水液功能基团

机体水液的输布依赖于肺、脾、肾、肝及三焦。脾气散精，一方面上输水液于肺；另一方面直接将水液向四周输布到全身，脾有"灌溉四傍"之功。肺宣发水液于皮肤、官窍及各脏腑，又肃降水液于肾。肝调畅气机以行水，气行则津布。三焦为决渎之水道，维持水道的通利（依靠肺、脾、肾、肝）。肾输布水液功能（系统）包括两方面：一为将肺肃降的水液气化，将水中精华重吸收，将浊液排入膀胱；二为调节生成脾运化水液先天之精、肺宣发肃降水液先天之精、肝调畅气机行水先天之精。肾输布水液功能基团由动力能量系统、结构系统、调节系统、通道系统组成。动力能量系统为无形，无形属阳，由肾气、肾阳所主；结构系统为有形，有形属阴，为肾阴所主；调节系统由肝疏泄调节、脑掌控调节（详见肝、脑生理功能章节）构成；肾输布水液通道以通为利。

3. 肾气化水液功能基团

肾气化水液功能基团是指将肺通调水道肃降于肾的水液之精华重吸收，浊者排入膀胱。肾吸收水中精华依赖于吸收精华的动力充足（取决于肾气、肾阳）、吸收水中精华组织结构完整（取决于肾阴）、固摄精华物质力正常、吸收水中精华渠道畅通。肾排泄水液依赖于排泄动力充足（取决于肾气、肾阳）、完成排泄水液的组织结构正常（取决于肾阴）、排泄水液通道畅通。肾气化水液功能基团由动力能量系统、结构系统、调节系统、通道系统组成。动力能量系统为无形，无形属阳，由肾气、肾阳所主；结构系统为有形，有形属阴，为肾阴所主；调节系统由肝疏泄调节、脑掌控调节（详见肝、脑生理功能章节）构成；肾气化水液通道以通为利。

六、胃功能基团组成与生理功能

胃功能为受纳水谷与腐熟水谷。胃功能基团可进一步分为受纳水谷功能基团与腐熟水谷功能基团。

(一)胃受纳水谷功能基团

饮食入胃，首先胃主受纳水谷，即胃受纳、容纳水谷。其后胃腐熟水谷，即胃初步消化，将食物变成食糜，脾运化谷物（水谷），将谷物化为精微营养物质。而食糜下传小肠，小肠分清泌浊，脾将食糜中水谷化生水液，或进一步生成精微物质，剩余食物残渣下传大肠，大肠传导糟粕，并进一步吸收水分，即大肠主津。

胃受纳水谷指胃具有接受容纳饮食水谷功能。胃受纳水谷功能基团由动力能量系统、结构系统、调节系统、通道系统组成。动力能量系统为无形，无形属阳，由胃气所主；结构系统为有形，有形属阴，为胃阴所主；调节系统由肝疏泄调节气机（详见肝生理功能章节）构成；胃受纳水谷通道以通为利。

胃受纳水谷正常生理状态要保证胃气充盛，具有一定推动食物下行小肠之力，胃气机运动下降顺畅。另外胃腔无邪，有容纳食物空间。

(二)胃腐熟水谷功能基团

胃腐熟水谷指胃初步消化谷物形成食糜过程。消化腐熟水谷，一方面需要胃气；另一方面需要消化液参与，有形为阴，即胃阴参与（无形动力为气，有形之物为阴）。胃腐熟消化食物主要依赖于胃液消化，有形为阴，故胃腐熟主要依赖胃阴；其次腐熟也赖于胃气磨炼碎谷之力。胃腐熟水谷功能基团由动力能量系统、基础结构系统、消化作用精微物质、调节系统组成。动力能量系统为无形，无形属阳，由胃气所主，为胃腐熟水谷提供能量供给；基础结构系统、消化作用精微物质为有形，有形属阴，为胃阴所主；调节系统由肝疏泄调节气机（详见肝生理功能章节）构成。

七、小肠功能基团组成与生理功能

小肠功能基团由受盛化物、泌别清浊、主液功能基团（子系统）组成。

（一）小肠受盛化物功能基团

小肠受盛化物功能基团由受盛功能基团（接受容纳胃食糜功能）和化物功能基团（协同脾将胃下传的食糜化为精微和糟粕，将食糜转化即为化物）组成。

1.小肠受盛功能基团

受盛容纳食糜靠气的推动，将食糜化为精微，依赖气化，也需要有形的小肠液即小肠之阴液消化。小肠接受容纳胃食糜即为受盛，此功能正常发挥有赖于小肠移食动力、小肠气机顺畅、小肠具有一定容纳空间。小肠受盛功能基团由动力能量系统、结构系统、调节系统、通道系统组成。动力能量系统为无形，无形属阳，由小肠气所主，为小肠受盛功能提供能量供给；结构系统为有形，有形属阴，为小肠阴液所主；调节系统由肝疏泄调节气机（详见肝生理功能章节）构成；小肠受盛通道以通为利。

2.小肠化物功能基团

小肠化物是指小肠在脾协同下将小肠受盛基团接纳的食糜进一步消化，将食糜化为精微和糟粕两部分。小肠化物有赖于小肠化物动力、小肠阴液消化食糜、脾的协作助力共同作用。小肠化物功能基团由动力能量系统、基础结构系统、消化作用精微物质、调节系统组成。动力能量系统为无形，无形属阳，由小肠之气所主，为小肠化物功能提供能量供给；基础结构系统、消化作用精微物质为有形，有形属阴，为小肠阴液所主；调节系统由肝疏泄调节气机（详见肝生理功能章节）构成。

（二）小肠泌别清浊功能基团

小肠泌别清浊指小肠吸收食糜中营养，协助脾将其化为精微，此为泌清；将吸收后的残余无营养食糜作为糟粕下传大肠，此为别浊。将食糜转化为精微（吸收精微）需要气化（将有形，或将大化小赖于气作用）。小肠泌清功能基团由动力能量系统、基础结构系统、消化作用精微物质、调节系统组成。动力能量系统为无形，无形属阳，由小肠之气所主；基础结构系统、消化作用精微物质为有形，有形属阴，为小肠阴液所主；调节系统由肝疏泄调节气机（详见肝生理功能章节）构成。

小肠泌别清浊是指小肠对食糜化物做进一步消化后，将其分为清浊两部分的生理功能。清者为精微部分，包括谷精和津液两部分，由小肠吸收后经脾气转输至全身，滋养四肢百骸。浊者为食物残渣和水液，食物残渣经阑门传送到大肠而形成粪便，水液经三焦下渗膀胱而形成尿液。如小肠泌别清浊功能正常，精微与糟粕各行其道，二便正常。《类经·藏象类》："小肠居胃之下，受盛胃中水谷而分清浊，水液由此而渗于前，糟粕由此而归于后，脾气化而上升，小肠化而下降，故曰化物出焉。"小肠泌别清浊功能基团由动力能量系统、结构系统、调节系统、通道系统组成。动力能量系统为无形，无形属阳，由小肠气所主；结构系统为有形，有形属阴，为小肠阴液所主；调节系统由肝疏泄调节气机（详见肝生理功能章节）构成；小肠别浊通道以通为利。

（三）小肠主液功能基团

小肠吸收食糜中水液，继之经三焦下渗膀胱形成尿液，即为小肠主液。小肠主液一方面吸收食糜中水分；另一方面行气利水下渗膀胱，主液功能包含了吸收水液和运行水液两方面。小肠在水液运行中所起作用是下渗膀胱，气机方向向下。小肠主液功能基团由动力能量系统、结构系统、调节系统、通道系统组成。动力能量系统为无形，无形属阳，由小肠之气所主；结构系统为有形，有形属阴，为小肠阴液所主；调节系统由肝疏泄调节气机（详见肝生理功能章节）构成；小肠运行水液通道以通为利。

八、大肠功能基团组成与生理功能

大肠主要生理功能是传导糟粕和主津。大肠功能基团分为主传导功能基团与主津功能基团。

（一）大肠主传导功能基团

大肠主传导是指大肠接受由小肠下移的食物残渣，吸收水分后，将残渣变成糟粕，经肛门排泄粪便的功能。

大肠主传导有赖于胃气降、肺肃降、肾推动（因肾主司二便）、脾运化。大肠主传导功能基团由动力能量系统、结构系统、调节系统、通道系统组成。动力能量系统为无形，无形属阳，由大肠之气所主，是大肠传导的推动力；结构系统为有形，有形属阴，为大肠阴液所主；调节系统由肝疏泄调节气机（详见肝生理功能章节）构成；大肠传导通道以通为利。

（二）大肠主津功能基团

大肠主津指大肠进一步吸收由小肠下转食物残渣中多余的水的部分。

大肠主津功能基团由动力能量系统、结构系统、调节系统、通道系统组成。动力能量系统为无形，无形属阳，由大肠之气所主，为大肠主津提供能量供给；结构系统为有形，有形属阴，为大肠阴液所主；调节系统由肝疏泄调节气机（详见肝生理功能章节）构成；大肠主津通道以通为利。

九、膀胱功能基团组成与生理功能

膀胱主要生理功能是贮存和排泄尿液。膀胱功能基团可进一步分为膀胱贮存尿液功能基团与膀胱排泄尿液功能基团。

（一）膀胱贮存尿液基团

《素问·灵兰秘典论》"膀胱者，州都之官，津液藏焉"，从此可见膀胱具有贮存尿液的功能，膀胱贮存尿液的气机向内、向上（相对尿道）。膀胱贮存尿液功能正常取决于固摄尿液的动力、贮存尿液的基本结构、调节气机运行系统。固摄尿液的动力由肾气决定；贮存尿液的基本结构由肾阴决定（肾与膀胱互为表里）；气机调节由肝所主。膀胱贮存尿液依赖于膀胱内敛、内藏之力。贮存尿液需要一定空间容量容纳，有形为阴，依赖于膀胱有形之容积（阴）。膀胱贮存尿液功能基团由动力能量系统、结构系统、调节系统组成。动力能量系统为无形，无形属阳，由膀胱之气（肾与膀胱相表里，膀胱之气即肾气）所主；结构系统为有形，有形属阴，为膀胱之阴（肾与膀胱相表里，膀胱之阴即肾阴）所主，是膀胱贮存尿液所需的容纳空间；调节系统由肝疏泄调节气机（详见肝生理功能章节）构成。

（二）膀胱排泄尿液功能基团

尿液的排泄正常需排尿的动力充沛，排尿的通道畅通，排尿气机调达。排尿动力系统依赖于膀胱之气，气有推动、推行体液运行的功能。此外，排尿动力系统受肾先天之元气调节激发，即肾、膀胱之气化是排尿液的动力。膀胱排泄尿液功能基团由动力能量系统、结构系统、调节系统、通道系统组成。动力能量系统为无形，无形属阳，由膀胱之气（肾与膀胱相表里，膀胱之气即肾气）

所主，是排尿的推动力；结构系统为有形，有形属阴，由膀胱阴液（肾与膀胱相表里，膀胱之阴即肾阴）所主；调节系统由肝疏泄调节气机（详见肝生理功能章节）构成；膀胱排泄尿液通道以通为利。

十、胆功能基团组成与生理功能

胆具有贮藏、排泄胆汁和主决断的功能。胆为奇恒之腑，既具有五脏"藏而不泻"之藏胆汁的功能，又具有六腑"泻而不藏"之排泄胆汁的功能。贮藏胆汁气机为内藏，气机表现形式为通为泄，即通泄。

（一）胆贮藏胆汁功能基团

胆汁为有形之液，性属阴。内藏阴液之条件是胆贮藏结构完整，藏胆汁功能气机方向是内敛。结构为有形之体，有形属阴，胆结构完整取决于胆之阴。脏腑结构完整依赖于阴液滋润养护。胆贮藏胆汁功能基团由动力能量系统（内敛内藏胆汁之力）、结构系统、调节系统组成。动力能量系统为无形，无形属阳，由胆之气（肝与胆相表里，胆之气即肝气）所主；结构系统为有形，有形属阴，为胆之阴液（肝与胆相表里，胆之阴即肝阴）所主；调节系统由肝疏泄调节气机（详见肝生理功能章节）构成。

（二）胆排泄胆汁功能基团

胆排泄胆汁的功能正常取决于胆排泄胆汁的动力足、结构完整、通道畅通。胆排泄胆汁气机是以通利为畅。胆排泄胆汁功能基团由动力能量系统、结构系统、调节系统、通道系统组成。动力能量系统指胆排泄胆汁动力，为无形，无形属阳，由胆之气（肝与胆相表里，胆之气即肝气）所主；结构系统为有形，有形属阴，为胆之阴液（肝与胆相表里，胆之阴即肝阴）所主；调节系统由肝疏泄调节气机（详见肝生理功能章节）构成；胆排泄胆汁通道以通为利。

（三）胆主决断功能基团

《素问·灵兰秘典论》"胆者，中正之官，决断出焉"，从此可见胆具有判断事物、做出决定的功能。心藏神，主神明，主宰人体意识，胆主决断与心主神明有密切联系。胆主决断功能基团由动力能量系统、结构系统、调节系统组成。动力能量系统为无形，无形属阳，由胆之气（肝与胆相表里，胆之气即肝气）所主；结构系统为有形，有形属阴，为胆之阴液（肝与胆相表里，胆之阴即肝阴）所主；调节系统由肝疏泄调节气机（详见肝生理功能章节）构成。

十一、脑功能基团组成与生理功能

脑为脑髓汇集而成，《灵枢·海论》"脑为髓之海"，其主要生理功能为主宰机体生命活动、精神活动和主感觉运动。

（一）脑主宰生命活动功能基团

《本草纲目·辛荑条》指出"脑为元神之府"，《灵枢·经脉》"人始生，先成精，精成而脑髓生"，表明精是形成脑髓的物质基础。脑为元神之府，主宰人体生命活动。主宰者掌控发号施令者。首先，脑通过掌控心主血脉，根据人体代谢需要，发出调节心排血、搏血的指令，保证了机体全身血液供养。其次，脑通过掌控调节肺主呼吸、肾主纳气功能，根据人体代谢需求，发出调节吸清吐浊指令，保证了机体清气供养，从而维持机体最基本的生命活动的需求。另外，脑通过掌控肝疏泄、肾主水、脾运化，调节人体代谢，使得人体内环境始终保持在适于机体生命活动的稳定状态，即稳态。一方面脑掌控心肺，主宰人体生命基本活动，脑通过调控肝、脾、肾调节人体代谢稳态；另一方面心主血、肺主呼吸为脑提供血液和清气的供养，肝疏泄、脾运化、肾主水为脑提供适于脑发挥正常功能的稳态环境，脑与脏腑存在既掌控调节又相互依存的关系。

1. 脑掌控心主血功能基团

脑掌控心主血功能基团具有根据机体代谢需求，发出指令掌控调节心主血，保证机体血液供养的功能。脑掌控心主血功能基团由调控动力能量系统、基础结构、感觉反馈系统组成。调控动力能量系统为无形，由阳气所主。《灵枢·经脉》说："人始生，先成精，精成而脑髓生。"肾生髓，脑为髓之海，为此脑调控心主血之阳气由心阳、肾阳共同构成。

脑掌控心主血基团结构为有形构造，由脑阴所主。脑为髓之海，肾主骨生髓，为此脑掌控心主血基团基本构造由肾阴、心阴共同所主。

脑掌控心主血功能基团根据机体代谢需求，发出掌控指令，调节心主血功能，从而保证机体生命活动所需的血液供养。要发出正确的掌控调节指令，需要一个感知系统，能适时感知机体生命活动和代谢状况强弱程度，以此为依据，脑随时掌控调节心主血的供养血量，利于机体正常的生命活动和代谢。脑掌控心主血功能基团的感知系统能适时感知机体生命活动和代谢程度，即时将此信息传递于脑，脑掌控心主血动力系统才能正确地调控指令，从而保证了机体生命活动和代谢的血液供给。脑掌控心主血功能基团感知系统由动力能量系统、结构系统及传递指令精微物质组成，动力能量系统为无形，由心、肾之气所主，后两者为有形结构，由心、肾之阴所主。

2. 脑掌控肺主呼吸功能基团

脑掌控肺主呼吸功能基团具有根据机体代谢需求，发出掌控指令，调节肺主呼吸功能，保证机体代谢及生命活动所需的清气供养的功能。脑掌控肺主呼吸功能基团由动力能量系统、结构系统及感知系统组成。脑为髓之海，肾生髓，肺主呼吸，为此动力能量系统为无形，由肺气、肾气所主，为脑掌控肺主呼吸提供能量供给。结构系统为有形之体，由肺阴、肾阴所主。感知系统又可细分能量、结构及传递调节指令精微物质。

脑掌控肺主呼吸功能，一方面根据机体代谢状态调节肺吸清呼浊功能，保证机体的清气供给；另一方面肺主呼吸功能正常，为脑提供充足的清气供给，利于脑发挥生理功能。《素问·八正神明论》云"血气者，人之神"，表明了气与血是供养神明（脑）的物质基础，一方面脑为元神之府，主宰心主血、肺主呼吸功能活动；另一方面心主血、肺主呼吸功能正常发挥为脑提供了清气、血液等基础物质的供养、滋润。

3. 脑掌控情志功能基团

《素问·天元纪大论》云："天有五行，御五位，以生寒暑燥湿风；人有五藏化五气，以生喜怒思忧恐。"五志为人体的情志活动，皆属于神，脑为元神之府，为此五志由五脏所主，由脑所控。脑掌控情志功能基团由动力能量系统、结构系统、传达掌控指令精微物质构成。动力能量系统为无形，由脑之阳气所主。脑为髓之海，肾主骨生髓，《素问·逆调论》云："肾不生，则髓不能满"，肝主疏泄调节情志，心主神明，为此脑掌控情志的阳气由心、肝、肾之气组成。此外，五脏主五志，肝在志为怒，心在志为喜，脾在志为思，肺在志为悲，肾在志为恐。脑掌控具体的情志的阳气除由肝、肾、心阳气所主外，还由五志所属的脏腑之气所主。脑掌控喜的情志活动的阳气由肝、肾、心之气组成；脑掌控悲的情志活动之阳气由心、肝、肾、肺之气组成，其他以此类推。

脑掌控情志功能基团的结构系统和传递掌控指令的精微物质为有形之体，由脑之阴所主。脑为元神之府，脑为髓海，肾生髓，心主神明，肝疏泄调节情志，为此掌控情志的脑阴由心、肝、肾阴组成。脑掌控具体情志的脑阴除由肝、肾、心阴所主外，还由五志所属的脏腑之阴所主。脑掌控喜的情志活动的脑阴由肝、肾、心之阴组成；脑掌控悲的情志活动的脑阴由心、肝、肾、肺之阴组成，其他以此类推。

4. 脑掌控脾主运化功能基团

脑掌控脾主运化功能基团具有根据机体能量代谢需求调控脾主运化的功能。当机体运动或生命活动增加时，脑通过感知系统感知机体能量需求，脑掌控脾主运化的动力能量增强，促使脾运化功能增强，以保证机体能量需要。脑掌控脾主运化功能基团由动力能量系统、结构系统、感知系统及传递调控指令精微物质组成。

脑掌控脾主运化的动力能量系统，为脑掌控、调控脾主运化提供动力和能量，此为无形，由脑的阳气所主。心主神明，肾生髓，脑为髓之海，为此，脑掌控脾主运化的阳气由心阳、脾阳、肾阳构成。

结构是保障基团功能发挥正常的基本构架。脑掌控脾主运化功能基团结构系统属有形结构，由脑之阴所主。心主神明，肾生髓，脑为髓之海，为此脑掌控脾主运化之脑阴由心阴、肾阴、脾阴共同组成。

脑掌控脾主运化功能基团具有根据机体代谢需求，调节脾主运化，化生水谷精微，保证机体代谢需求的功能。脑要正常发挥调节脾主运化功能，需要一个感知系统即时感知机体代谢需求信息，并随时将所感知的信息反馈脑掌控主宰生命调节中心，利于脑正确发出调节指令，从而保证机体正常营养代谢运行。脑掌控脾主运化功能基团的感知系统可进一步细分为动力能量系统、结构系统、传递感知信息的精微物质。动力能量系统为无形，由脑之阳气所主。心主神明，肾生髓，脑为髓之海，肝主疏泄调节，为此脑掌控脾主运化的感知系统的阳气由心、脾、肝、肾之气组合而成。脑掌控脾主运化的感知系统的结构系统为有形结构，属阴，由脑阴所主。心主神明，肾生髓，脑为髓之海，感知系统为调节的关键，肝主疏泄调节，为此脑掌控脾主运化的感知系统的脑阴由心、脾、肝、肾之阴组合而成。脑掌控脾主运化的感知系统之传递感知信息精微物质为有形之物，属阴，由脑阴所主。

脑掌控调节脾主运化依靠传递信息的精微物质传达调节指令。传递脑调节指令的精微物质为有形之物，属阴，由脑阴所主。心主神明，肾生髓，脑为髓之海，肝主疏泄调节，由心、肝、脾、肾之阴组合而成。传递脑的调节指令有兴奋指令和抑制指令两方面的精微物质。

5. 脑掌控肾主生长发育功能基团

脑为髓之海，通过掌控调节脏腑生理功能，主宰人体生命活动。脑掌控肾主生长发育功能基团，具有根据机体发育生长需求调节肾主生长发育的功能。脑掌控肾主生长发育功能基团由动力能量系统、结构系统、感知系统、传达调节指令的精微物质组成。动力能量系统为无形，无形属阳，由脑之阳气所主。心主神明，肾生髓，脑为髓之海，生长发育除依靠肾先天之精外还依赖于后天之本。为此脑掌控肾主生长发育基团的动力能量的阳气由心、脾、肾阳气组合而成。

脑掌控肾主生长发育基团结构为有形结构，有形属阴，由脑阴所主。心主神明，肾主骨生髓，脑为髓之海。此外，机体生长发育除依赖于肾的先天之精外，也依赖于脾运化水谷精微的后天之精的营养，为此脑掌控肾主生长发育的基本结构之脑阴由心、脾、肾之阴组合而成。

脑掌控肾主生长发育功能基团的感知系统能感知机体生长发育状态，并即时上传所感知的发育信息到脑的掌控调节中心，脑根据收到的发育信息，发出相应的调节指令，从而保证了机体的正常发育生长。脑掌控肾主生长发育功能基团的感知系统由动力能量系统、结构系统及传递感知信息的精微物质组成。动力能量系统为无形，无形属阳，由脑之阳气所主。结构系统和传递感知信息的精微物质为有形结构，由脑阴所主。心主神明，肾生髓，脑为髓之海，脾主运化是机体生长发育依赖的后天之本，肝主疏泄调节，为此脑掌控调节肾生长发育功能基团的感知系统的阳气由心、脾、肝、肾之阳气组合而成，其脑之阴由心、脾、肝、肾之阴组合而成。

脑掌控调节肾主生长发育，依赖传递调节指令的精微物质传达调节指令，传递调节指令的精微物质为有形结构，由脑阴所主。心主神明，肾生髓，脑为髓之海，肝主疏泄调节，为此传递脑调节肾主生长发育指令的脑阴由心、肝、肾之阴组合而成。脑掌控调节根据机体身体活动代谢需求，一方面发出兴奋调节指令；另一方面发出抑制调节指令，从而保证机体生命活动及代谢正常运行。

（二）脑主宰精神活动功能基团

人体精神活动的高级形式体现在意识、思维、情志方面，脑为元神之府，主宰人体精神意识思维活动。《素问·脉要精微论》："头者，精明之府。"

1.脑主思维聪慧功能基团

张锡纯《医学衷中参西录》云："脑髓纯者灵……故聪明焉"，表明脑主思维聪慧。脑主思维聪慧功能基团由动力能量系统、结构系统组成。动力能量系统保证脑进行思维活动的能量供给，为无形，无形属阳，由脑阳气所主。心主神明，肾生髓，脑为髓之海，为此脑主思维聪慧阳气由心气、肾气组合而成。

人体思维活动除需要能量供给外，还必须具有完成思维活动的正常组织结构。结构系统属有形结构，有形属阴，由脑阴所主。心主神明，肾生髓，脑为髓之海，为此脑主思维聪慧功能基团结构的脑阴由心阴、肾阴组合而成。

2.脑主记忆功能基团

《医林改错·脑髓说》："灵机记性，不在心，在脑"，表明脑具有主司记忆功能。脑主记忆功能基团由动力能量系统、结构系统组成。动力能量系统为脑记忆功能提供能量供给，动力能量系统为无形，无形属阳，由脑之阳气所主。心主神明，肾生髓，脑为髓之海，为此脑主记忆功能基团动力能量之阳气由心阳、肾阳组合而成。

要完成记忆功能，必须具有正常组织构架，脑主记忆功能基团结构系统为有形结构，有形属阴，由肾阴所主。心主神明，肾生髓，脑为髓之海，为此脑记忆功能基团结构的脑阴由心、肾之阴组合而成。

3.脑主神识功能基团

脑为元神之府，具有掌控调节机体神志意识的功能。心主神明，心藏神，受元神之府——脑的掌控调节，脑是心主神明的更高一级的掌控调节中心，故称脑为元神。脑主神识功能基团具有掌控调节神志意识的功能。该基团由动力能量系统、结构系统、调节系统组成。

功能基团的动力能量系统为脑主神识提供能量，动力能量系统为无形，无形属阳，由脑之阳气所主。脑主神识的动力能量，一方面由肺吸入清气参与合成而成；另一方面由脾运化的水谷精微生成能量，从而组合成动力能量之源。脑为元神，主宰人体活动，掌控调节各脏腑功能。此外，机体的元神也依赖于各脏腑功能正常发挥，为脑提供清气、血液、水谷精微等营养。心主神明，肾生髓，脑为髓之海，为此脑主神识功能基团动力能量系统之阳气由心、肾之阳组合而成，也与肺、脾之气有一定关联。

脑主神识功能基团的结构系统为有形结构，有形属阴，由脑阴所主。心主神明，肾生髓，脑为髓之海，为此脑主神识功能基团结构由心、肾之阴组合而成。

脑主神识功能基团的调节系统具有调节基团的气血运行及气机的功能。调节系统运行正常，使得脑主神识基团的气机调顺、血运充沛。肝主疏泄，调节气机运行，脑主神识功能基团的气机调节功能由肝所主。心主血，肝藏血主管血液调节分布，为此脑主神识基团的血液调节、滋养由心、肝所主。脑主神识功能基团的调节系统可进一步分为动力能量系统、结构系统、传递调节指令精微物质。动力能量系统为无形，无形属阳，由脑之阳气所主，此阳气由心、肝之气组合而成。结构系统、传递调节指令精微物质为有形，有形属阴，由脑阴所主，此脑阴由心、肝之阴组合而成。

（三）脑主宰运动感觉功能基团

1.脑掌控调节运动功能基团

脑除了主宰人体的生命活动，掌控调节脏腑功能外，也掌控调节人体四肢运动。《灵枢·经筋》曰："足少阳之筋……支者……上过右角……左络于右，故伤左角。右足不用，命曰维筋相交"，表明脑通过维筋相交，即维络全身骨节的筋经左右交叉，掌控肢体的运动。脑掌控调节机体运动功能基团由动力能量系统、结构系统、调节指令系统组成。

动力能量系统为基团提供能量保障，能量为无形，无形属阳，由脑之阳气所主。心主神明，肾生髓，脑为髓之海。此外，人体的四肢运动除脑支配调节外，还赖于肌肉力量、筋腱参与协作。脾主肌肉，肝主筋，为此脑掌控调节机体运动基团的动力能量系统的阳气由心、脾、肝、肾之阳气组合而成。

脑掌控调节运动功能基团结构系统为有形结构，有形属阴，由脑阴所主。心主神明，肾生髓，脑为髓之海，脾主肌肉，肝主筋，为此脑掌控调节运动功能基团的结构之阴由心、脾、肝、肾之阴组合而成。

脑掌控调节运动功能基团调节指令系统，具有传递脑掌控调节中心下达的调节运动指令给机体的肌肉、筋腱，从而完成运动的功能。传递调节指令的精微物质为有形之物，有形属阴，由脑阴所主。肝主疏泄调节，心主神明，肾生髓，脑为髓之海，为此传递调节运动指令的脑阴由肝、心、肾之阴组合而成。

2.脑掌控调节感觉功能基团

人体感觉有肢体的温、痛、触觉，也有五官的感觉，《医林改错》云："两耳通脑，所听之声归于脑……鼻通于脑，所闻香臭归于脑。"脑有感觉、辨别事物的功能，五官七窍等感觉器官对事物的感知均反映于脑，表明脑有掌控调节人体感觉的功能。脑掌控调节感觉功能基团由动力能量系统、结构系统、传递感觉精微物质组成。动力能量系统为无形，无形属阳，由脑之阳气所主。心藏神主神明，肾生髓，脑为髓之海，脑掌控调节感觉功能的阳气由心阳、肾阳组合而成。结构系统和传递感觉精微物质为有形，有形属阴，脑掌控调节感觉功能的脑之阴由心、肾之阴组合而成。人体的感觉有肢体感觉和五官感觉。心藏神主神明，肾生髓，脑为髓之海，脾主肌肉四肢，脑掌控肢体感觉的阳气由心阳、脾阳、肾阳所主；脑掌控肢体感觉的阴津由心阴、脾阴、肾阴所主。五官感觉有视觉、听觉、嗅觉、味觉。肝开窍于目、肾开窍于耳、肺开窍于鼻、心开窍于舌，心藏神主神明，肾生髓，脑为髓之海，故脑掌控视觉功能基团的阳气由心、肾、肝之阳气所主；脑掌控听觉功能基团的阳气由心、肾之阳气所主；脑掌控嗅觉功能基团的阳气由心、肾、肺之阳气所主；脑掌控味觉功能基团的阳气由心、肾之阳气所主。

（1）脑掌控肢体感觉功能基团

脑掌控肢体感觉功能基团，具有主管人体四肢、躯干感觉的功能。脑掌控肢体感觉功能基团由动力能量系统、结构系统、传递感觉精微物质组成。动力能量系统为人体肢体感觉提供能量供给，能量为无形，无形属阳，由脑之阳气所主。心藏神主神明，肾生髓，脑为髓之海，脾主肌肉四肢，脑掌控调节肢体感觉功能的阳气由心阳、肾阳、脾阳组合而成。结构系统和传递感觉精微物质为有形，有形属阴，脑掌控调节肢体感觉功能的脑之阴由心、肾、脾之阴组合而成。

（2）脑掌控视觉功能基团

《素问·脉要精微论》云："夫精明者，所以视万物、别白黑，审短长"，脑掌控视觉功能基团具有掌控主管人体视觉的功能。脑掌控视觉功能基团由动力能量系统、结构系统、传递视觉精微物质组成。动力能量系统为人体视觉提供能量供给，能量为无形，无形属阳，由脑之阳气所主。心藏神主神明，肾生髓，脑为髓之海，肝开窍于目，为此脑掌控调节视觉功能的阳气由心、肾、肝之阳气组合而成。结构系统和传递视觉感觉精微物质为有形，有形属阴，脑掌控调节视觉功能的脑之阴由心、肾、肝之阴组合而成。

（3）脑掌控听觉功能基团

李东垣在《脾胃论》中引张洁古之言"视听明而清凉，香臭辨而温暖，此内受脑之气而外利九窍也"，指出人的视听感觉都是脑的功能活动。脑掌控听觉功能基团具有主管、掌控机体的听觉功能。脑掌控听觉功能基团由动力能量系统、结构系统、传递听觉精微物质组成。动力能量系统为人体听觉提供能量供给，能量为无形，无形属阳，由脑之阳气所主。心藏神主神明，肾生髓，脑为髓之海，肾开窍于耳，为此脑掌控调节听觉功能的阳气由心、肾之阳气组合而成。结构系统和传递听觉精微物质为有形，有形属阴，脑掌控调节听觉功能的脑之阴由心、肾之阴组合而成。

十二、女子胞功能基团组成与生理功能

女子胞具有主月经、主孕育胎儿功能。女子胞功能基团有主月经功能基团、主孕育胎儿功能基团。

1. 女子胞主月经功能基团

女子胞主月经功能基团由动力能量系统、结构系统、调节系统组合而成。动力能量系统为生成月经提供能量供给，能量为无形，无形属阳。肾藏精，心主血，脾为后天之本，主运化水谷精微，月经的形成与先天之精、后天之脾、心血有密切联系。女子胞调节月经功能基团动力能量的阳气主要由肾阳所主，其次还与心、脾之气相关联。结构系统分基础结构及形成月经的基础物质，基础结构为有形结构，有形属阴，由肾阴所主。月经形成的基础物质，一方面是心主之血；另一方面与脾运化水谷精微有关，为此，月经形成物质由心、脾、肾阴所主。肝主疏泄调节，月经调节系统主要由肝所主，调节月经量、调节月经行经规律即经期。

2. 女子胞主孕育胎儿功能基团

女子胞孕育胎儿包含备孕胎儿、育胎、固胎功能。

备孕胎儿需要利于受精卵着床的环境、利于着床的基本结构、一定数量的卵子。受精卵着床的环境宜温煦不寒，才利于受精卵着床，维持受精卵着床的温煦环境由肾阳所主。充足的卵子数量对受精卵着床也起到关键的作用。育胎

功能指女子胞哺育胎儿发育生长的功能，育胎功能正常发挥，利于胎儿正常发育，其依赖于先天肾精滋养、后天脾运化的水谷精微营养。此外，心主血、肺吸清气，也为胎儿的发育提供气血供养。固胎指女子胞具有固摄胎儿于胞中的功能，其功能正常的发挥，对维持胎儿在胞宫中生长发育起重要作用。

女子胞孕育胎儿功能基团由动力能量系统、结构系统、调节系统组成。动力能量系统为孕育胎儿提供能量供给，结构系统是孕育胎儿的基本物质构架，调节系统能调节胎儿气血供养。

第三章

中医脏腑功能基团失调辨证论治

一、心功能基团失调辨证论治

（一）心主血脉功能基团失调辨证论治

心主血脉指心气推动血液运行于脉中，流注全身，发挥营养、濡养之功。心主血脉包括主血和主脉两方面。

1. 心主血功能基团失调

心主血功能基团包括心行血功能基团、心控血功能基团、心助脾助肾生血功能基团三个方面，即心主血包括了行血、控血、生血。

（1）心行血功能基团失调

心行血生理功能表现为心阳振奋鼓动心脏泵血，心气推动血液运行，从而保证了血液运行灌溉濡养五脏六腑、四肢百骸。心行血失调病理表现为：①心阳衰微，泵血无力；②心气亏虚，行血无力；③血气郁滞，血行不畅；④寒凝心脉；⑤心火迫血妄行。

A. 心阳衰微，泵血无力

临床表现：四肢冰冷，胸痛胸闷，气短畏寒，肢肿尿少，少食腹胀，头昏眩晕，舌暗、紫、青，脉沉、涩。

病机：心阳衰微，不能鼓动振奋心脏，心脏泵血射血无力，血行不畅，各脏腑供血不足。阳气亏虚，阳气不振则四肢冰冷、胸痛胸闷、气短畏寒，血瘀则口唇青紫，舌暗、紫、青，脉沉、涩。肺血不足则气短气促；脾血不足则少食腹胀；肝血不足则头昏眩晕；肾血不足则肢肿尿少。

治法用药：治当鼓动心阳，强心泵血。以温心阳药配以行心血之活血药，再根据各受累脏腑加用相应的补气、补血之品。

温心阳宜选入心经补火助阳药，如附子、干姜、肉桂等。

行心血之活血应以入心经活血化瘀药为主，如川芎、丹参、红花、桃仁。

B.心气亏虚，行血无力

临床表现：气短懒言，疲乏无力，唇紫舌暗，青筋暴露，气短气促，少食腹胀，头昏眩晕，肢肿尿少，舌淡紫，脉弱涩。

病机：心气具有推动血液在脉中运行的功能，心气亏虚则血行不畅，见瘀血征象，如唇紫舌暗、青筋暴露；气虚则气短懒言、疲乏无力，舌淡紫、脉弱涩为气虚血瘀之象。血行不畅，影响脏腑的血运时可伴有相应脏腑功能失调（脏腑血运失养）表现，如肺血不足则气短气促；脾血不足则少食腹胀；肝血不足则头昏眩晕；肾血不足则肢肿尿少。

治法用药：治当补益心气，活血行血。宜选补益心气药配以入心经活血行气药，补气活血。

补益心气宜选入心经补气药，如人参、西洋参、刺五加、大枣、红景天、沙棘（后二者补气又活血是治气虚血瘀要药）。

行心血之活血宜选入心经活血药，如川芎、丹参、红花、桃仁等。

C.心气郁滞，血行不畅

临床表现：胸闷胸痛，青筋暴露，气短气促，少食腹胀，头昏眩晕，肢肿尿少，舌暗紫，脉弦。

病机：心气机运动是推血运行，气机方向是血运行方向，如果心气机逆乱，心气郁结，气不行血，血行不畅，临床表现为胸闷胸痛，舌暗紫，脉弦，青筋暴露；血行不畅严重者，影响各脏腑血运时，可出现相应脏腑血虚失供的症状，如肺血不足则气短气促；脾血不足则少食腹胀；肝血不足则头昏眩晕；肾血不足则肢肿尿少。

治法用药：治当理气活血。宜选入心经理气药配合入心经活血化瘀药。

入心经理气药首选檀香、薤白。

入心经活血化瘀药首选川芎、丹参、红花、桃仁等。

肝主疏泄，是人体调理气机的中枢，任何气机逆乱均应从肝调理，并配合各脏气机调理。应配以疏肝理气药，如柴胡、香附、枳壳等。

D.寒凝心脉

临床表现：胸腹冷痛，肢冷，唇紫舌青，脉紧。

病机：血行流畅是心脉的生理特性，如寒凝心脉，寒性收凝，则胸腹冷痛，肢冷，脉紧；血行不畅，则唇紫舌青。

治法用药：治当辛温通阳，散寒活血，方以瓜蒌薤白白酒汤。首选温通心阳药。

温通心阳药：桂枝、薤白、麝香、苏合香等。此时寒凝心脉，血行不畅，应配以性温的活血药，如姜黄、红花等。

E. 心火迫血妄行

临床表现：咯血、呕血、鼻衄等各种出血，口舌灼热，口渴尿赤，舌红苔黄，脉数有力。

病机：心气行血于脉内，心火亢盛，迫血妄行，引起各种出血；心火旺盛则口舌灼热、口渴尿赤、舌红苔黄、脉数。

治法用药：火盛迫血妄行均应从心火论治，治当泻心凉血止血。泻心首选入心经清心泻火药，如寒水石、黄连、连翘、大青叶；凉血宜选生地黄、紫草、水牛角。

（2）心控血功能基团失调

心控血是指心调控分配血液到各脏腑。心控血失调病理表现为受累脏腑血瘀、血虚（血少）。心气为行血推血主要动力，为行血推血一级泵；相关脏腑之气为行血推血二级泵，因此治各脏腑之瘀血时除从相关脏腑着手外，还要配合从心论治，才能全方位治疗各脏之血瘀证。

1）心控血失调所致脏腑血瘀证

A. 肺血瘀证

临床表现：胸痛、胸部肿块或肺淤血影（可借助现代医学影像显现），可伴心悸，气短，舌暗紫，脉涩。

病机：心气亏虚，心调控分配肺血行不畅，肺血瘀阻，则胸痛、胸部肿块、舌暗紫、脉涩；心气亏虚，则心悸、气短。

治法用药：治当补气活血，以补肺气、心气之药，配合入肺经活血化瘀药，少佐入肺经理气药（气行则血行）。

入肺经活血化瘀药宜选桃仁、郁金、儿茶。

入肺经理气药可选陈皮、乌药、佛手、香橼、梅花、薤白。补心、肺气药宜选黄芪、人参、西洋参、沙棘、红景天、绞股蓝。补肺气又活血首选沙棘、红景天、绞股蓝等。

肺血瘀证也有因邪阻脉络所致者（如寒、痰等），应祛邪活血，临床应细辨。

B. 脾胃血瘀证

临床表现：腹痛、胃脘痛、腹部肿块（可借助现代医学影像显现），可伴心悸，气短，舌暗紫，脉涩。

病机：心气亏虚，心调控分配脾胃血行不畅，则腹痛、胃脘痛；瘀血阻滞，聚集成块则有腹部肿块、舌暗紫、脉涩；心气亏虚，则心悸、气短。

治法用药：治当补气活血，以补脾气、心气之药，配合化脾胃瘀血药，少佐入脾胃经理气药（气行则血行）。

补脾气宜选党参、白术、山药、茯苓等。

补心气宜选人参、黄芪、红景天等。

化脾胃瘀血药可选延胡索、姜黄、降香、泽兰等。

入脾胃理气药可选陈皮、枳壳、木香等。

C. 肝胆血瘀证

临床表现：胁痛、右上腹痛、右上腹部肿块（可借助现代医学影像显现），可伴心悸，气短，舌暗紫，脉涩。

病机：心气亏虚，心调控分配肝胆血行不畅，则胁痛；瘀血阻滞，聚集成块则右上腹部有肿块、舌暗紫、脉涩；心气亏虚，则心悸、气短。

治法用药：治当补气活血，以补肝气、心气之药，配合化肝胆瘀血药，少佐入肝胆经理气药（气行则血行）。

补肝气、心气宜选人参、黄芪、红景天等。

化肝胆瘀血药可选川芎、郁金。

入肝胆理气药可选香附、佛手、香橼、川楝子等。

2）心控血失调所致脏腑血虚证

脏腑血行异常表现：血行不畅，脏腑血瘀；心血调控失常，脏腑血减少，致脏腑血虚。

肺因心失布血的血虚证临床表现：心悸，气短，咳嗽无力，气喘懒言，面色苍白，舌淡脉细弱，治当补肺补心。

调控血功能首先取决于心气推血，其次需要相关脏腑的配合，气行则血行，血行赖于气的推动，为此脏腑血液调控分配由心气、脏腑之气决定，治疗用药宜选入心经及相关脏腑经的补血药＋补心气药＋相关脏腑补气药＋入心及相关脏腑理气药，此为治疗脏腑血供（运）失调用药组合。

A. 肺血虚证

临床表现：气短，气喘，乏力，咳嗽无力，心悸，舌淡暗，脉细弱。

病机：传统肺虚证仅有肺气虚、肺阴虚，无肺血虚、肺阳虚之说，从气血津液的功能来看，血营养五脏六腑，心主血、心布血功能基团失常，各脏腑均可出现血少供血不足的病理状态。肺血虚主要因心失布血，血不养肺，则肺之肃降主呼吸、通调水道功能受损时，临床表现为气短，气喘，乏力，咳嗽无力；心虚气不布血，则有心气虚之心悸，气短，舌淡暗，脉细弱之象。

治法用药：治当补心布血养肺为治本，降肺止咳平喘为治标。此外，血之生成有赖于脾之运化，如肺之血虚证有因脾虚血少所致者，又当补脾生血养肺；有因心脾所致脾不生血、心不布血之肺血虚证，治当补心脾养肺。可见肺血虚证有心不布血之肺血虚证、心脾两虚之肺血虚证。

a. 心不布血之肺血虚证

临床表现：气短，气喘，咳嗽，心悸，乏力懒言，面苍白无色，舌淡暗，脉细弱。

病机：心气亏虚，心失布血，血不养肺，肺失肃降则气喘咳嗽；心气亏虚则心悸、乏力；血虚不荣则面色苍白、舌淡、脉细弱。心气亏虚除失于布血外，行血也将受一定影响，故在血虚表现中兼瘀征象，舌暗。

治法用药：治当补心布血补肺。补心气药＋补肺气药＋补血药。此肺血虚非血少肺失所养，为心肺气虚，气不布血，肺血运不足所致，治当补气布血。补气药宜选同入心肺经的补气药，补血药以入肺经为好。

同入心肺经补气药：人参、西洋参、刺五加、红景天、沙棘。红景天、沙棘补气活血通络，是治疗心肺气虚血瘀要药。

入心经补血药：当归、何首乌、龙眼肉、桑椹。

入肺经补血药：阿胶。

b. 心脾两虚之肺血虚证

临床表现：咳嗽气喘，乏力少食，心悸，面白唇淡，舌淡，脉细弱。

病机：脾虚不生血、心虚不布血致肺血虚，血不养肺，肺失肃降则气喘咳嗽；心气亏虚则心悸；脾气亏虚则乏力少食；血虚不荣则面色苍白，舌淡，脉细弱。

治法用药：治当补脾生血养肺。以健脾、入脾肺经补血药为好。

入脾经补血药：当归、白芍、龙眼肉。

入心脾经补血药：当归、龙眼肉、大枣。

脾主运化，化生水谷精微，为生成血液营养基础，即气能生血。可见血虚证治疗应从化生之源入手，治当用补血药联合补脾气之药。

补脾气药：人参、西洋参、党参、白术、山药、黄芪、大枣、刺五加、绞股蓝、沙棘。

B. 心不布血之脾胃血虚证

临床表现：心悸，气短，少食，乏力，食后脘胀，面色苍白，舌淡暗，脉细弱。

病机：心气亏虚，心失布血，血不养脾胃，脾虚失运化则少食乏力；胃虚失腐熟，水谷不消，则食后脘胀；心气亏虚则心悸、乏力；血虚不荣则面色苍白、舌淡、脉细弱。心气亏虚除失于布血外，行血也将受一定影响，故在血虚表现中兼有瘀象，舌暗。

治法用药：治当补心布血滋养脾胃。补心气药 + 补脾胃气药 + 补血药。此脾胃血虚非血少失所养，为心气虚，气不布血，脾胃血运不足所致，治当补气布血。补气药宜选同入心、脾经的补气药，补血药以入心、脾经为好。

补气药宜选人参、西洋参、党参、白术、山药、黄芪、大枣、刺五加、绞股蓝、沙棘。

补血药宜选当归、龙眼肉、大枣。

血运行依靠三级泵：一级为心主血，依赖心阳振奋鼓动心搏血、心气推血行血；二级为气能行血，依赖各脏腑之气配合助心行血；三级为脉气鼓动行血。

此外，血瘀证除三级泵血无力、血行瘀滞外，还有因痰、湿、寒邪等六淫之邪，以及气滞所致的脉道不利、脉道不通之血瘀证。

细辨各类血瘀证，厘清治法用药要点，才能因证施治。

血虚证同理，可由后天脾化生障碍（运吸障碍，化生障碍）、先天之精化生障碍（精血同源，精不足或是转化障碍）、局部脏腑布血障碍（心布血无力，脏腑助心行血无力）导致。此外，尚有耗血因素所致的血虚证，临床当细辨。

（3）心助脾助肾生血功能基因失调

血液生成需要三方面作用：第一为脾运化，吸收水谷精华，将其化生为生成血液的后天精微；第二为心气化赤作用，即心气将脾化生的构成血液物质基础精微转化为血液；第三为肾生髓化血作用，肾精化血有赖心气作用化赤。

血生成赖于脾、心协同配合，脾吸收化生血所需物质精微，心将这些物质精微化为血液，即奉心化赤。

心在生血方面病理表现：①心气亏虚，不助脾生血；②心气亏虚，不助肾化精生血；③心脾肾虚，生血无力；④心火耗伤阴血，有虚火、实火之分。

A.心气亏虚，不助脾生血

临床表现：头昏，面白唇淡，心悸，气短，少食便溏，舌淡苔薄腻，脉细弱。

病机：心气亏虚，不能将脾化生之生血精微化赤。心气亏虚，则心悸、气短；脾化生不足，则少食便溏；心不助脾生血，血虚失养，则头昏、面白唇淡。

治法用药：治当补心健脾生血，宜以补心气、健脾益气、补血之品合用。

补心气药：人参、西洋参、大枣、刺五加、红景天、沙棘。除西洋参外，其余五味药既补心又补脾气。

补血宜选入心、脾经补血药：当归、龙眼肉、大枣（补气又补血）。

健脾益气药可选党参、太子参、白术、山药、大枣、刺五加、沙棘。

B.心气亏虚，不助肾化精生血

临床表现：头昏乏力，唇淡面白，心悸，气短，腰膝酸软，小便清长，舌淡，脉沉细弱。

病机：心气亏虚，不助肾化精生血，血虚失养，则头昏乏力，唇淡面白；肾虚则腰膝酸软、小便清长。

治法用药：治当补心气、益肾精、生血。宜以补心气药、补肾益精药、补血药联合用药。

补心气药选人参、西洋参、红景天、沙棘。

补肾阳益精血药选紫河车、肉苁蓉、锁阳。

补血宜选入肾经补血药，如熟地黄、阿胶、何首乌。

补肾阴药可选天冬、石斛、黄精、枸杞、墨旱莲、女贞子、桑椹（滋阴补血）、黑芝麻（益精血）、龟甲、鳖甲。桑椹、龟甲入心肝肾经，滋阴补血，为治心肾亏虚所致阴血亏虚之要药。

肾生髓化血，赖于先天之肾精，肾精有肾阳、肾阴之分，补精生血应细辨，偏于肾阳精之精血亏虚（腰虚酸冷，头昏，唇淡面白）宜选紫河车、肉苁蓉、锁阳；偏于肾阴虚之精血亏虚（腰膝无力，头昏，舌红少苔）宜选熟地黄、何首乌、阿胶、桑椹、龟甲等。

C. 心脾肾虚，生血无力

心能将脾运化的后天之生血精微与肾之先天生血之精有机结合，化赤为血。心气亏虚，化赤乏力，脾肾亏虚生血无源，心脾肾虚之血虚证临床表现较重，症状复杂。

临床表现：心悸，气短，眠差，少食，便溏，腹胀，腰膝酸软，耳鸣，形寒肢冷，或盗汗潮热，头昏乏力，唇淡，面色无华，舌淡，脉沉细弱。

病机：心气亏虚，化赤乏力，脾肾亏虚生血无源。心气虚则心悸、气短、眠差；脾虚则少食、便溏、腹胀；肾虚则腰膝酸软、耳鸣；阳精不足则形寒肢冷，阴精不足则少苔、盗汗潮热；血虚则头昏乏力，唇淡，面色无华。

治法用药：治当补心健脾益肾。宜以补心气药、补脾气药配以补肾生精药。

补心气药选人参、大枣、刺五加、当归、龙眼肉、沙棘。

补脾气药选人参、大枣、党参、白术、山药、沙棘。

补肾助阳益精血药选紫河车、肉苁蓉、锁阳。补肾养阴益精生血药选熟地黄、阿胶、何首乌、枸杞、墨旱莲、女贞子、黑芝麻、桑椹、龟甲。

D. 心火耗血

血行脉中，脉为血之府，心主脉，心火内盛，灼耗血液，血虚液少。火有虚火、实火之分。

a. 虚火耗血

临床表现：头昏乏力，面色无华，心悸不适，潮热盗汗，口干，舌红少苔，脉细数。

病机：心阴亏虚，阴虚火旺，虚火耗血，血虚失养，则头昏乏力、面色无华；阴虚火旺则潮热盗汗、口干、舌红少苔、脉细数。心阴亏虚则心悸不适。

治法用药：治当养阴清心生血，宜养心阴药 + 清心经虚热药 + 补血药。

养心阴药选百合、麦冬、桑椹、龟甲。

清心经虚热药选生地黄、盐知母。

补血宜选入心经补血药，如当归、何首乌、龙眼肉。

b. 心火炽热，灼津耗血

临床表现：头昏乏力，面色无华，口舌生疮，皮肤斑疹，口干舌燥，舌红苔黄，脉数。

病机：心火炽热，灼津耗血，血虚失养，则头昏乏力，面色无华；心火炽盛，上炎灼舌，则口舌生疮，口干舌燥；心火动血则皮肤斑疹。

治法用药：治宜清火生津养血，以清心火药＋入心经养心阴药＋入心经之补血药。此时存在用药矛盾，清心火药应选甘寒清心药，忌用入心经清热燥湿的苦寒药，以免苦寒燥湿之品伤阴耗血。血虚应补，但补血之品性温助火，宜选百合、麦冬等甘微寒、养心阴之品，养阴不助火。

清心火药宜选入心经清热药，如寒水石、知母、大青叶、连翘。

入心经清热凉血药多为甘苦寒或咸寒，治热入营血，灼伤阴血者宜选甘寒或咸寒药。可选生地黄（甘寒）、紫草（甘、咸寒）、丹皮（苦、微寒）、水牛角（苦寒）。

2. 心主脉功能基团失调

心主脉功能基团主要生理功能是心气推动，维持脉道通利；心阴滋养脉管，维持脉管形态结构，以利血行脉中不外渗。病理状态表现：①心气亏虚，鼓脉无力；②心血瘀阻，脉道不利；③心阴亏虚，脉管失养；④阳不鼓脉，心搏过缓。

（1）心气亏虚，鼓脉无力

心气有推动血液运行的功能，此外，心气鼓动脉管，维持脉管弹性，以利血行。脉管弹性为血行的第三级泵，当心气亏虚，鼓脉无力，则表现出血滞脉中。

临床表现：心悸气短，青筋暴露，舌淡紫或淡暗，脉细弱。

病机：心气亏虚，鼓脉无力，血滞脉中，脉道不利。心气亏虚则心悸气短；血滞脉中则青筋暴露。舌淡、脉细弱为心气亏虚之象。

治法用药：治当补心鼓脉，通利脉道，宜选补气活血之药。

补气活血宜选入心经补气活血药，如红景天、沙棘。

补气宜选入心经补气药，如人参、西洋参、大枣、刺五加。

与现代医学联系：当临床脑钠肽增高、出现静脉淤血时，可作为诊断的参考依据。

（2）心血瘀阻，脉道不利

临床表现：心悸气短，伴局部青筋暴露，舌暗、紫，脉涩。

病机：心血瘀阻，则心悸气短；血滞脉道，则局部青筋暴露；瘀血内阻则舌紫暗，脉涩。

治法用药：治当活血通脉。此外，气行则血行，当配合理气药，宜以入心经活血化瘀药＋入相关脏腑活血化瘀药＋入相关脏腑理气药＋入心经理气药。

入心经活血化瘀药可选川芎、丹参、红花、桃仁、延胡索、郁金。

入心经理气药宜选檀香、薤白。

[**附：入心经主要活血化瘀药汇总**

入心经活血止痛药：川芎（心包经）、延胡索、郁金、乳香、没药。

入心经活血调经药：丹参、红花、桃仁、益母草（心包）、凌霄花。

入心经活血疗伤药：苏木、血竭（1~2克，研末或入丸散）、儿茶（1~3克）、刘寄奴。]

A. 瘀阻肺脉

临床表现：胸痛，气喘，肺部块影，胸部青筋暴露，心悸不适，舌紫暗，脉涩。

病机：心不主脉，脉道不利，瘀阻肺脉，则气喘、肺部块影、胸部青筋暴露；心不主脉，瘀血阻滞，则胸痛，心悸不适；血瘀阻滞，则舌紫暗，脉涩。

治法用药：治当通心脉，活肺血。气行则血行，应以入心经活血药 + 入心经理气药 + 入肺经活血药 + 入肺经理气药。

入心经活血药：郁金、桃仁、儿茶（三药均入心肺经，桃仁入大肠经）。

入肺经理气药：陈皮、檀香、乌药、佛手、梅花、薤白、香橼（檀香、薤白入心肺经）。

瘀阻脉络，常兼痰、寒、热、毒等，应在活血通脉基础上化痰（逐痰）、温经、清热解毒、凉血，才能对证对因活血通脉。

兼痰瘀者配以化痰活血通络药，如芥子（温）、矮地茶、地龙、僵蚕、桃仁、儿茶（后五味性凉，活血清肺化痰）。

兼寒凝经络者配以温经散寒通络药，如桂枝、路路通、穿山龙、细辛等。

兼毒瘀者配以治毒瘀互结药，如重楼、漏芦、大血藤、败酱草、山慈菇、紫草、四季青。

兼热瘀者配以治热瘀互结药，宜选既凉血又化瘀药，如丹皮、赤芍、紫草。

B. 瘀阻肝脉

临床表现：胁痛及肝脉所循部位疼痛或局部青筋暴露，疼痛以刺痛为多，心悸不适，舌紫暗，脉涩。

病机：心不主脉，脉道不利，瘀阻肝脉，则胁痛及肝脉所循部位疼痛或局部青筋暴露；心不主脉，瘀血阻滞，则心悸不适，舌紫暗，脉涩。

治法用药：治当通心脉活肝血。气行则血行，宜以入心经活血化瘀药 + 入

心经理气药 + 入肝经活血药 + 入肝经理气药。

入心经活血化瘀药可选川芎、丹参、红花、桃仁、延胡索、郁金。

入心经理气药宜选檀香、薤白。

入肝经活血药宜选川芎、延胡索、郁金、丹参、红花、泽兰。

入肝经理气药可选青皮、川楝子（小毒）、香附、佛手、香橼。

［附：入肝经活血药与入肝经清热解毒药汇总

入肝经活血止痛药：川芎（辛温）、延胡索、郁金、姜黄、乳香、没药、五灵脂（不与人参同用，包煎）、降香（除姜黄、五灵脂、降香外，余下均入心、肝经）。

入肝经活血调经药：丹参（入心、肝经，不与藜芦同用）、红花（入心、肝经，有出血倾向者慎用）、桃仁（入心、肝经）、益母草（入心包、肝经）、泽兰、牛膝、鸡血藤、王不留行、月季花、凌霄花（入心包、肝经）。

入肝经活血疗伤药：土鳖虫（小毒，孕妇慎用，3～10克）、马钱子（大毒，0.3～0.6克，炮制后入丸散）、自然铜（3～9克，先煎或入丸散，不宜久服）、苏木、骨碎补、血竭（入心、肝经，1～2克研末服）、刘寄奴（入心、肝经）。

入肝经破血消癥药：莪术、三棱、水蛭（小毒，1～3克，煎服）、虻虫（小毒，1～1.5克煎服，0.3克研末服）、斑蝥（大毒，0.03～0.06克，对皮肤有强刺激，炮制后入丸散）。

入肝经清热解毒药：青黛、贯众、蒲公英、紫花地丁、野菊花、重楼、拳参、土茯苓、大血藤、败酱草、木蝴蝶、千里光、马齿苋、鸦胆子、地锦草、山慈菇、熊胆粉。］

C.瘀阻于胃

临床表现：胃脘刺痛，胃经循布处青斑，心悸不适，舌紫暗，脉涩。

病机：心不主脉，脉道不利，瘀阻于胃，则胃脘刺痛，胃经循布处青斑；心不主脉，瘀血阻滞，则心悸不适，舌紫暗，脉涩。

治法用药：治当通心脉活胃血。气行则血行，宜选入心经活血化瘀药 + 入心经理气药 + 入胃经活血药 + 入胃经理气药。

入心经活血化瘀药可选川芎、丹参、红花、桃仁、延胡索、郁金。

入心经理气药宜选檀香、薤白。

入胃经活血药宜选延胡索、降香、泽兰。

入胃经理气药宜选青皮、枳实、木香、檀香、佛手。

［附：**入胃经活血药、入胃经理气药、入胃经清热解毒药汇总**

入胃经活血止痛药甚少，脾与胃相表里，入脾经药：延胡索、乳香、没药、降香。

入胃经活血调经药：王不留行、泽兰（入脾经）。

入胃经活血疗伤药甚少，入脾经药：马钱子（大毒，0.3～0.6克，炮制后入丸散）、苏木（入心、脾经）、刘寄奴（入心、脾经）。

入胃经破血消癥药：斑蝥（0.03～0.06克，炮制后入丸散）、莪术（入脾经）、三棱（入脾经）。

入胃经理气药：青皮、枳实、木香、沉香、檀香（入心、胃、肺经）、佛手、梅花、娑罗子、薤白（入心、胃、肺、大肠经）、大腹皮、甘松、刀豆、柿蒂。

入胃经清热解毒药：绿豆、白蔹、白头翁、木蝴蝶、青果、山豆根、大青叶、败酱草、土茯苓、漏芦、蒲公英、贯众、板蓝根、金银花。］

D. 瘀阻于肠

临床表现：腹痛刺痛，腹中包块，腹壁青筋显露，心悸不适，舌紫暗，脉涩。

病机：心不主脉，脉道不利，瘀阻于肠，则腹痛刺痛，腹中包块，腹壁青筋显露；心不主脉，瘀血阻滞，则心悸不适，舌紫暗，脉涩。

治法用药：治当通心脉活肠血，化瘀止痛。以入心经活血化瘀药＋入心经理气药＋入大、小肠经活血药＋入大、小肠经理气药。

入心经活血化瘀药可选川芎、丹参、红花、桃仁、延胡索、郁金。

入心经理气药宜选檀香、薤白。

入大、小肠经活血药宜选桃仁、红花、丹参。

入大、小肠经理气药宜选木香、川楝子、大腹皮。

［附：**入肠经活血化瘀药、入肠经清热解毒药汇总**

入肠经活血止痛药甚少，从表里关系总结看，入心经（表里小肠）药有延胡索、郁金、乳香、没药。入肺经（表里大肠）药有郁金。

入肠经活血调经药：桃仁入心经、大肠经，丹参入心经，红花入心经。

入肠经活血疗伤药甚少，入心经表里小肠药有苏木、血竭（1～2克）、儿茶（包煎）、刘寄奴。入肺经表里大肠药有儿茶。

入肠经清热解毒药配合活血之品，治毒瘀互结。连翘（入小肠经）、穿心莲

（入大肠经）、拳参（入大肠经）、大血藤（入大肠经，解毒活血）、败酱草（入大肠、肺经，解毒又祛瘀）、白头翁（入大肠经）、马齿苋（入大肠经）、鸦胆子（入大肠经，0.5～2克，装胶囊服）、地锦草（入大肠经）、半边莲（入小肠经）、白花蛇舌草（入大肠、小肠经）、四季青（入大肠经）。]

E.瘀阻膀胱

临床表现：小便淋漓不通或伴下腹块影，心悸不适，舌紫暗，脉涩沉。

病机：心不主脉，脉道不利，瘀阻于膀胱，则小便淋漓不通或伴下腹块影；心不主脉，瘀血阻滞，则心悸不适，舌紫暗，脉涩沉。

治法用药：治当通心脉活血利水道。以入心经活血化瘀药＋入心经理气药＋入膀胱经活血药＋入膀胱经理气药。

入心经活血化瘀药可选川芎、丹参、红花、桃仁、延胡索、郁金。

入心经理气药宜选檀香、薤白。

入膀胱经活血药宜选益母草、牛膝、鸡血藤。

入膀胱经理气药宜选乌药、川楝子。

[附：入膀胱经活血化瘀药、入膀胱经清热解毒药汇总

入膀胱经活血调经药：益母草(入膀胱经)、牛膝(入肝、肾经)、鸡血藤(入肝、肾经)。

入膀胱经活血药甚少，骨碎补（入肝、肾经）。

入膀胱经破血消癥药甚少，斑蝥（入肝、胃、肾经，大毒，0.03～0.06克，炮制后入丸散）。

入膀胱经清热解毒药：穿心莲（入肝、膀胱、大肠经）、四季青（入膀胱经，解毒祛瘀）。]

瘀阻脉络常夹痰→痰瘀互结；夹寒→寒凝阻脉；夹毒→毒瘀互结；夹热→热瘀互结。治瘀阻脉络时应辨：①心不鼓脉，血瘀脉中，此时有心气亏虚心悸，气短，多部位青筋暴露（体循环淤血，脑钠肽增高）；②瘀阻血脉脉道不利，有局部脏腑血瘀表现，由于心主脉，治疗瘀阻脉络时应结合心治疗，虽然瘀仅在局部，也应配合通心脉；③治瘀时应活血理气，气行则血行；④治瘀时应注意痰瘀、寒凝、毒瘀、热瘀的兼夹证。

祛瘀化痰，治痰瘀互结药：儿茶（入心、肺经，包煎）、桃仁（甘平，入心、肝、大肠经，活血平喘）、芥子（辛温，入肝经，消化溃疡出血忌用）、矮地茶（性平，入肺、肝、胃经，化痰通络）。

53

散寒通络，治寒凝阻脉药：姜黄（辛苦温，入肝、脾经，祛风湿，通经络）、川芎（辛温，入肝、胆、心包经，祛风通络，活血行气）、肉桂（辛甘大热，入肾、脾、心、肝经，补火助阳，温通经脉，后下）、桂枝。

解毒祛瘀，治毒瘀互结药：忍冬藤（甘寒，入肝、胃经，清热疏风，通络止痛）、重楼（苦微寒，入肝经，清热解毒，消肿祛瘀止痛）、漏芦（苦寒，入胃经，清热通脉下乳）、金荞麦（凉，入肺经，解毒祛瘀排脓）、大血藤（苦平，入大肠、肝经）、败酱草（苦微寒，入胃、大肠、肝经，清热消痛，祛瘀止痛）、四季青（苦凉，入肺、大肠、膀胱经）。此类解毒清热药有祛瘀止痛功效，又少有致出血病，对于毒瘀互结之肺痈咯血者，既祛瘀止痛，又不致出血加重。益母草（微寒，入肝、心包、膀胱经，活血调经，清热解毒，治妇科毒瘀证）、斑蝥（辛热，大毒，入肝、胃、肾经，破血逐瘀，攻毒散结）。

清热凉血，祛瘀活血，治热瘀互结药：凌霄花（甘酸寒，入肝、心包经）、牡丹皮（苦辛微寒，入心、肝、肾经）、赤芍（苦微寒，入肝经，不与藜芦同用）、紫草（甘咸寒，入心、肝经）。

（3）心阴亏虚，脉管失养

心主脉，一方面指心气鼓动脉管，通利脉道；另一方面指心阴濡养脉管，维持脉管正常形态。心阴亏虚，脉管失养，脉不护血，血渗脉外；此外，心阴不濡养脉管，护脉无力，脉道塌陷，脉管闭塞。

A.心阴亏虚，脉不护血

临床表现：各部位出血，口干，舌红少苔，脉细。

病机：脉为血之府，血循脉道，心主脉，心阴有养护脉管功能，心阴亏虚，脉管失养，脉不护血，血渗脉外，则见各部位出血，心阴不足则心悸、口干、舌红少苔、脉细。

治法用药：治当养阴护脉止血，选养阴药+性凉止血药。

养阴药宜选入心经养阴药，如百合、麦冬、桑椹、龟甲。

止血药宜选性凉止血药，如小蓟、大蓟、地榆、槐花、白茅根、侧柏叶等。

[附：**性凉止血药汇总**

性凉止血药：墨旱莲（甘酸寒，入肝、肾经，养阴凉血止血）。

凉血止血药：小蓟（性凉，入心、肝经）、大蓟（甘苦凉，入心、肝经）、苎麻根（甘寒，归心、肝经）、羊蹄（苦涩寒，归心、肝、大肠经）、地榆、槐花、白茅根、侧柏叶（性寒）。

性寒化瘀止血药：茜草（苦寒，归肝经）、蒲黄（甘平，入肝、心包经）、花蕊石（酸涩平，入肝经）。

性凉收敛止血药：白及（苦甘涩，微寒，入肺、胃、肝经）、仙鹤草（苦涩平，入心、肝经）、紫珠叶（苦涩凉）、棕榈炭（苦涩平）、血余炭（苦平）、藕节（苦涩平）。

如心阴亏虚是由心火内盛灼伤阴液导致，可以补肾水、制心火、护阴养脉。宜选性寒入肾经补阴药，如天冬、石斛、墨旱莲、桑椹、龟甲等。]

［附：**性寒入肾经补阴药汇总**

天冬（甘苦寒，入肺、肾经）、石斛（甘微寒，入胃、肾经）、黄精（甘平，入肺、脾、肾经）、枸杞（甘平，入肝、肾经）、墨旱莲（甘酸寒，入肝、肾经）、桑椹（甘酸寒，入心、肝、肾经）、龟甲（咸甘寒，入心、肝、肾经）、黑芝麻（甘平，入肝、肾、大肠经）、鳖甲（咸微寒，入肝、肾经）。]

B. 心阴失养，脉道闭塞

临床表现：各脏腑、四肢血瘀征象，心悸不适，口渴，盗汗，潮热，舌暗红，少苔、无苔，脉细涩、细弦。

病机：心主脉，脉管赖于心阴养护，心阴失养，脉管失濡养，不能维护脉道形态，脉管闭塞，则见各脏腑、四肢血瘀征象；心阴亏虚，则心悸不适、口渴、盗汗、潮热；阴虚血瘀则舌暗红、少苔、无苔，脉细涩。

治法用药：治当养阴活血通脉，以养阴活血药为宜，养阴药以入心经者为宜，此时阴亏，活血通脉药以性凉为宜。

养阴活血药首选鳖甲（咸微寒）。性寒活血化瘀药宜选郁金、丹参、桃仁、儿茶等。

［附：**性寒活血化瘀药汇总**

郁金（辛苦寒，入肝、胆、心、肺经）、丹参（苦微寒，入心、肝经）、桃仁（苦甘平，入心、肝、大肠经）、益母草（苦辛微寒，入肝、心包、膀胱经）、牛膝（苦甘酸平，入肝、肾经）、凌霄花（甘酸寒，入肝、心包经）、土鳖（咸寒，小毒，入肝经）、儿茶（苦涩微寒，入心、肺经）。]

C. 阴不制阳，心脉过速

临床表现：心慌心悸，胸闷不适，脉搏过速，口渴，潮热盗汗，舌红少苔，脉细数。

病机：心脉搏动，赖于心阳鼓动。心阴、心阳相互制约，心阴亏虚阴不制阳，心搏过速，则心慌心悸、胸闷不适、脉搏过速；心阴亏虚，阴虚火旺，则口渴、潮热盗汗、舌红少苔、脉细数。

治法用药：治当补阴制阳。

从五行学说看，水克火，肾水制心火，补肾水制心火。治心搏过速当补心肾之阴以制心阳、心火亢奋。

补阴宜选入心、肾经补阴药，如百合、麦冬、桑椹、龟甲。

［附：入心、肾经补阴药，入心经清热药，入心经清热凉血药，入心经清心重镇药，入心经平肝潜阳药汇总

入心经补阴药：百合、麦冬、桑椹、龟甲。

入肾经补阴药：桑椹、龟甲（入心、肝、肾经）、黄精、天冬（入肺、肾经）、石斛（入胃、肾经）、枸杞、墨旱莲、鳖甲、女贞子（此四味入肝、肾经）。

入心经清热药（甘寒不伤津）：寒水石、竹叶、淡竹叶、栀子（苦寒，入心、肺、三焦经）。

入心经清热凉血药：生地黄、丹皮（苦寒）、紫草、水牛角（先煎3小时）。

入心经清心重镇药：朱砂（甘微寒，有毒，入丸散，不入煎剂）、磁石、龙骨、龙齿、琥珀（研末，不入煎剂）。

入心经平肝潜阳药：珍珠母、代赭石、牛黄（入丸散）。］

（4）阳不鼓脉，心搏过缓

临床表现：心悸，胸闷，头昏乏力，脉搏过缓，畏寒肢冷，舌淡，苔白，脉沉缓。

病机：心阳、心气是脉搏动力，心阴是滋润濡养脉管营养物质，有形为阴，无形为阳。心脉搏动，赖于心阳鼓动，心阳亏虚，鼓脉无力，则心搏过缓、心悸、胸闷；心阳亏虚，则畏寒肢冷、舌淡苔白、脉沉缓。

治法用药：治当温补心阳以复脉。宜选温心阳、补心气之药。

温心阳宜选入心经温阳药：附子、干姜、肉桂。

补心气宜选入心经补气药：人参、西洋参、大枣、刺五加、红景天、沙棘。

入心经补阳药：紫石英。

（二）心主神明，心藏神功能基团失调辨证论治

心主神明有广义之神和狭义之神之分。

1.心主广义之神功能基团失调

神驭精气，精藏于脏腑之中而为脏腑之精，脏腑之精所化之气为脏腑之气，脏腑之气推动调控脏腑功能，心又主神明，为此神通过协调脏腑之精气达到调控脏腑的功能。脏腑功能活动异常表现为功能亢进和功能低下两方面。

脏腑功能亢进病理表现为：①脏腑之阳、脏腑之气过盛；②脏腑阴阳失调，阴不制阳；③心阳、心气调节脏腑之气亢进，致脏腑气盛；④五行相生过盛。

脏腑功能低下病理表现：①脏腑精气亏虚；②心阳、心气调节脏腑精气功能低下；③五行相生不足。

从上可见治脏腑功能活动亢进除平抑脏腑阳气亢盛外，还需从心神调节脏腑精气入手，配合清心抑阳之药。

脏腑功能增加是生理功能旺盛的表现，是生理性的；脏腑功能活动反应增强，是病理性的表现。

（1）心调节肺脏功能活动过度

临床表现：过度呼吸，喘息频作，刺激性咳嗽或剧烈咳嗽不止，情绪激动，惊悸，心神不宁，舌红苔黄，脉数。

病机：心神调节肺脏功能活动过度，肺脏功能活动反应增强，则过度呼吸，喘息频作，刺激性咳嗽或剧烈咳嗽不止；心神亢奋则情绪激动，惊悸，心神不宁。心肺气盛则舌红苔黄，脉数。

与现代医学联系：心神调节肺脏功能活动过度，肺脏功能活动反应增强，则过度呼吸，如过度通气综合征、气道高反应性所致喘息频作，末梢神经及感受器刺激增强所致剧烈咳嗽不止。

治法用药：治当清心宁肺，止咳平喘。宜选清心清肺之药，以同入心、肺经清热药为好。

［附：入心、肺经清热药汇总

同入心、肺经清热药：栀子（入心、肺、三焦经）。

同入心、肺经清热解毒药：金银花、连翘、穿心莲、半边莲。

入肺经清热药：石膏（入肺、胃经）、知母（入肺、胃、肾经）、芦根（入肺、胃经）、天花粉（入肺、胃经）、鸭跖草（入肺、胃、小肠经）、栀子（入心、肺、三焦经）。

入心经清热药：寒水石（入心、胃、肾经）、竹叶（入心、胃、小肠经）、淡竹叶（入心、胃、小肠经）、栀子（入心、肺、三焦经）。

清心镇惊安神药：朱砂（入心经，有毒，入丸散，不入煎剂，忌火煅宜水飞入药，孕妇、肝肾功能不全者禁用）、磁石（入心、肝、肾经，先煎）、龙骨（入心、肝、肾经）、琥珀（入心、肝、膀胱经，研末冲服，不入煎剂）、龙齿（入心、肝、肾经）、灵芝（入心、肺、肾经，安神补气，止咳平喘）、灯心草（入心、肺、小肠经，利小便，清心火）。]

（2）心调节脾、胃、肠功能活动过度

临床表现：多食易饥，心悸，易惊，舌红苔黄，脉实或数。

病机：心调节脾、胃、肠功能活动过度，脾、胃、肠功能活动反应增强，在胃表现为受纳腐熟水谷活动反应亢进，出现多食易饥；心气过度旺盛，心神不宁，则心悸、易惊；心脾气盛则舌红苔黄、脉实或数。

与现代医学联系：心调节脾、胃、肠功能活动过度，脾、胃、肠功能活动反应增强，在胃表现为多食易饥，但脾、小肠的吸收、化精微功能活动不增强，血中精微物质不增多（如血糖），仅有消食善饥症状，可伴心神不宁表现如心悸、易惊等症状，现代医学中甲状腺功能亢进症多食易饥类似于此类。在脾与小肠的表现：脾主运化水谷，小肠分清泌浊，二者功能活动反应增强时，表现为血营养精微物质（如血糖、血脂等）增加，同时伴肢体肥胖。

治法用药：心有协调、调控各脏腑功能活动功能，此时治疗宜清心抑胃抑肠抑脾。用药尽可能选入心、胃、脾、小肠经清热药（过之则清之、伐之、抑之、平之）。清心热药宜选黄连、知母、寒水石、竹叶、淡竹叶、灯心草；清胃热药宜选寒水石、黄连；清小肠热药宜选竹叶、淡竹叶、灯心草；清脾热药宜选黄连、栀子。

[附：入脾、胃、肠经清热药汇总

同时入心、胃经清热药：寒水石（入心、胃、肾经，清热泻火药）、黄连（入心、脾、胃、肝、胆、大肠经，清热燥湿药）、苦参（入心、肝、胃、大肠、膀胱经，清热燥湿药）、金银花（入肺、心、胃经，与忍冬藤、山银花归经同）、大青叶（入心、胃经）、板蓝根（入心、胃经），白薇、绿豆（此两味入心、胃经，属清热解毒药），竹叶（入心、胃、小肠经，清热泻火）、代赭石（入肝、心、肺、胃经，平肝降逆）。

同时入心、脾经清热药：黄连（入心、脾、胃、肝、胆、大肠经，属清热燥湿药）、栀子（入心、肺、三焦经，清热泻火利湿）。

同时入心、小肠经清热药：竹叶、淡竹叶（入心、胃、小肠经，为清热泻火药）、连翘（入肺、心、小肠经，属清热解毒药）、半边莲（入心、小肠、肺经，属清热解毒药）、灯心草（入心、肺、小肠经，利尿清心火）。]

（3）心调节肝功能活动过度

临床表现：惊悸神乱，谵妄亢奋，心悸不适，可伴咯血、吐血，情绪暴怒，舌红苔黄，脉弦有力或弦数。

病机：心调节肝功能活动过度，肝气暴逆，心火过盛，致惊悸神乱，谵妄亢奋；肝气暴逆，肝调血过极，迫血妄行，则咯血、吐血，情绪暴怒；心肝火盛则舌红苔黄、脉弦有力或弦数。

治法用药：肝主疏泄，肝藏血，肝功能活动反应亢进主要表现在气机逆乱，肝气暴逆，以及肝调血过极，迫血妄行，此时治疗以清肝、平肝为主，若无效或伴有心神不宁、心悸、惊悸等心调控肝功能过度表现时，应在清肝、平肝基础上清心火宁心神，降低心神调肝过度之力，此时宜清肝平肝，清心宁神。肝气暴逆、心火过盛所致惊悸神乱、谵妄亢奋，治宜平肝镇惊，清心宁神，宜用既清肝清心，又镇惊宁神之药。

清心肝火的药物可选栀子、黄连、熊胆粉、牡丹皮、紫草、水牛角。

[附：**清肝、平肝、镇肝药汇总**

清心肝火药：栀子、黄连、熊胆粉（入丸散）、牡丹皮（入心、肝、肾经）、紫草（入心、肝经）、水牛角（先煎3小时以上）、野菊花。

平肝镇惊、宁心安神药：磁石、龙骨（二者入心、肝、肾经），琥珀（入心、肝、膀胱经，研末内服，不入煎剂），珍珠母（入心、肝经），牡蛎（入肝、胆、肾经），紫贝齿（入肝经）。

入心、肝经息风定惊止痉药：羚羊角（先煎2小时以上）、牛黄（入丸散）、珍珠（入丸散）。

其他清心肝火又定惊药：天竺黄（入心、肝经，清热化痰，清火定惊）、竹沥（入心、肺、肝经，清热豁痰，定惊利窍）、礞石（入肺、心、肝经，坠痰下气，平肝镇惊。包煎先煎，入丸散）、水牛角、熊胆粉、拳参（清热解毒，息风定惊）、重楼。]

肝藏血指肝有贮藏血液、调节血量、防止出血的功能，其功能活动反应过度主要表现为调血紊乱、血流妄行之各类出血，治当清心肝之火，清热凉血。

清心清肝凉血药物可选生地黄、牡丹皮、紫草、水牛角、青黛、黄连。

[附：**清肝凉血药汇总**

清心肝之火又凉血药：生地黄（入心、肝、肾经）、牡丹皮（入心、肝、肾经）、紫草（入心、肝经）、水牛角（入心、肝经）。

其他清热凉血药：青黛（入肝经，凉血定惊，清热解毒，入丸散）、大青叶（入心、胃经，清热解毒，凉血消斑）、栀子（清热泻火，凉血解毒）、黄连（清热燥湿，泻心火治血热吐衄）。

入心、肝经凉血止血药：小蓟、大蓟（入心、肝经）、羊蹄。]

（4）心调节肾功能活动过度

临床表现：生长发育过度，多毛，体重超重，过度肥胖，心悸不适，舌红苔黄，脉数。

病机：心调节肾功能活动过度，肾主藏精，调节机体生殖及生长发育功能活动反应过度，则发育过快过度、多毛、体重超重、过度肥胖；心火旺则心悸不适；心肾火旺则舌红苔黄、脉数。

与现代医学联系：肾主藏精，调节机体生殖及生长发育过度，可表现在发育过快过度，如巨人症、多毛、各种生长激素分泌过多。

治法用药：多者泻之，主要从泻肾入手，无效或伴心神调节过度者，配合清心治疗。

清心清肾药宜选入心、肾经清热药。

入心肾经清热药：寒水石、生地黄、牡丹皮。

入肾经清热药：知母、黄柏、生地黄、丹皮、玄参、白薇、地骨皮。

脏腑功能活动反应低下，主要责之于脏腑的阳虚、气虚，此外，还与心神调节振奋脏腑功能低下有关，治疗各脏腑功能活动反应低下时除应补相关脏腑之阳气外，还应配合附子、肉桂、干姜温补心阳，振奋各脏腑之气。

温补心阳，振奋心阳首选四逆汤，药选附子、肉桂、干姜、人参。

[附：**温补脏腑药汇总**

入心、肺经（心肺两补）补气药：人参、西洋参、刺五加、红景天、沙棘。

同入心、肺经补阳药：紫石英（入心、肺、肾经）。

入肺经补阳药或平喘补阳药：紫河车（研末服）、补骨脂（入脾、肾经）、蛤蚧（入丸散）、核桃仁、冬虫夏草、紫石英、哈蟆油（炖服，或作丸剂）。

同入心、脾经补气药：人参、西洋参、刺五加、红景天、沙棘。

同入心、脾经温里药：附子、干姜、肉桂。

温补脾气的补阳药：补骨脂、益智仁（温脾止泻）。

同入心、肾经温里药：附子、肉桂、干姜。

同入心、肾经补气药：人参、西洋参、刺五加、沙棘。

同入心、肾经补阳药：紫石英。]

2.心主狭义之神功能基团失调

心主狭义之神是指心具有接受外界客观事物和各种刺激并做出反应，进行意识、思维、情志活动的功能。心血、心阴、心阳与神的关系是心血养神，心阴宁神，心阳振神。

现代医学将神志分为清醒和不清醒两类，意识活动包括觉醒状态和意识内容两方面。觉醒状态改变分为嗜睡、昏睡、昏迷（分浅、中、重度昏迷）。意识内容改变分为意识模糊、谵妄状态、类昏迷状态。出现上述神志异常应从心论治，皆因心主神明。

中医学意识、思维等精神活动分为神、魂、魄、意、志，此五种精神活动分藏于五脏，心藏神、肝藏魂、肺藏魄、脾藏意、肾藏志，《灵枢·邪客》"心者五脏六腑之大主也，精神之所舍也"，说明心是各种精神活动之统领，各种精神活动异常时，除从相关脏腑论治外，还应配合从心论治。

脑为神明之所出，为元神之府，主要生理功能是主宰生命活动、精神活动和主感觉运动。人体生命活动、精神活动主要为脑主宰，但与心密切相关。《素门·五脏生成》"诸髓者，皆属于脑"，《灵枢·经脉》"人始生，先成精，精成而脑髓生"，可见调神志从脑、心治，从脑入手重在从精论治。《医学衷中参西录》："脑中为元神，心中为识神。元神者，藏于脑，无思无虑，自然虚灵也。识神者，发于心，有思有虑，灵而不虚也。"

心主狭义之神失常主要从心血养神、心阴宁神、心阳振神三方面表现。

（1）心血亏虚，心神失养

神失养分心神失养、元神失养。

临床表现：神疲失眠，健忘多梦，面色少华，舌淡，脉细弱。

病机：心血有营养滋润心神的功能，心血亏虚则神疲失眠，健忘多梦；血虚不荣则舌淡，脉细弱，面色少华。

治法用药：脾主运化，是气血化生之源，治心血亏虚应从心脾调治，治当补脾生血，养心安神，代表方为归脾汤。用药宜选入心、脾经补血药及养血安神药。

[附：**入心、脾经补血药，养血安神药汇总**

入心、脾经补血药：当归、龙眼肉（养血又安神）、大枣。

养血安神药：酸枣仁、柏子仁、首乌藤。

入心、脾经补气安神药：刺五加、大枣。

入肾经补血药：熟地黄、阿胶、何首乌（归心、肝、肾经）。]

人体元神所养，一方面依赖于心血；另一方面依赖于脑髓，髓又由精生，故元神失养从肾论治（详见脑功能失调章节）。

（2）心神失宁

心阴有滋养心神、制约心神作用。心神失宁，一方面由于心阴亏虚，阴不制约，则心神失宁；另一方面，心火炽盛灼伤阴液，阴不制约，心神失宁；此外，脑为元神之府，精生脑髓，阴精不足，无以制约，元神失宁。

A.心阴亏虚，心神失宁

临床表现：失眠惊悸，谵语，心悸，可伴潮热盗汗，舌红少苔，脉细数，成人多见。

病机：心阴亏虚，阴不制约，心神失宁，则失眠、惊悸、谵语；心阴亏虚则心悸、舌红少苔、脉细数。

治法用药：治当养阴宁神。宜选养阴清心安神药。

养阴清心安神药：百合、麦冬、龟甲、五味子、莲子、柏子仁、酸枣仁。

B.脑髓亏虚，元神失宁

脑为元神之府，脑髓有阴精、阳精，脑髓阴精有滋养、制约元神功能；脑髓阳精有振奋元神功能。肾藏精，精化髓，治元神失宁、元神失养、元神不振奋当从脑髓肾精入手治疗，原发于神经系统疾病、遗传性疾病所致元神失宁多从脑髓肾精治疗，宜选入肾经宁神药。继发于高热、休克、脓毒血症所致心神失宁多从心论治。

入肾经宁神药：五味子、莲子心、柏子仁、灵芝、首乌藤（归心、肝经，有养肾精之功）、远志、牡蛎。

详见脑功能失调章节。

C.心肝火盛，元神失宁

人体之神依赖于心血、脑髓阴精滋养，依赖于心阴、脑阴制约，依赖于心阳气及脑髓阳精振奋。心火亢盛，上扰心神，肝火亢盛，肝风内动，上扰元神，导致惊悸、谵妄、抽搐、癫狂。

a. 心火炽盛，心神失宁

临床表现：烦躁失眠，口苦口干，口舌灼热，大便干燥，苔黄，脉数。

病机：心藏神，心火炽盛，热扰心神，心神失宁则烦躁失眠；心火上炎则舌干口燥；苔黄，脉数为心火痰热上扰。

治法用药：治当清心化痰宁神。

［附：**清心化痰宁神药汇总**

清心泻火，宁神治狂药物：寒水石、黄连、熊胆粉（入丸散）、水牛角（先煎3小时）。

清热化痰宁神定惊药：竹茹、竹沥（冲服）、天竺黄、礞石（入心、肝、肺经，先煎，入丸散）、白附子、天南星（辛温有毒，治风痰壅盛之惊风）。］

b. 肝火亢亢，元神失宁

临床表现：烦躁失眠，性情急躁，口苦尿赤，舌红苔黄，脉弦数。

病机：肝属木，木生火，肝火亢盛，必累及心，肝火扰神出现烦躁、失眠、性情急躁；心肝火旺则舌红苔黄、脉弦数。

治法用药：治当清肝宁神。另外，肝阳上亢、肝风内动，引起抽搐癫狂，治当平肝息风止痉。

［附：**清肝宁神、息风止痉药汇总**

清肝宁神，治高热惊风药：龙胆（3～6克）、青黛（1～3克，入丸散）、重楼、拳参、熊胆粉、水牛角。

平肝潜阳药：石决明、珍珠母、牡蛎、紫贝齿、代赭石、罗布麻叶、龟甲。

息风止痉药：羚羊角（1～3克另煎2小时，研粉0.3～0.6克）、牛黄、珍珠、钩藤、天麻、地龙、全蝎（3～6克）、蜈蚣（3～5克）、僵蚕。］

神失宁首辨病位，脑、心、肝、心脑同病。儿童神失宁多从脑诊治，中年多从心、肝诊治，老年心脑同病多见。其次分清病因病机，治本。此外，分析神失宁表现形式及失宁程度，失眠→烦躁→狂躁→抽搐，采取安神定惊→镇狂→止痉相应的宁神方法，此为治标。

（3）振神失常

整个人体生命活动的主宰和总体现为广义之神，人体的意识、思维、情志为狭义之神。神失常有心神失常（心神失养、失宁、失振）、元神失常之分，情志失常除与心脑有关联外，还与肝有密切联系。狭义之神异常要细分为意识障碍、思维障碍、情志障碍，然后进行辨证诊治。

神失常病态表现为兴奋和低下两方面。振神失常表现为兴奋性降低。神失宁表现为兴奋性增高，为阴不制阳，心肝火旺振神过度或元神亢盛等。神失养有心神失养、元神失养，临床表现有兴奋性增高，或兴奋性低下。

振神失常表现一为振神无力；二为振神过度。

1）振神无力

A.心阳心气亏虚，心振神无力

临床表现：心神不振，昏昏欲睡，精神不振，舌淡苔白，脉细弱，成年人多见。

病机：心阳、心气亏虚，心神不振，则昏昏欲睡，精神不振；舌淡苔白，脉细弱为心气亏虚之象；非先天之精亏虚为病，故成年人多见。

治法用药：治当温补心阳，提神振神。宜选入心经温里药及入心经补气药。

入心经温里药：附子、干姜、肉桂。

入心经补气药：人参、西洋参、大枣、刺五加、红景天、沙棘。

代表方：四逆汤、参附汤，主治脱证神昏。

B.痰火、痰湿蒙闭心窍

临床表现：不省人事，神志昏迷，甚者伴喉中痰鸣，舌苔黄厚或白厚腻，脉滑。

病机：在正常生理状态下，心窍开通，神明有主，神志清晰，思维敏捷。如痰浊内盛，蒙闭心窍，神明内闭，则不省人事、神志昏迷；有痰湿、痰火蒙神，则舌苔黄厚或白厚腻、脉滑。

治法用药：治当豁痰开窍醒神。宜选化浊豁痰、开窍药。

［附：**开窍药汇总**

麝香：辛温，归心、脾经。有极强的开窍通闭之功，用于各种原因之闭证神昏，寒闭、热闭皆可用，尤以寒闭神昏为最宜。治热闭者常配伍牛黄、冰片、朱砂等，为凉开剂；治寒闭神昏，多配苏合香、檀香、安息香等。此外，麝香还有活血通经、消肿止痛之功。0.03～0.1克入丸散，孕妇禁用。

冰片：辛苦微寒，归心、脾、肺经，开窍醒神，清热止痛，为凉开之品，最宜治热病神昏，常与牛黄、麝香、黄连配伍。如治寒闭神昏，配伍苏合香、安息香、丁香（0.15～0.3克）等药，入丸散。孕妇慎用。

苏合香：辛温，归心、脾经，开窍醒神，辟秽，止痛。治寒闭神昏要药，0.3～1克，入丸散。

石菖蒲：辛苦温，归心胃经。开窍豁痰，醒神益智，化湿和胃，最适于痰湿秽浊蒙闭清窍。治风痰迷心窍配伍半夏、南天星、陈皮；痰热蒙闭心窍配竹茹、黄连、竹沥。

其他：皂荚，祛痰开窍1～1.5克，入丸散。]

C.肾精髓亏虚，元神不振

临床表现：神志淡漠，畏寒肢冷，腰膝酸软，舌淡，脉沉弱，儿童和老年多见。

病机：脑为髓之海，肾生髓，脑为元神之府，肾精亏虚，元神不振，则神志淡漠；肾精亏虚，则畏寒肢冷、腰膝酸软；先天之精为病，则儿童和老年多见。舌淡、脉沉弱，为肾精亏虚之象。

治法用药：治当补益精髓，提神振志。治以入肾经的补虚药。

入肾经补气药：人参、西洋参、山药、刺五加。

入肾经温里振神药：附子、干姜、肉桂。

补肾壮阳，益精血药：鹿茸（1～2克，研末，水冲服）、紫河车（2～3克，研末吞服）、肉苁蓉、锁阳、海狗肾（1～3克，研末服）、哈蟆油。

补肾阴药：熟地黄、黄精、枸杞、墨旱莲、女贞子、桑椹、黑芝麻。

D.心血失养，振神乏力

临床表现：神志淡漠，疲惫少动，面色少华，唇舌淡，脉细弱。

病机：心血养心神，脑髓养元神。心血亏虚，心神失养，则神志淡漠、疲惫少动；心血虚则面色少华、唇舌淡、脉细弱。心血亏虚，心神失养，既可表现为失眠多梦、面色少华的临床症状，也可表现为兴奋性低即神志淡漠，疲惫少动，面色少华，唇舌淡，脉细弱。与心阳、心气亏虚所致振神乏力鉴别点主要为：心阳亏虚，心神失振症状更甚，神志淡漠、精神萎靡不振，还有畏寒怕冷、脉沉等阳气亏虚表现。

治法用药：心血失养，心神不振，治当养血振神，以养心血药物配合醒神振神药物标本同治。

养心血药：当归、何首乌、龙眼肉为首选，此外还有熟地黄、阿胶、桑椹。

醒神药：鹿茸、苏合香、石菖蒲。

振神乏力首辨心神不振或是元神不振，其次辨虚实。此外，辨病情症状轻重，轻者神淡、精神不振，重者神昏不醒，神昏者应分脱证、闭证。

2）振神过度

心肝火盛，心神元神失宁；心火炽盛上扰心神，肝火阳亢元神失宁。

用药治法见前。

二、肺功能基团失调辨证论治

（一）肺主呼吸功能基团失调辨证论治

肺主呼吸系统由宣发浊气子系统和肃降清气子系统构成。功能基团失调表现为肺宣通功能基团失调、肺肃降清气功能基团失调。

1. 肺宣通功能基团失调

保障宣通气道正常运行条件：宣通保畅之力能清除外邪异物、痰液等一切阻塞气道之邪，维持气道舒缩之力正常。病理状况则为邪阻气道、肺虚宣发无力、气道舒缩异常。

（1）邪阻气道

A. 外邪阻塞

临床表现：鼻塞流涕，咳嗽喷嚏，恶寒身痛，风寒舌苔薄白、风热舌苔薄黄，脉浮。

病机：外邪阻塞，鼻窍不通，则鼻塞流涕；外邪阻塞气道，肺宣通不畅，肺失宣发，则咳嗽。表邪外犯则恶寒身痛、脉浮。

治法用药：解表祛邪，宣通肺气，风寒用麻黄、苏叶等，风热用桑叶、杏仁等。

治疗外邪阻塞气道，重在解表祛邪。风寒表实以麻黄，表虚以桂枝，轻症以荆芥、防风。分鼻窍、气道、皮毛肌肤部位用药，辨风寒、风热。

风寒表邪阻塞鼻窍选辛夷、苍耳子、鹅不食草、白芷、细辛，也可配合麻黄、荆芥、防风，使邪从肌解。

外邪阻塞气道，宣发功能失常，宜选既宣肺又止咳药，忌用降气恋邪之药。

既宣肺又止咳药，如前胡、桔梗、麻黄、苏叶、生姜、牛蒡子、杏仁。

B. 痰阻气道

临床表现：胸闷痰黏、咳嗽、气喘、苔腻、脉滑或弦。

病机：痰阻气道，气机不畅，则胸闷；痰阻气道，肺失宣通，则咳嗽、气喘；痰浊内阻则苔腻脉滑。

治法用药：化痰畅肺，应分寒痰、热痰、顽痰阻肺用药。

温化寒痰药选半夏、天南星、白附子、白芥子、皂荚。

清化热痰药选浙贝、瓜蒌、竹茹、竹沥、天竺黄、海蛤壳、海浮石、瓦楞子、胆南星。

祛顽痰药选天南星（辛温）、皂荚（辛温）、天竺黄（甘寒）、礞石（重坠下气）。

其他邪阻：有气郁、瘀血、异物等。此外，还应注意复合邪阻，如痰瘀阻塞气道、气郁痰阻等。

注意：宣发功能基团气机运动方向：向上、向外，治疗用药宜宣散。

气道舒缩异常出现喘息、喉中哮鸣、胸闷气急，宜宣肺平喘，配以麻黄、射干。

（2）肺气虚宣发无力

临床表现：体弱声低，咳嗽无力，舌淡、脉弱。

病机：肺气亏虚，宣发无力，则咳嗽无力；体弱声低、舌淡、脉弱为肺气虚之象。

治法用药：治当补益肺气，选黄芪、党参等。

（3）气道舒缩异常

临床表现：咳嗽无力，口干形瘦，潮热盗汗，舌红少苔，脉细。

病机：肺阴亏虚，不能滋养肺宣发通道结构，宣发结构异常，则咳嗽无力；肺阴亏虚，则口干形瘦、潮热盗汗、舌红少苔、脉细。

治法用药：治当养阴润肺，宣肺止咳，选南沙参、百合等。

应注意多因素所致宣发功能失常，如气虚痰阻、气虚痰瘀交阻等，临床应辨证用药。

2. 肺肃降清气功能基团失调

肺肃降清气功能正常的保障条件：肃降气道通畅、肃降的肺气强劲、肾摄纳正常。肃降系统涉及肺、肾两脏。

（1）气道阻塞，肺气不降

临床表现：气喘胸闷，或外邪阻塞伴恶寒身痛或伴痰黏难咳，舌苔薄白或苔白腻，脉浮或滑。

病机：邪阻气道，肺气不降，则气喘胸闷；因于外邪阻塞则伴恶寒身痛、苔薄白、脉浮；因于痰阻塞气道则伴痰黏难咳、苔白腻、脉滑。

治法用药：治宜祛邪化痰，降气平喘。降肺气宜选紫菀、款冬花、百部、枇杷叶、矮地茶等。

（2）肺气亏虚，肃降乏力

肺虚气不下降者，出现气喘吁吁，气怯声低，舌淡脉弱，有阴虚、气虚之分，应补肺降气。

（3）肺阴亏虚，结构异常

临床表现：气喘，口干，潮热盗汗，舌红少苔，脉细。

病机：肺阴亏虚，不能滋养肺肃降通道结构，肺失肃降，则气喘；肺阴亏虚，则口干、潮热盗汗、舌红少苔、脉细。

治法用药：治当养肺阴，降气平喘。选南沙参、百合、乌梅、煨诃子等。

肾失摄纳者，出现呼多吸少、气喘乏力、脉弱脉沉，有阴虚、阳虚之分，多有肺虚在先，应补益肺肾，纳气平喘。详见肾功能失调章节。

注意：肃降功能基团气机方向为下，治疗用药宜降。

[附：**止咳平喘用药体会**

止咳平喘有宣肺、降肺、泻肺、润肺、敛肺及化痰之分。

宣肺主要适于外邪壅塞所致咳喘。外邪壅塞有邪阻鼻窍气道不通，或邪阻肌表，肺外合不畅，肺气壅塞不通，或两者兼有。宣通鼻窍药：辛夷、苍耳子、鹅不食草、紫苏叶、白芷、细辛、葱白等。此类药辛温，通鼻窍，止咳平喘，解表之力稍显不足，治外邪阻塞鼻窍之咳嗽尚须配合降肺止咳平喘药，加强止咳之力。此外，对于邪阻鼻窍同时有邪阻肌表者，要配合解表剂，加强解表祛邪之力。

解肌表又兼止咳平喘药：麻黄、生姜（风寒犯表者）、牛蒡子（风热）、前胡（风热）、桔梗（后二者为清化热痰之品）。此类药中或散寒或疏风热或化痰，但止咳力稍差，须配降肺止咳药加强止咳之力。

外邪阻塞鼻窍，肺气不宣之咳，临床表现为初起鼻塞流涕，继之咳嗽不已，无肌酸不适，治以宣通鼻窍，止咳平喘，常以宣鼻窍配以宣肺止咳药。

邪阻肌表，肺气不宣之咳，多表现为四肢或项背肌肉酸胀不适，继之咳嗽咳痰，治当解肌宣肺止咳。当辨风寒、风热，以辛温解表药配以宣肺止咳药，或辛凉解表药配以宣肺止咳药。邪既阻鼻窍，又阻肌表所致肺气不宣之咳，宜通鼻窍药配合祛邪解肌药及宣肺止咳药。]

（二）肺通调水道功能基团失调辨证论治

1. 肺宣发输布水液功能基团失调

维持此系统正常运行条件：水道通畅、肺宣发输布有力、肺津充沛。

（1）津道不畅，肌肤失养

临床表现：皮肤干燥，胸闷咳痰，舌红苔腻中有裂纹，脉滑。

病机：肺宣发津道不畅，津液不能宣发到皮肤，肌肤失养，则皮肤干燥。津液不能外宣，内聚于胸，则胸闷咳痰；外有津亏内有痰阻，则舌红苔腻中有裂纹、脉滑。

治法用药：治当行气畅津。行气选性平和之陈皮、佛手、梅花等。此时肌肤失润，应配以麦冬、葛根、玄参、芦根养阴生津润肤。

（2）肺宣发水津无力

临床表现：肌肤干燥，唇舌燥裂，气短乏力，也可伴咳痰，舌淡苔干，脉弱无力。

病机：肺气虚弱，肺宣发输布水津无力，肌肤失润，则肌肤干燥；水津不上承，唇舌失润，则唇舌燥裂；气虚不布津，水津内聚于肺，则伴咳痰；气虚不布津则舌淡苔干、脉弱无力。

治法用药：治当补气行津。补气选黄芪、党参等。应配以麦冬、葛根、玄参、芦根养阴生津润燥。

（3）肺津亏虚，津道失充

多因宣发输布水液系统结构异常所致。

临床表现：肌肤干燥，唇舌燥裂，舌红少苔或无苔，脉细。

病机：肺阴津亏虚，津道少液，无以滋润肌肤、唇舌，则肌肤干燥、唇舌燥裂；阴津亏虚则舌红少苔或无苔、脉细。

治法用药：治当养阴生津，选沙参、麦冬、玄参、百合、玉竹等。

2. 肃降水液功能基团失调

保证此系统正常运行的条件：水道通畅，肺肃降有力，肃降水液结构正常，膀胱摄纳正常。

（1）上焦水道不畅

临床表现：咳痰，甚者胸胁积水，头面、上肢水肿，舌苔滑腻，脉滑或弦。

病机：上焦水道不畅，水液不能肃降膀胱，水液内聚于上焦，轻者液聚为痰，重者饮停胸胁或头面、上肢，则咳痰，甚者胸胁积水、头面上肢水肿；水道不畅，水饮内停，则舌苔滑腻，脉滑。

治法用药：治当行气利水。水聚为痰者选陈皮、佛手、梅花、桑白皮、冬瓜子。饮停胸胁者选葶苈子、桑白皮、葫芦、泽泻等。

肃降水液通道因痰浊、气滞、瘀血、外邪阻塞者，应配合逐痰利水、行气利水、化瘀利水、祛邪利水药治疗。

（2）肺气虚肃降水液无力

临床表现：咳痰，甚者胸腔积水，头面肢肿，气短乏力，舌淡苔白腻，脉弱。

病机：肺气亏虚，肃降水液无力，水液不能肃降膀胱，水液内聚于上焦，轻者液聚为痰，重者饮停胸胁或头面、上肢，则咳痰，甚者胸胁积水、头面上肢水肿；气虚不布水则气短乏力、舌淡苔白腻、脉弱。

治法用药：治当补气行水，补气选黄芪、太子参、茯苓，行水选葶苈子、车前草。

（3）肺肃降水液结构异常

临床表现：咳痰，甚者胸腔积水，头面肢肿，口干、潮热盗汗，舌红少苔，脉细。

病机：肺肃降水液结构为有形之体，有形属阴，结构赖于肺阴滋润。肺阴亏虚，不能滋养肃降水液结构，肺肃降水液功能障碍，肃降水液无力，水液不能肃降膀胱，水液内聚于上焦，轻者液聚为痰，重者饮停胸胁或头面、上肢，则咳痰，甚者胸胁积水、头面上肢水肿；肺阴亏虚，则口干、潮热盗汗、舌红少苔、脉细。

治法用药：治当养阴利水。养肺阴选沙参、麦冬、百合、玉竹等。

（4）膀胱气化不利

临床表现：咳痰气喘，头面肢肿，少尿，全身水肿，舌苔滑腻，脉沉细滑。治以温阳化气利水，宜选肉桂、泽泻、桂枝、附片等。详见肾、膀胱功能失调章节。

（三）肺朝百脉功能基团失调辨证论治

肺朝百脉指全身血液通过经脉会聚于肺，经肺呼吸进行气体交换，即气血交融，而后输布于全身，肺气助心行血。

肺气助心行血，是通过参与宗气的生成，而宗气贯心脉以行心血。宗气是肺吸入清气与脾胃运化生成的水谷精气在胸中结合生成。可见肺朝百脉包含气血交融、助心血功能基团。气能行血，血能载气，肺吸入清气经气血交融后，赖于血行输布全身，此为气血交融生理状态。肺朝百脉生理功能有赖于肺吸清系统、心血生成运行系统正常，涉及多个脏腑的多个功能基团，临床表现复杂。

气血交融失常

临床表现：呼吸气短无力，面白唇淡，乏力，唇甲瘀紫，舌淡暗，脉沉涩。

病机：气血交融赖于心血、肺气的相互协同，当肺吸入清气功能障碍，血行不畅，血虚载气无能，均可影响气血交融。气血交融失常则出现呼吸气短无力；血行不畅则唇甲瘀紫，舌暗、脉涩；血虚载气无力则面白唇淡、舌淡乏力、脉弱。

与现代医学联系：血中清气浓度下降，表现为 PaO_2 下降；肺宣发浊气功能障碍所致气血交融失常者，血中浊气增加，当有 PaO_2 下降。

气血交融失常的治疗当分清肺吸清功能障碍，或（肺）血行不畅或血虚载气无力，进行针对性治疗。肺吸清障碍又要细分宣发、肃降失常进行治疗用药，（肺）血不畅者宜活血行气，尽量选择入肺经的活血化瘀药，活血入肺经药有郁金、桃仁、儿茶、地龙。

血虚载气无力者当补血载气，宜选入肺经补血药如阿胶。结构异常所致的气血交融失常应兼补肺阴，宜选入肺经补阴药如沙参、麦冬、天冬、百合、玉竹、黄精等。

气血交融失常多为久病重病，病久则虚损易发，病久易入络，肺血不畅者多有气虚不行血，治疗血行不畅之气血交融失常者宜补气活血，补肺气药可选人参、西洋参、党参、太子参、黄芪、山药、刺五加、绞股蓝、红景天（益气活血，通脉平喘，治气血交融失常之要药）、沙棘（补气又活血）。

治气血交融失常，补气平喘首选炙黄芪、红景天、桃仁、地龙。

［**附：入肺经活血化瘀药汇总**

入肺经活血化瘀药：郁金、桃仁、儿茶、地龙。

入肺经化痰活血药：瓦楞子（先煎）。

入肺经止咳平喘活血药：矮地茶。］

三、脾功能基团失调辨证论治

脾的功能是主运化、主统血。

（一）脾运化功能基团失调辨证论治

脾运化分为运化水谷精微和运化水液。

1. 脾运化水谷精微功能基团失调

脾将胃腐熟消化的食糜及小肠分清泌浊后的食糜化生为具有营养的精微物质，即为"化"，脾气运行输布精微物质为"运"。运化水谷精微功能基团失调表现为脾虚不化精微和脾虚不运精微两方面。

（1）脾虚不化精微

临床表现：脘腹胀满，疲乏无力，形体消瘦，舌淡，脉细弱。

病机：将胃、小肠中的食糜化为精微，需要脾的气化，将有形化生为无形（微形）需要气化之力。脾化生精微障碍，则食糜不能及时转化，壅滞于胃、小肠，则脘腹胀满；精微不足，机体失于濡养，则疲乏无力、形体消瘦；脾气虚弱则舌淡、脉细弱。

治法用药：治当补脾强气化。宜选性温的补脾药（温则蒸腾气化）。

因于脾化精微基团结构异常所致的脾虚不化精微，应兼补脾阴。

脾虚不能将胃中食糜化生为精微，一方面为食糜壅于胃肠；另一方面为水谷精微化生不足，五脏六腑、四肢百骸缺乏物质营养。临床诊断要点：脘腹胀满不食，形瘦乏力，舌淡脉弱，如疾病进一步发展，累及到相应脏腑，可伴相应脏腑虚损表现。治疗重在补脾强气化，以健脾温化之温性补脾药为主，如附子理中汤等温化健脾。

（2）脾虚不运精微

脾输布精微物质，上输于肺、心或散布于肌肤及他脏，作为营养物质基础参与生成气、血、津、精，营养五脏六腑、四肢百骸。精微物质运行输布需要脾气的推动之力，此为"运"。

临床表现：形瘦乏力，少有腹胀纳差，舌淡，脉弱。根据脾虚程度不同，累及脏腑不同，临床上有各脏腑受损的相应症状。

病机：脾虚不运精微，指脾化生精微功能基团（子系统）无障碍，但输布精微营养物质存在障碍，精微物质的输布赖于脾气推动，脾虚不运精微，五脏失养，累及相应脏腑时有脏腑虚损表现；脾虚输布精微功能障碍，五脏六腑、四肢百骸失养，则形瘦乏力；脾化精微功能未受影响，则少有腹胀纳差；脾气虚弱则舌淡、脉弱。

治法用药：治当补脾强运。输布精微宜散宜升，输布之力宜动，宜以性辛补脾药为主，此外，根据受损脏腑不同，配合相关虚损脏腑之补气药、补血药。

因于脾运精微基团结构异常所致的脾虚不运精微，应兼补脾阴。

补气药中无性辛者，多为甘平、甘温。治脾虚不运精微者应用补气药加辛温干姜，行气的陈皮、木香类，既补脾气又行气输布精微。脾虚不运精微，各脏腑均有缺乏精微营养而虚损的症状，故治各脏腑的虚损应重视调脾。此时应补脾药＋归相应脏腑之经理气药＋相应脏腑补气药、补血药、补阴药。

[附：补脾药、理气药汇总

脾主运化，"化"需要气化，"运"需要气推运之力。

归脾经性温补气药，善治脾虚气化化生精微失常者，药有人参（微温）、黄芪（微温）、白术、白扁豆（微温）、大枣、刺五加、沙棘、饴糖、党参、太子参、山药。

归脾经温阳药：仙茅（辛热，有毒）、益智仁、菟丝子。

归脾经温里药：干姜、肉桂（二药辛热），吴茱萸（辛热，有小毒），小茴香、丁香（二药辛温），高良姜（辛热），花椒（辛温），荜澄茄（辛温）。

归脾经健脾理气药：陈皮（辛温）、木香。

归脾经理气药：陈皮、枳实、枳壳、木香、沉香（后下）、檀香（后下）、乌药、香附、佛手、香橼、玫瑰花、大腹皮、甘松、九香虫。

归肝经理气药：九香虫、娑罗子、梅花、玫瑰花、香橼、佛手、香附、荔枝核、川楝子（苦寒有小毒）。

归肾经理气药：沉香、乌药、荔枝核、九香虫、刀豆。]

2. 脾运化水液功能基团失调

脾运化水液，一方面将小肠中的水谷化生为水液（小肠分清泌浊）；另一方面将化生的水液上输于肺，滋灌脏腑肌肤。所以脾运化水液（饮）一为化生；二为输布。

（1）脾化生水饮功能基团失调（脾虚不化水液）

临床表现：咽干，鼻燥，皮肤干燥，目干目涩，舌干舌燥，纳食减少，小便短少，舌淡少苔或无苔，脉细弱。

诊断要点：脾化生水饮不足，累及相应脏腑时，有相关脏腑燥证表现。肺燥：咽干、鼻燥、皮肤干燥。肾燥：小便短少，须发色黄。肝燥：目干、目涩。心燥：舌干、舌燥。

病机：脾虚化生水液障碍，一方面水液化生障碍，机体水液不足，水有贯灌滋润作用，水不足则燥（燥有内、外之分），水不滋润，五脏则燥，肌肤皮毛则燥，肝燥则目干，肺燥则咽鼻干，肾燥则少尿，心燥则舌干；另一方面脾虚不化生水津，则舌淡少苔或无苔、脉细弱。

治法用药：治当补脾生津。治疗宜选甘平的补脾药，慎用甘温补脾药。

甘平补脾药：党参、太子参、山药。补气生津药：西洋参、人参、党参、太子参。

（2）脾输布水饮功能基团失调（脾虚不运水液）

临床表现：四肢水肿，少食，大便频泻，肠鸣辘辘，可伴咽干，少尿，舌淡苔白腻，关脉弱或细滑。

病机：脾输布水饮功能基团失调，指脾虽能将小肠中的谷物化生为水饮，但脾虚不散津，不能上输于肺。脾输布水饮功能障碍，脾虚不散津，不能上输于肺，布散于肌肤，水留肌肤则肢肿；肺无饮上输，肺津道少液，则咽干鼻干；肺津道少液，无液下输膀胱则少尿；脾虚不散津，水不上输于肺，水饮滞留肠中，下走大肠发生泄泻；脾虚不运水液，则舌淡苔白腻、关脉弱或细滑。

治法用药：治当补脾运水，宜选健脾利水药，如白术、扁豆（健脾化湿）。

水液代谢失常涉及脾、肺、肾、津道不利，治当细分。

脾化生输布水液失常见两方面临床表现：一方面，脾虚不运水液，水液内停于肠或肌肤，见肠鸣泄泻、四肢肌肤水肿；另一方面，脾虚不化生水液，液少失润，见咽干、少尿、脏燥表现，舌淡、脉弱，治当补脾健脾，运化水饮。党参、太子参、山药、白术、茯苓、薏苡仁（前三味补脾强，后三味补脾利水）。

临床有脾不化水肝燥证、脾不运水肝燥证，脾不化水肺燥证、脾不运水肺燥证、脾不化水肾燥证、脾不运水肾燥证，脾不化水心燥证、脾不运水心燥证，或多脏燥证，临床应细分，少苔、无苔为不化，苔腻为不运。

此外，脾输布水液功能失调还表现在以下几方面。

① 脾不输布四肢肌肤水液：由于脾调控输布四肢水液子系统功能失调，水液聚于肌肤，则引起肢体水肿。治当健脾利水消肿。

② 脾不能将水液输送到肌肤四肢：由于脾输送水液润养肌肤子系统功能失调，水液不濡润肌肤，则四肢皮肤干燥，严重者脾虚精华不养肌肤，则肌萎乏力。脾不运送水液达四肢肌肤，饮停腹中，出现腹中积水、四肢缺水表现，治当健脾生津，润养肌肤，宜选用健脾益气生津之药，如太子参、党参、西洋

参、山药。

③ 脾不将水液上输于肺：由于脾上输肺水液子系统功能失调，津液不能上输于肺，口、眼、鼻、舌及上身失于津液濡润，则有上身缺津的表现，如口干舌燥、鼻干目干、舌少津；水液不上输于肺则聚于腹，腹胀水满，表现为腹积水、上身缺水之象，治当健脾补肺生津，宜选补肺脾之气又生津之药，如西洋参、太子参、党参、山药；如上身津亏严重，为加强养阴作用，在前面补气生津药基础上加用麦冬、天花粉等养阴生津药。

入脾、肺经补气生津药：人参、党参、山药、黄精。

（二）脾统血功能基团失调辨证论治

脾统血指统摄血液在脉管中运行，束血于脉管中，血不外溢。血液能在脉管中正常运行有赖于：①推动运行动力即心血推动，气机调顺（肝）、肺气助心行血也有一定作用；②脾气旺盛，统摄血液，不溢脉外；③脉管完整性正常，脉管有护血于脉内之功，无形为阳，统摄之气为脾气，有形为阴，护脉之液为脾阴；④脾统摄血液气机方向正常，将下部血液向上升托，亦能将血液内聚，气机运行方向指向脉内，即凝聚血液于脉内之力；⑤脉道通畅，无邪扰血。

1.脾气亏虚，统摄无力

临床表现：下部出血多见，便血、尿血、肌衄，发病日久，血淡质稀，可伴少食乏力，舌淡，脉弱。

病机：脾气亏虚，统血无力，则便血、尿血、肌衄；脾气亏虚，运化失常，则少食乏力、舌淡、脉弱。

治法用药：治当补脾摄血，宜选既入脾又入心补气药，同时配以入脾经止血药。

同入心、脾经补气药：人参、大枣、刺五加、红景天（有活血作用）、沙棘（有活血作用）。

入脾经止血药：侧柏叶（凉血止血）。

[附：**止血药应用汇总**

心主血，肝藏血，脾统血，治出血之病，当从心、肝、脾入手。止血药多入心、肝经，部分入脾经，性有寒、温、散、敛之不同，有凉血止血、温经止血、化瘀止血、收敛止血之分，临床应根据病因不同施以各类止血药治出血之病。此外，前贤有"下血必升举，吐衄必降气"，对于便血、崩漏之下部出血适当配以升举之品（不同脏腑部位有不同升举药，不止柴胡、升麻），对于吐血、鼻衄之上部出血应配降气之药。"止血不留瘀"，此学说对于出血伴瘀血者不能单用凉血、敛血、止血之品。凉血止血、收敛止血有凉遏恋邪、止血留瘀之弊，临床应用此二类止血药应注意。

治血分之热引起咯血、鼻衄宜选入心经、肺经的凉血止血药：小蓟、大蓟、侧柏叶（凉血止血，清肺止咳）、白茅根（凉血止血，清肺胃热）、苎麻根、羊蹄、土大黄、紫珠叶（收敛止血）。

入大肠经凉血止血药：地榆、槐花，此二味药性下行，善治下部出血（血热之出血），地榆味涩兼有收涩之性（大面积烧伤者不宜使用地榆制剂外涂，以免鞣质大量吸收致中毒性肝炎）。

入膀胱经凉血止血药：白茅根。

化瘀止血药有止血不留瘀之特点，主治瘀血内阻、血不循经之出血，随证配伍也可治其他各种出血。部分消肿止痛可用于外伤、心腹瘀阻、经闭之证。其性行散，出血无瘀者、孕妇慎用。

三七、茜草（妇科调经要药）、蒲黄、花蕊石（研末吞服）、血余炭（收敛止血）、藕节（收敛之功）。

收敛止血药多味涩，炭类或质黏，多用于出血无瘀滞者。其性收涩有留瘀恋邪之弊，临床应用多与化瘀止血药或活血化瘀药同用，对于出血初期邪实者或出血有瘀者慎用，药物有白及、仙鹤草、紫珠叶、棕榈炭、血余炭、藕节。

温经止血药性温热，温里散寒，能温脾阳，固冲脉而统摄血液，适于脾不统血、冲脉失固之虚寒出血证。脾虚不统血配健脾药，肾虚冲脉不固配温肾暖宫之品。血热妄行者不宜使用温经止血药。温经止血药：艾叶、炮姜、灶心土（善治吐血便血，布包、先煎）。

脾气亏虚，统摄无力之崩漏首选艾叶、炮姜，并配以补心、脾气药，如人参、大枣、白术、山药、党参、太子参、黄芪等。阿胶补血，还兼有收敛止血之功，对于血虚、阴虚之出血为首选。

脾气亏虚，统摄无力之吐血、便血，首选灶心土，并配补脾气之品。此外，配以入胃经收敛止血药，如白及、棕榈炭（入大肠经不入胃）、血余炭、藕节等。]

2. 脾液不足脉管失润

血循脉内，一方面在心行血以流动灌注全身，肝藏血以调节血量、贮藏血液、防止出血；另一方面脾统血，统摄血液于脉中，不溢脉外，从而保证了血液在脉管内的正常运行。脾统血一为脾气统摄血液不溢脉外，统摄气机运行方向向脉内；二为脾运化水谷，滋养脉管，保证脉管正常结构。脾液为脾运化水谷，化生的有滋生营养之精微的精华成分，脾液有营养、濡养脉管的功能。

临床表现：咯血、吐血等各部位出血，出血色淡质稀，少食，疲乏无力，口干，舌淡少苔，脉弱。

病机：脾虚则脾液生成不足，脉管失养，管壁结构不完整，血溢脉外，临床见各部位出血；脾虚运化失常则疲乏无力、少食；舌淡、脉弱为脾虚之象；脾液不足则少苔、口干。

治法用药：治当补脾液护脉管。脾液生成赖于脾气运化，宜选入心、脾经补气药配伍入心、脾经补血药及补阴药。

入心、脾经补气药可选人参、大枣、五味子，还可选白术、山药、太子参、党参强运化。

入心、脾经补血药：当归（应注意有活血作用）、龙眼肉。

入脾经补血药：当归、白芍、龙眼肉。

入脾经补阴药：黄精。

此与阴虚火旺、迫血妄行不同，阴虚火旺见舌红少苔，潮热不适；脾液不足脉管失润，则出血色淡质稀，少食，舌淡少苔。治疗当补脾液护脉管。脾气亏虚，统摄无力，血液外溢，不敛血于脉内之出血证，则以补气配收敛止血药为佳。

3. 脾统摄气机逆乱

临床表现：便血，崩漏，尿血，纳食减少，疲乏无力，舌淡，脉弦细。

病机：脾统摄气机运动是向脉内凝聚血液，或使下部血液向上升举。脾统摄气机逆乱，血不内敛聚于脉中，血溢脉外则出血。脾失统摄上举，则便血、崩漏、尿血；气机逆乱则脉弦；脾虚失运，则纳食减少、疲乏无力。

治法用药：治当敛气止血。理气药多为辛散走窜，虽为气机逆乱之出血，此时慎用理气药，以敛气为宜，收敛药＋补气药＋收敛止血药。

既止血又收涩的药：石榴皮、五倍子、赤石脂（先煎，不与肉桂同用，孕妇慎用）、禹余粮（先煎，孕妇慎用）。

海螵蛸、刺猬皮、椿皮、鸡冠花固精止带又止血，治气虚不敛之便血崩漏。

四、肝功能基团失调辨证论治

（一）肝主疏泄功能基团失调辨证论治

肝主疏泄指调畅情志、调畅气机、疏通调节水道（包括胆汁、津液、排精行经）之功能。

1.调畅情志功能基团失调

肝主疏泄，调畅气机，对人体的情志调节起着重要作用。肝调节情志功能基团由调节的动力能量系统、基本结构、调节通道组成。调节情志表现在抑制和兴奋两方面。只有抑制和兴奋达到平衡，情志才平和调畅，心境平和，情志调畅适度。调节表现为不足或太过。

（1）肝抑制情志过度

临床表现：情志抑郁，闷闷不乐，意志消沉，脉弦。

病机：肝气郁结，不能调畅情志，则情志抑郁、闷闷不乐；脉弦为肝郁之象。

治法用药：治当疏肝解郁，调畅情志，治疗用药宜选开郁之品。

疏肝解郁药可选柴胡、佛手、香橼、玫瑰花、梅花、郁金、白芍、合欢皮、刺蒺藜（有平肝作用）、香附。

（2）肝疏泄情志过度

临床表现：性情急躁，亢奋易怒，舌红，脉弦大。

病机：疏泄情志太过，则性情急躁、亢奋易怒；舌红、脉弦大为肝疏泄太过之象。

治法用药：治当平肝抑志，调和情志。此时处于兴奋状态慎用开郁之药，宜选抑肝平肝之品。

［附：抑肝、平肝、清肝药汇总

抑肝平肝药：桑叶、菊花、刺蒺藜（有平肝作用）。

平肝潜阳药：磁石、龙骨、牡蛎、石决明、珍珠母、紫贝齿、代赭石、钩藤、天麻。

清肝火药：栀子、夏枯草、龙胆、青黛、野菊花、重楼。］

肝主疏泄，调节情志，心藏神，调神志。情志异常从肝论治，神志异常从心、脑论治，但肝疏畅气机，可协调心主神志功能，神志异常以心、脑论治为主，兼顾于肝。神志调节异常表现为神志抑制或兴奋过度。

（3）调节情志通路异常

调节情志的通路以通为利，当气、痰、瘀阻塞通路时，可致调节情志通路阻塞。

A. 气滞郁结

临床表现：精神抑制，情绪不宁，胁肋胀痛，脉弦。

病机：肝气郁结，则精神抑制，情绪不宁；气机不畅，则胁肋胀痛、脉弦。

治法用药：行气解郁，理气畅中，以柴胡疏肝散加减。

B. 血行瘀滞

临床表现：精神抑制，胁肋刺痛，舌紫暗，脉弦或涩。

病机：肝气郁结，则精神抑制；气滞血瘀则胁肋刺痛、舌紫暗、脉弦或涩。

治法用药：治当活血解郁，疏利通道，宜用血府逐瘀汤加郁金、梅花、玫瑰花等疏肝解郁药。

C. 痰气郁结

临床表现：精神抑制，咽中如物梗塞，苔白腻，脉弦滑。

病机：肝气郁结，则精神抑制；气郁痰阻咽中如物梗塞，苔白腻、脉弦滑。

治法用药：治当化痰散结，疏利通道，宜用半夏厚朴汤加郁金、佛手、香橼等疏肝解郁药。

（4）肝调节情志物质结构异常

临床表现：情志抑郁，口干咽干，舌红少苔，脉弦细。

病机：肝调节情志物质结构异常，肝失疏泄，则情志抑郁；有形属阴，结构异常多为阴亏，故见口干咽干、舌红少苔、脉弦细。

治法用药：治当滋阴养血，开郁，以天王补心丹加减，去安神之品，加开郁疏肝之药。此时阴亏，选开郁之药宜选性平者，以免温燥伤阴，梅花、香附甘平，不伤阴。

表现兴奋过度结构异常者，情绪不宁，心烦而悸，口干咽燥，舌红少苔，脉细弦。治当滋阴安神，天王补心丹加减，宜用养阴安神药。

［附：入肝经养阴、安神药汇总

入肝经养阴安神药：酸枣仁、何首乌、合欢皮。

入肝经养阴药：枸杞子、墨旱莲、女贞子、桑椹、黑芝麻、龟甲、何首乌、熟地黄（后两味药性微温，偏于补血，前几味药性偏凉，重于补阴）。白芍既养阴又开郁，主治维持情志兴奋物质不足的肝阴不足情志郁结证。龟甲养阴潜阳，主治抑制情志物质不足之阴虚阳亢证。

养阴开郁药：白芍。

养阴潜阳药：龟甲。]

附：治疗调节情志通道异常体会

肝调畅情志疏泄系统生理功能就是维持人体情志调畅，要使机体情志平和调畅，首先，需要协调情志兴奋抑制保持平衡的动力，称协调情志平衡动力，此依赖于肝气，肝气以条达为畅，因此调肝气药以辛散调畅为特性。其次，调节情志如果仅有平衡情志的动力，没有调节的物质基础及完成此功能的基本结构，也不能使人体情志调畅。有形属阴，因此肝调畅情志疏泄物质、结构属阴，其又分抑制情志物质结构、兴奋情志物质结构及调节情志通道结构。此外，如何调节情志的动力、物质基础的正常发挥，尤其重要。例如：何时发挥抑制动力、抑制物质，何时发挥兴奋动力、兴奋物质，以及物质运行过程，需要一个调节通道，此为肝调畅情志疏泄的调节通道系统，其分为情志抑制调节通道、情志兴奋调节通道，通道的调节有先天、后天之分。

肝调节情志通道失调主要为痰、瘀、外邪阻滞调节通道，导致协调动力不足、调节物质减少，有兴奋、抑制失调两方面表现。如兴奋情志通道受痰、瘀等阻滞，则兴奋动力不足、兴奋物质量少，表现为抑郁状态，痰为患则苔腻脉滑，瘀为患则舌暗脉涩或结代。治当化痰开郁，活血开郁。如抑制情志通道受阻，则抑制动力不足、抑制物质减少，表现为兴奋状态，性情急躁，易怒易狂，痰为患则苔腻黄脉滑，治当化痰平肝泻肝，选生铁落饮、礞石滚痰丸等。瘀为患则舌紫暗脉弦，治当活血平肝泻肝，以癫狂梦醒汤加减。

祛痰平肝镇惊药：礞石、天竺黄、竹沥、牛黄（0.15～0.35克，入丸散）。

活血定惊药：地龙、全蝎（3～6克）、琥珀（1.5～3克、入丸散，冲服，不入煎剂）。

2. 调畅气机功能基团失调

肝调畅气机系统能畅达全身气机，使脏腑经络之气通畅运行。其功能组成包括调节各脏腑气机运行方向，协助各脏腑之气运行。

气运动基本形式是升降出入，脏腑不同的功能基团气机运动形式各具特点，如肺宣发功能气机方向向上，宣吐浊气，向肌肤宣发津液；肃降功能向下肃降清气于肾，通调水液于膀胱。

人体之气运动不息，其正常运动取决于气机运动方向、气运行动力、气机通畅、气运行调控。气机运动方向取决于本脏腑及肝，气运行动力取决于本脏腑，气机畅达取决于肝，气机调控主要取决于肝。

（1）肺脏气机运动失调

A.肺宣发功能气机运动失调

肺主呼吸，其宣发功能指宣吐浊气，宣发津液行于肌表，其气机运动方向向上，即为升，宣发津液气机运动方向向外。

a.肺宣吐浊气气机失调

临床表现：胸闷，呼气困难，脉弦。（应注意与外邪、痰浊、瘀血阻滞宣发通道鉴别。）

病机：肺主呼吸宣发功能气机方向逆乱，不能宣吐浊气，浊气郁结于胸则胸闷；气机逆乱则脉弦。

与现代医学联系：不能宣吐浊气，肺中浊气浓度升高，血中 $PaCO_2$ 升高。

治法用药：治当理气宣通，宜选理肝、肺气的宣散之药，如柴胡、佛手、香橼、梅花等。

[附：**宣肺、理肺气药汇总**

入肝、肺经辛散药：荆芥、防风（入肝、膀胱经）、薄荷、蝉蜕、桑叶、菊花、柴胡、木贼、谷精草、佛手、香橼、梅花。柴胡、佛手、香橼、梅花是同入肝、肺经理气药。其他为入肝、肺经的疏风清热药。

宣散肺卫风寒药：麻黄、苏叶、荆芥、桂枝、防风。

疏理肺气药：柴胡、佛手、香橼、梅花。

宣散肺卫风热药：薄荷、桑叶、菊花、蝉蜕、柴胡、桔梗。

宣肺利水药：麻黄、香薷、桂枝。]

b.肺宣发津液气机失调

临床表现：口鼻诸窍干燥少津，皮肤干燥，咳痰，便溏，苔腻，脉滑。

病机：肺通调水道指肺通过宣发、肃降将体内水液布散。宣发功能将水液向上、向外输布，上至头面诸窍，外达肌肤，此功能气机方向：向上、向外。肺宣发水液的气机逆乱时，肺不能将脾上输的津液上承头面诸窍，外布肌肤，则见口鼻诸窍干燥少津、皮肤干燥；津液不上承，聚于上焦则咳痰，聚于中焦则便溏；苔腻、脉滑为水饮内聚之象。

治法用药：治当理气行津润燥，宜用性辛的理气行水之品，如佛手、香橼配以麦冬、玄参、芦根生津润燥。肺宣发津液功能失调，苔腻、脉滑为水饮内聚之象，与阴津亏虚燥证的舌红少苔、脉细数完全不同，此为鉴别要点。

B.肺肃降功能气机运动失调

肺肃降功能表现为肃降清气于肾及通调水道肃降水液于膀胱两方面，气机运动方向向下，运动形式为降。

a.肺肃降清气气机失调

临床表现：喘促气逆，胸闷气促，脉弦。

病机：肺肃降清气功能失调，清气不降，则喘促气逆、胸闷气促；脉弦为气机逆乱之象。

与现代医学联系：肺将气道的清气肃降于肺深部（肺泡），利于肾的摄纳，肃降清气功能失调，清气不降，机体清气浓度下降，临床表现为 PaO_2 下降。

治法用药：治当理气降逆平喘，宜选降肺气药。可选乌药、沉香、旋覆花、白前、杏仁、苏子、百部、紫菀、款冬花、葶苈子、前胡等。

［附：化痰、降肺气药汇总

具有平喘作用的理气药：乌药、沉香（后下）。

性温的降肺气药：旋覆花、白前、杏仁、苏子、百部、紫菀、款冬花、洋金花。

性偏寒的降肺气药：枇杷叶、桑白皮、葶苈子、前胡。

性平降肺气药：白果、矮地茶、莱菔子。

入肝经的降肺气药：洋金花、矮地茶。

入肝经清热化痰药：天竺黄、海藻、昆布、黄药子、瓦楞子、礞石，多用于气滞痰阻者。

入肝经温化寒痰药：猫爪草、白附子、天南星。

理气化痰药：佛手、香橼、梅花、陈皮。

化痰散结药：海藻、昆布、黄药子、海蛤壳、海浮石、瓦楞子、贝母、猫爪草、白附子、天南星（后三味性温，治寒痰郁结之肿块）。

肃降肺水药物：桑白皮、葶苈子、车前草。］

b.肺肃降水液气机失调

临床表现：咳痰，气促，胸闷，少尿，苔腻脉弦。

病机：肺通调水道指肺通过宣发、肃降将体内水液布散。肃降功能将上焦水液，向下肃降于肾，此功能气机方向向下。肺肃降水液气机逆乱，不能将脾上输水液下降于肾，水停上焦，则咳痰、气促、少尿；气机逆乱则胸闷；苔腻脉弦，为气滞饮停之象。

治法用药：治当理气降水，以葶苈子、桑白皮为宜，同时佐以降气行气之沉香。

（2）脾气机运动失调

A.脾运化气机失调

临床表现：形体消瘦，疲乏无力，大便溏泻，舌淡苔腻，脉弦。

病机：脾运化功能气机运动方向及运动形式：向上，主升。脾气机逆乱，脾气不升清，五脏六腑失养则形瘦疲乏；津不升下走肠道则泻；气机逆乱，水饮内停，则舌淡苔腻、脉弦。

治法用药：治当调气升津，首选柴胡、升麻、黄芪。

B.脾统血气机失调

临床表现：便血、尿血等各部位出血，疲乏无力，舌淡，脉弦。

病机：脾统血气机方向为向内，主入。脾统血气机逆乱，脾失统摄，血溢脉外引起各部位出血；脾虚则疲乏无力；舌淡、脉弦为脾虚气机逆乱之象。

治法用药：治当顺气补脾摄血，宜选补脾药配合柴胡、白芍及收敛止血药。

收敛止血药：白及、仙鹤草、棕榈炭、血余炭、藕节、赤石脂（先煎，不宜与肉桂同用）、禹余粮（先煎，孕妇慎用）。

（3）肾气机运动失调

A.肾藏精气机运动失调

临床表现：泄精、遗精，形寒肢冷，舌淡苔白，脉弦细。

病机：肾藏精气机运动方向向内，主入、主藏。肾藏精气机逆乱，肾不藏精，则泄精、遗精；肾阳亏虚则形寒肢冷；舌淡苔白、脉弦细是肾虚气机逆乱之象。

治法用药：治肾虚精失内藏之泄精、遗精者应补肾固精。宜补肾药配以收敛固精药。气机失调应配以行气温肾的九香虫、刀豆。

补肾又固精之药：补骨脂、益智仁、菟丝子、沙苑子、韭菜子、山药。

[附：补肾固精药汇总

性酸固精药：山茱萸、覆盆子、桑螵蛸、海螵蛸、金樱子、莲子、芡实、刺猬皮。

温肾壮阳治肾虚阳痿不举药：淫羊藿、巴戟天、仙茅、胡芦巴、肉苁蓉、锁阳、阳起石、海狗肾、海马、九香虫。]

B.肾纳气功能气机失调

临床表现：气虚喘促，呼多吸少，同时伴腰膝酸冷，舌淡，脉沉弦。

病机：肾主纳气是指肾摄纳肺吸入的清气，并将此清气通过肺朝百脉之气血交融功能布散，营养五脏六腑、四肢百骸。肾纳气功能气机方向向内，主入、主降。肾失纳气则气虚喘促、呼多吸少；肾气亏虚则腰膝酸冷；舌淡、脉沉弦为肾虚气机逆乱之象。

治法用药：治当补肾纳气，顺气平喘。以补肾纳气平喘药配合顺气平喘药。

补肾纳气平喘药：紫石英、蛤蚧、补骨脂、紫河车、冬虫夏草、红景天、磁石、沉香。

补肺平喘药：红景天、灵芝。

气机逆乱，肾不纳气，宜顺气平喘，用乌药、沉香。

C.肾主水气机失调

肾主水，一方面表现在肾依靠肾气的蒸腾气化、肾阴的滋润宁静、肾阳的温煦推动，调节各脏腑参与水液代谢功能正常发挥；另一方面表现在调节尿液的生成与排泄。

a.蒸腾气化水液气机失调

临床表现：血中营养物质浓度降低，尿中精华营养物质浓度增高，伴腰膝酸软，形寒肢冷，小便清长，舌淡苔白，脉沉弱。

病机：肾将肺通调水道肃降的水液之精华营养物质气化蒸腾，浊者下排膀胱成尿，肾气化蒸腾气机方向向上，赖于肾气、肾阳作用。当肾蒸腾气化水液气机逆乱，精华营养物质不能气化蒸腾重吸收，则血中营养物质浓度降低；精华营养物质随浊下排膀胱，则尿中精华营养物质浓度增高；肾阳亏虚则腰膝酸软、形寒肢冷、小便清长、舌淡苔白、脉沉弱。

治法用药：治当温阳气化，补肾摄清。宜补肾阳药配以入肾经行气药。气化蒸腾水液宜温宜辛才能起到"化""蒸腾"之效。

温肾性辛之药：淫羊藿、巴戟天、仙茅、续断、补骨脂、益智仁、菟丝子、韭菜子。

入肾经行气药：乌药、荔枝核、九香虫、刀豆。

b. 固精缩尿气机失调

临床表现：泄精、遗精，多尿、夜尿频频，形寒肢冷，舌淡苔白，脉沉弦细。

病机：肾固精缩尿气机方向为向上、向内。肾气亏虚，固精缩尿气机失调，失于固摄，则泄精、遗精、多尿、夜尿频频；肾阳亏虚则形寒肢冷、舌淡苔白、脉沉弦细。

治法用药：治当补肾固精缩尿，以补肾药配合固精缩尿药。

固精缩尿药可选益智仁、菟丝子、沙苑子、山药（此几味为补肾药兼以固精缩尿）。山茱萸、覆盆子、桑螵蛸、金樱子、莲子、芡实、刺猬皮。

温补肾阳药可选淫羊藿、巴戟天、仙茅、胡芦巴、肉苁蓉、锁阳等。

c. 肾排尿气机失调

临床表现：少尿，肢体水肿，形寒肢冷，腰膝酸软，舌淡苔白，脉弦细。

病机：肾排尿方向向下。肾阳亏虚，肾排尿气机失调，排尿障碍，则少尿，肢体水肿；肾阳亏虚，则形寒肢冷，腰膝酸软，舌淡苔白，脉弦细。

治法用药：治当温肾利尿，宜选温补肾阳药配合利水消肿药。

温补肾阳药可选淫羊藿、巴戟天、仙茅、胡芦巴、肉苁蓉、锁阳等，配以附子、肉桂。

利水消肿药宜选入肾经利水消肿药：茯苓、猪苓、泽泻、葫芦、香加皮（有毒）。

（4）心气机运动失调

A. 心主血脉气机失调

心主血指心气推动血于脉中正常运行，以动为畅，气机运动以畅为利。

心主脉指心气调节鼓动血脉搏动，将血护行脉中，护血行脉中不外渗，护血气机方向向脉内。

心主血包括心泵血，心行血，心调血（调节血量）。心泵血依赖心阳振奋，心行血依赖心气推动。心调血有两方面，机体血虚时增加排血量，机体血旺过度时则减少排血量，以此维持脏腑血供养平衡。

心主血脉气机运动失调表现为心气亏虚不行血、心气护血脉气机失调，治当补心气行血、清心凉血止血。

a. 心气推动血行气机失调

临床表现：各脏腑一系列血瘀征象，舌紫暗，脉涩。

病机：心气亏虚，行血气机不畅，则引起各脏腑一系列血瘀征象。

治法用药：治当补心气行血。

补益心气宜选入心经补气药，如人参、西洋参、刺五加、大枣、红景天、沙棘（后二者补气又活血，是治气虚血瘀要药）。

行心血之活血药宜选入心经活血药，如川芎、丹参、红花、桃仁等。

b. 心气护血脉气机失调

临床表现：咯血、吐血、肌肤出血等各部位出血，口干舌燥，大便干结，舌红苔黄，脉数。

病机：心火亢盛，迫血妄行，心气护血脉气机失调，血溢脉外，致各种出血；心火旺盛则口干舌燥、大便干结、舌红苔黄、脉数。

治法用药：治当清心凉血止血，以清心火药配合清热凉血止血药。

清心火宜选入心经清热凉血药，如生地黄、牡丹皮、紫草、水牛角等。

凉血止血宜选性寒的凉血止血药，如小蓟（性凉入心、肝经）、大蓟（甘苦凉，入心、肝经）、苎麻根（甘寒，归心、肝经）、羊蹄（苦涩寒，归心、肝、大肠经，蓼科植物）、地榆、槐花、白茅根、侧柏叶（性寒，不入心经，入肝经）。

［附：**温心阳、补心气、行心气、活心血药汇总**

振奋心阳，增强心泵血药：附子、干姜、肉桂。

补心气行心血药：人参、西洋参、黄芪、红景天、沙棘。

镇心阳抑心排血药，以入心经重镇潜阳为主：珍珠母、代赭石、磁石、龙骨、牡蛎（脾胃虚寒慎用）。

气行则血行，心气虚、心血瘀滞不行，治当补心气行血，宜以补心气药配伍行心血行气活血药，以入心经行气药及行心血活血化瘀药为主。

入心经行气药：檀香、薤白。

行心血活血药：川芎、延胡索、降香、丹参、红花、桃仁、血竭（1～2克，研末服）、当归。］

B. 心藏神气机运动失调

心主神明指心具有主宰五脏六腑、形体官窍等生命活动，即广义之神的功能，同时具有主宰意识、思维等精神活动即狭义之神的功能。

心主广义之神主要表现为心具有激发五脏六腑活动功能，此功能的气机是发散之力。振奋激发五脏之气，宜用入心经辛热温里药。

入心经大辛大热具有发散鼓动五脏六腑功能活动的药首选附子、干姜、肉桂。

心主狭义之神表现为调节人体意识精神活动，有抑制和兴奋两方面，对意识精神狂乱躁者宜重镇安神，安神藏神气机方向宜内敛、下沉；对意识神志不清者宜开窍醒神，宜辛宜散。

［附：**安神醒神药汇总**

入心重镇安神药：朱砂、磁石、龙骨、琥珀、珍珠母。

安神镇惊药：朱砂、磁石、龙骨、琥珀、珍珠母。

清热定惊药：治热定惊甚神昏谵语，惊风抽搐。水牛角、拳参、重楼（小毒）、青黛（入丸散）、天竺黄、礞石（有毒、布包先煎）、地龙、牛黄、熊胆（入丸散）、珍珠（入丸散）。

息风镇痉药主治肝风内动痉挛抽搐：全蝎（有毒）、蜈蚣（有毒）、僵蚕、地龙、天麻、钩藤、羚羊角（研粉冲服）、牛黄、珍珠。

心主神明，心窍开通则神明有主，神志清，思敏捷，心窍易通易畅。对于因心窍被阻，清窍被蒙所致神志昏迷，不省人事者宜辛香开通心窍，药性宜辛香走窜。麝香（入丸散）、冰片（冲服）、苏合香（入丸散）、石菖蒲。］

肝主疏泄，在体合筋，情志异常，四肢抽搐，从肝论治。心藏神，神志异常，神志不清，神昏谵语，从心论治。

（5）胃气机运动失调

胃主受纳和腐熟水谷，气机运动为通为降。胃气不通则纳呆脘闷，胃脘胀满。胃气不降而逆则呃逆呕吐。治以理胃气、降逆止呕。理气宜选入胃经理气药，如青皮、枳实、木香、娑罗子、陈皮等。

［附：**入胃经理气药与止呕、降逆药汇总**

入胃经理气药：治气滞胃脘胀痛，青皮、枳实、木香、沉香、檀香、佛手、娑罗子、薤白、大腹皮、陈皮。

治胃气上逆药（降气止呃）：刀豆、柿蒂、沉香（后下）、苏叶（行气止呕）。

胃喜润恶燥，对于寒邪客胃、胃失和降之呕吐宜选温中止呕药：吴茱萸、丁香（不宜与郁金同用）、高良姜、生姜、法半夏、豆蔻、花椒、胡椒、荜茇、荜澄茄（后四味重在散寒止胃痛）。

清胃热止呕药：芦根、黄连、竹茹。

化湿止呕：广藿香、豆蔻、草豆蔻。］

（6）小肠气机运动失调

小肠受盛化物，泌别清浊，主液。受盛化物为容纳接受胃腐熟之食糜进一步消化，化为精微和糟粕，将糟粕下传大肠，此气机宜通宜降；泌别清浊，将精微上输于脾，散精于全身，营养四肢百骸，此泌清功能气机宜升宜散；别浊即降糟粕于大肠，此功能气机宜通宜降。治小肠受盛化物气机运动失调宜选入小肠经理气药，如木香、大腹皮。治小肠泌清功能气机失调宜选补气升清药，如黄芪、山药、白术。

［附：**小肠经用药汇总**

入小肠经理气药行小肠气滞药：木香（入三焦）、川楝子、大腹皮。

入小肠经消食药主治小肠食糜不化：鸡内金。

补小肠气主升清药：黄芪、山药、白术、白扁豆、大枣（主治气虚便溏药均可升小肠清气）、炒薏苡仁、茯苓。

吐从胃治，泻从肠（小肠）治。

化湿止泻药：苍术、砂仁、茯苓、扁豆、泽泻。

化湿止呕药：广藿香、草豆蔻、豆蔻。

升阳止泻药：葛根。

补肾温脾止泻药：补骨脂、益智仁、菟丝子、山药。］

（7）大肠气机运动失调

大肠功能是传导糟粕、主津。传导糟粕宜通宜降，其气机运动为通降。治疗大肠气机运动失调以行气导滞药为主。

［附：**大肠经用药汇总**

入大肠经理气药：木香、薤白、大腹皮、厚朴、枳实。

入大肠经攻下药：大黄（后下）、芒硝（6～12克溶入汤液服用）、番泻叶（2～6克，后下或泡服）、芦荟（2～5克，入丸散）。

入大肠经润下药：火麻仁、郁李仁、松子仁。

入大肠经峻下逐水药：甘遂（0.5～1.5克，入丸散，反甘草，有毒）、京大戟（有毒，煎服1.5～3克，反甘草）、芫花（有毒，煎服1.5～3克；研末吞服0.6～0.9克／日，反甘草）、商陆（有毒，3～9克煎服）、牵牛子（有毒，煎服3～6克，不与巴豆同用）、巴豆（大毒，0.1～0.3克，入丸散，不与牵牛子同用）、千金子（有毒，生千金子1～2克，去壳去油，入丸散，千金子霜0.5～1克，入丸散）。

入大肠经止泻收涩药：乌梅、五倍子、罂粟壳、诃子、肉豆蔻、赤石脂、禹余粮、鸡冠花、石榴皮。]

（8）胆气机运动失调（详见胆功能基团失调）

3.肝疏泄调节胆汁泌泄功能基团失调

肝疏泄调节胆汁泌泄功能基团分为调节动力系统、疏利胆道、参与调节的基础物质。调节有正调节和负调节两方面，只有正负调节平衡，胆汁量分泌适中，胆囊贮存胆汁才能适度，从而保障足量的胆汁进入小肠参与食物的消化。

（1）肝疏泄调节胆汁泌泄动力功能基团失调

A.肝疏泄调节胆汁泌泄动力不足

临床表现：厌食，腹胀，尤以脂肪油腻饮食后腹胀更甚，伴情志抑制不舒，乏力，舌淡苔腻，脉沉弦或弦细。

病机：肝疏泄调节胆汁泌泄动力由肝气所主。当肝气郁结，调节胆汁化生无力，胆汁生成减少，则饮食消化障碍，表现为厌食、腹胀，尤以脂肪油腻饮食后腹胀更甚；肝气郁结则情志抑制不舒；舌淡苔腻、脉沉弦或弦细，为肝郁气虚之象。

治法用药：治当疏肝补气利胆，宜选入肝经的消食健脾健胃药，同时配以行气消食药、疏肝解郁药。

入肝经消食健胃药：山楂。

行气疏肝消积药：青皮、木香（入胆经）、枳实。

疏肝解郁：香附、柴胡、郁金。

健脾消食药：鸡内金、稻芽、麦芽、山楂。

B.肝疏泄调节胆汁泌泄动力太过

临床表现：泛吐苦水，口苦不适，严重者可有身黄、目黄，同时伴烦躁易怒，舌红苔黄，脉弦。

病机：肝疏泄调节胆汁泌泄动力太过，肝气亢逆，疏泄太过，调节胆汁化生太过，则胆汁上溢、泛吐苦水、口苦不适；严重者肝疏泄调节胆汁泌泄障碍，可伴身黄、目黄；肝疏泄太过则伴烦躁易怒；舌红苔黄、脉弦为肝火旺盛之象。

治法用药：治当清肝利胆。宜选清泻肝火药配合清肝利胆药。有黄疸者加清肝利胆退黄药。

清肝利胆退黄药可选茵陈、金钱草、虎杖、地耳草、垂盆草、鸡骨草、珍珠草、地锦草、半边莲等。

清泻肝胆退黄药有龙胆、栀子、黄芩、苦参、青蒿。

（2）疏利胆道功能基团失调

临床表现：身黄、目黄，右胁疼痛，舌暗脉弦或涩，或苔腻，脉滑。

病机：肝疏泄具有疏利胆汁通道作用，肝疏利胆汁通道无力，则瘀阻、砂石、痰瘀阻滞胆道，胆汁外溢则身黄、目黄；胆道阻滞，气机不畅则右胁疼痛；瘀阻胆道则舌暗、脉弦或涩，痰湿阻滞则苔腻、脉滑，砂石阻滞则脉弦。

治法用药：治当祛瘀利胆退黄，或化湿利胆退黄，或清利砂石，利胆退黄。

祛瘀退黄药宜选虎杖、地耳草、鸡骨草（疏肝退黄）、郁金，并配合入肝、胆经活血药及理气药。

入肝胆经活血药：川芎、郁金。

理气退黄药：鸡骨草、木香。

化石消积药首选鸡内金。

虫阻胆道者宜选杀虫消积药，如使君子、槟榔、雷丸（冲服）、鹤虱（小毒）、榧子、芜荑。

（3）肝疏泄调节胆汁泌泄基础物质失调

A.肝疏泄调节胆汁泌泄基础物质不足

临床表现：腹胀，厌食油腻，或进食油炸食品后腹痛，舌红少苔，脉细。

病机：调节要通过信使物质或中介传达信息，即参与调节的基础物质，此为有形，由肝阴所主。当肝阴不足，调节胆汁泌泄基本物质减少，胆汁分泌减少，则腹胀、厌食油腻或食油炸食品后腹痛；肝阴亏虚则舌红少苔、脉细。

治法用药：治当补肝阴泌胆汁，宜选入肝、胆经的养阴药，同时配以养阴消食药。

入胆经的养阴药甚少，肝、胆、脾、胃同居中焦，首选入肝、脾、胃经养阴药。白芍入肝、脾经有养阴柔肝之功，为首选药，其次入胃经的沙参、麦冬、玉竹、石斛也可选用。消食药中山楂酸甘微温，入肝、脾、胃经，化浊降脂为首选。炒麦芽、鸡内金性甘平，适于阴液亏虚之食积不化。

B.肝疏泄调节胆汁泌泄基础物质过多

临床表现：身黄，目黄，胆中砂石，右胁疼痛，舌红苔黄，脉弦。

病机：当肝气过旺，调节胆汁分泌的精微物质增多，致胆汁分泌过多，超过胆的贮存或排泄速度，则沉积为砂石，甚则积而成结成块；砂石阻滞胆汁通道，胆汁外溢则身黄、目黄；胆道阻滞，气机不畅则右胁疼痛；舌红苔黄、脉弦为肝胆火旺之象。

治法用药：治当清肝利胆化石，积而成块成瘤，应配合行气化瘀散结。

清肝首选栀子、黄芩、茵陈、金钱草、虎杖、青蒿；化石首选鸡内金。行气药首选入肝、胆经的理气药，如青皮、木香（入胆经）；活血药宜选入肝、胆经的祛瘀药，如川芎、郁金。

4. 肝疏泄调节脾升胃降功能基团失调

脾气机运动向上，宜升；胃气机运动向下，宜降。脾胃升降功能的调节取决于肝疏泄调节脾升胃降的功能基团，其分为调节脾升功能基团和调节胃降功能基团。

（1）肝疏泄调节脾升功能基团失调

临床表现：泄泻频频，情志不畅，脉弦细。

病机：肝调节脾升清需要动力、能量，调节之力即疏泄之力，肝疏泄条达，调节脾升清能量、动力充沛，则脾升清顺畅，保证了脾运化功能正常运转。当肝气郁结，肝调节脾升清乏力，脾不升清，则泄泻频频；肝气郁结则情志不畅、脉弦细。

治法用药：治当疏肝健脾升清止泻。疏肝理气药宜选入肝、脾经且性主升散的理气药。

此类泄泻患者无气虚、湿阻，仅脾升清气机逆乱，临床上无乏力、苔腻等气虚湿阻之象，此点是与脾虚、湿阻的泄泻鉴别要点。

主升清之药可选柴胡、升麻、葛根。香附、佛手、香橼为同入肝、脾经的理气药，但性味辛苦，主降。柴胡疏肝解郁，升举阳气为首选。黄芪有补气升阳之功，伴气虚者可选用。

肝疏泄调节脾升清除需要动力能量外，还需要传达调节的信使物质，有形为阴，白芍为入肝、脾经的养血养阴药，应为首选药之一。

（2）肝疏泄调节胃降功能基团失调

临床表现：呕吐、呃逆，上腹胃脘胀满不适，可伴有情志抑郁，脉弦。

病机：肝疏泄调节胃降功能基团决定了胃气机运动方向，此功能基团包括调节的动力能量，其取决于肝脏疏泄力，此外，还包含传递调节的基本结构及传达调节指令的信使物质，其为有形属阴，由肝阴所主。当肝气郁结，肝疏泄调节乏力，则胃气不降，胃失受纳，则呕吐、呃逆、上腹胃脘胀满不适；肝气郁结则情志抑郁、脉弦。

治法用药：治当疏肝理气，降逆止呕（或止呃）。药物宜选入肝、胃经，且性味主降的理气药、止呕降逆药。理气宜选同入肝、胃经的理气药，如青皮、佛手、娑罗子、梅花，止呕止呃药可选生姜、法半夏、刀豆、柿蒂、旋覆花等。

［附：**理胃气药及止呕止呃药汇总**

同入肝、胃经的理气药：青皮、佛手、娑罗子、梅花。

下气止呕止呃药：沉香、刀豆、柿蒂、旋覆花、代赭石。

清热止呕药：竹茹、枇杷叶、芦根。

温胃止呕药：沉香、生姜、豆蔻、草豆蔻、吴茱萸、丁香、高良姜。

化湿止呕药：藿香、豆蔻、草豆蔻、法半夏。

重镇降逆止呕：代赭石。］

当肝疏泄调节胃降功能基团的结构破坏或传递调节的物质不足时，责之于肝阴，临床表现为干呕呃逆，舌红少苔，脉细，可伴有情志不舒。治当柔肝阴降逆止呕，宜选入肝、胃经养阴药配合清热止呕药，如炒白芍、沙参、麦冬、玉竹、石斛、竹茹、芦根等。

5. 肝疏泄调节血液循环功能基团失调

肝疏泄调节血液循环功能基团分为肝疏泄调节心气推血和肝疏泄调节脾统血两个功能基团。

（1）肝疏泄调节心气推血功能基团失调

肝疏泄调节心气推血功能基团的正常发挥，一方面依赖于调节的动力或能量，由肝气所主；另一方面依赖于发挥此功能的正常结构。当肝气郁结或肝气虚弱，肝调节心气运血气机动力失调，则血循不畅，气滞血瘀，临床上出现一派瘀血征象。治当疏肝理气活血，宜选同入心、肝经的活血、理气药。同入心、肝经的活血化瘀药可选延胡索、郁金、丹参、红花、桃仁、血竭等。

另外，当肝气逆乱，肝疏泄调节过度，血随气升引起咯血、吐血、鼻衄等出血表现，治当清肝抑肝止血，宜选同入心、肝经止血药及平肝药。

［附：**入心、肝经的活血、凉血止血、清热、平肝药汇总**

同入心、肝经的活血化瘀药：延胡索、郁金、乳香、没药、丹参、红花、桃仁、苏木、血竭、刘寄奴。

疏肝解郁药：郁金、柴胡、香附、玫瑰花、佛手、梅花、香橼、刺蒺藜。

同入心、肝经凉血止血药：小蓟、大蓟、苎麻根、羊蹄。

入心、肝经清热药：黄连、苦参、紫花地丁、生地黄、牡丹皮、紫草、水牛角。但治血热出血者宜选黄连、生地黄、水牛角。

同入心、肝经平肝药：磁石、龙骨、龙齿、琥珀、珍珠母、代赭石。

同入心、肝经息风止痉药：羚羊角、牛黄、珍珠。]

当肝疏泄调节心气推血功能基团结构异常或传递调节信使物质不足时，应从肝阴、心阴论治。此时表现为口干、舌暗红少苔、脉细弱，伴瘀血征象。治当补益心、肝之阴，兼活血，补阴宜选麦冬、百合、白芍、桑椹、鳖甲。如为此功能结构异常引起血不循经，临床出现各种出血、口干、舌红少苔、脉弦细、情志烦躁等表现，治宜养心、肝之阴以止血。养心阴药选麦冬、百合。养肝阴又止血药首选墨旱莲、龟甲。

（2）肝疏泄调节脾统血功能基团失调

肝疏泄调节脾统血功能基团具有调节脾统血气机方向功能，脾统摄血液气机方向向内。此功能基团的正常运行，依赖于调节的动力，以及功能基团结构和传递调节指令信使物质。

临床表现：便血、尿血等各部位出血，情志抑郁不舒，舌淡，脉弦细。

病机：调节的动力由肝气所主，当肝气郁结或肝气虚弱，调节脾统血气机乏力，血不内敛于脉中，溢于脉外，引起各部位出血；肝气郁结则伴情志抑郁不舒、舌淡、脉弦细。

治法用药：治当疏肝健脾止血。此时机体出血，疏肝理气药多辛散动血，可加重出血，选疏肝解郁药宜选性酸有收敛或少动气动血之品。止血药宜选入肝、脾经收敛止血药。

味酸疏肝解郁药：白芍、佛手、香橼。

入肝经收敛止血药：白芍、仙鹤草、紫珠叶、棕榈炭、血余炭、藕节。

入脾经止血药多为温经止血药，如艾叶、炮姜、灶心土等。主治脾虚里寒、脾失统血之出血，不宜用于血热妄行、气机失调之出血。

肝疏泄调节脾统血功能基团结构异常或传递调节指令信使物质缺乏，脾统血气机逆乱，血不内敛脉管内，引发各部位出血，临床多见肌肤血斑、便血、尿血、崩漏，伴情志抑郁，口干舌淡少苔，脉弦细，治当养阴收敛止血。养阴药宜选入肝、脾、胃经药，入脾经养阴药甚少，脾胃互为表里，养胃阴药也养脾阴。养阴药宜选白芍、麦冬、玉竹、石斛。收敛止血药以选入肝经收敛止血药为宜。临床应注意与肝疏泄调节心气推血功能基团结构异常时出血鉴别，此多以呕血、咯血、鼻衄等上部出血常见，伴口干、舌红少苔、脉细数，止血药宜选入肝经凉血止血药。

6. 肝疏泄调节水液输布功能基团失调

肝气疏泄，调畅气机，气行则津布。水液代谢与脾、肺、肾关系密切，肝疏泄调节水液输布功能基团分为调节脾水液输布功能基团、调节肺输布水液功能基团、调节肾水液代谢气机功能基团。

（1）肝疏泄调节脾水液输布功能基团失调

脾通过运化功能，吸收饮食中的水分，将水化为津液，上输于肺。脾运化水液气机方向向上，调节此气机方向的功能由肝疏泄调节脾水液输布功能基团所主，该功能基团的正常发挥依赖于调节的动力和功能基团正常结构（包含基本结构和传递调节指令信使物质）。

A. 肝疏泄调节脾水液输布动力失调

临床表现：口咽鼻燥，皮肤干燥，便溏泄泻，情志抑郁，舌干苔腻，脉弦。

病机：当肝气郁结或肝气虚弱时，调节动力不足，脾运化水液气机逆乱，脾不能上输水液于肺，肺宣发津液无源，则口、鼻、咽、皮肤无津可润，则出现燥证表现，即口咽鼻燥、皮肤干燥；水不上输则下泻于肠，引起泄泻；肝失疏泄引起情志抑郁；因水液内积于肠则苔腻脉弦。总之临床上出现口舌干燥、苔腻、泄泻、情志不舒是诊断点。

治法用药：治当疏肝健脾升津。疏肝药宜选升散之理气药，忌行气走下之品，首选柴胡，此外，升麻、葛根也有升提止泻之功。乌梅酸涩性平，入脾经，生津涩肠，是治阴虚泄泻之要药。

B. 肝疏泄调节脾输布水液功能基团结构异常

临床表现：口干舌燥、鼻燥、皮肤干燥，泄泻下利，性情抑郁或急躁易怒，舌红少苔，脉弦细。

病机：当肝疏泄调节脾输布水液功能基团结构异常，或传递调节指令信使物质减少，多为肝阴不足，脾输布水液气机逆乱，津不上归于肺，肺无津可布，则口干舌燥、鼻燥、皮肤干燥；水不上输则下泻于肠，引起泄泻；舌红少苔、脉弦细为肝郁阴虚之象。

治法用药：治当疏肝养阴，生津止泻。

［附：入脾、肠经涩肠药汇总

入脾经涩肠药：乌梅、肉豆蔻（辛温）、芡实。

入大肠经涩肠药：乌梅、五倍子、罂粟壳、诃子、肉豆蔻、赤石脂、禹余粮、金樱子、椿皮。

性平不温涩肠药最适于阴虚久泻者，药有乌梅、罂粟壳、五倍子、诃子、禹余粮、金樱子。］

治肝疏泄调节脾水液输布动力不足引起的上燥下泻，宜疏肝健脾，生津止泻。疏肝理气选柴胡，升举阳气助津上行选升麻、葛根；健脾宜选性平的补气生津之补气药，如西洋参、党参、太子参、山药。生津选玉竹、石斛等性微寒之养阴药，玄参、麦冬、沙参生津力强，但性寒易泻，此时用药易加重泄泻。生津止泻首选乌梅，也可选性平味酸的涩肠药。

健脾养阴生津药：黄精、太子参、党参、西洋参。

肝疏泄调节脾水液输布功能基团结构异常，治当疏肝养阴，生津止泻。

疏泄调节有太过和不足两方面，当肝疏泄调节脾输布水液功能过强，脾上输于肺的水液过多，肺宣发、通调水道功能未及时输布水液，水饮内停上焦则聚而为痰，则咳嗽，咳大量痰；水停肌肤头面则颜面水肿肢肿（上肢尤甚）；水津上承过多，不下润于肠，大便干结。肺、肾、膀胱输布代谢水液功能正常，小便量正常，临床出现全身水肿，但小便量不减或多的矛盾症状；肝疏泄过度则烦躁易怒，苔白腻、脉弦为气滞水阻之象。过则清之，治当清肝行气利水。

清肝药可选龙胆、栀子、丹皮、野菊花、夏枯草、青黛、黄芩等。

此时水肿是脾上输于肺的水津太多，治病求本应利脾水，以减少上输于上焦之水饮，宜选入脾经利水渗湿药，此时不宜健脾，宜利脾。

［附：入肝、脾经利水渗湿药汇总

入脾经利水渗湿药：茯苓、薏苡仁、冬瓜皮。

入肝经利水消肿药：玉米须、香加皮（有毒）、五加皮。

行气利水药：大腹皮、罗布麻叶、青风藤、路路通。

行气化痰药：陈皮、枳实、梅花、佛手、香橼。］

肝疏泄调节脾输布水液动力不足在临床上应与脾输布水液动力不足、肺宣发水津动力不足进行鉴别。他们的共同点是水津不布肌肤、头面，出现口干舌燥、咽干、皮肤干燥等肌肤皮毛、口鼻咽失于津养滋润之象，肝疏泄调节无力者有情志抑郁、脉弦、泄泻。脾输布水液动力不足常伴纳少乏力，舌淡、脉细弱、苔白腻，泄泻频作。肺宣水津无力常伴咳嗽、咳白痰，舌淡少苔，气短乏力，无泄泻表现。

（2）肝疏泄调节肺输布水液功能基团失调

肺通过宣发水液到皮毛、头面，以及将水液肃降到膀胱，参与人体水液输布。肝疏泄调节肺输布水液功能基团分肝疏泄调节肺宣发水液功能基团和调节肺肃降水液功能基团。

A.肝疏泄调节肺宣发水液功能基团失调

肝疏泄调节肺宣发水液功能基团能调节肺宣发水液的气机，助肺气将水津外散至皮毛，上布至头面咽喉。此功能基团包含调节的动力、完成实施此调节功能的基本结构、传递调节指令的精微物质。

a.肝疏泄调节肺宣发水液动力失调

临床表现：皮肤干燥、毛发干枯脱落、咽干鼻燥，咳痰量多，情志抑郁，苔腻，脉弦细。

病机：疏泄调节动力由肝气所主，当肝气郁结或肝气虚弱，疏泄调节肺宣发水津无力，宣发水津气机逆乱，水津不能外布滋润皮毛或上润头面五窍，则出现皮肤干燥、毛发干枯脱落、咽干鼻燥；水津不外布，停于肺中聚为痰饮，则咳痰量多；肝气郁结则情志抑郁，苔腻、脉弦细为肝郁气滞水津失布之象。

治法用药：治当疏肝解郁，行气布津养阴。佛手、香橼、梅花入肝、肺经，为疏肝理气化痰首选药；养阴药以入肺经之沙参、麦冬、天冬、百合、玄参为宜，补肝阴选白芍。此时肺有痰不宜温化，调畅水津宣发通道，水道通痰自化。

b.肝疏泄调节肺宣发水液结构异常

临床表现：皮毛干枯失润、口鼻干燥，咳痰量多，情志抑郁，舌红少苔，脉弦细。

病机：肝疏泄调节肺宣发水液功能基本结构和传递调节指令的精微物质，由肝阴所主。当肝失疏泄，肝阴不足，调节基团结构破坏或传递调节指令精微物质不足，肺不能宣发水津，皮毛鼻咽失于水津润养，则皮毛干枯失润、口鼻干燥；水津不外布肌肤，内聚于肺成痰，则咳痰量多；肝疏泄失常则情志抑郁；舌红少苔、脉弦细，为肝郁气滞、阴虚少津之象。

治法用药：治当疏肝理气，养阴生津。此与肝疏泄调节肺输布水液动力失调相比，阴亏之象更甚，补阴力度要更强。

疏泄调节有不足或太过两方面，当肝疏泄调节肺宣发水液过度，水液停于肌肤头面，则出现上肢皮肤及颜面水肿；水停肌肤，通调水液量少，则少尿；此时肾、膀胱气化化浊功能正常，机体毒素排泄正常，肾功能正常；肝疏泄过度则烦躁易怒，舌红苔腻、脉弦为肝气过甚、调节水液失常之象。治当清肝理气，行水消肿。清肝宜选入肝、肺经清肝药，如桑叶、菊花等，此外，清肝还可选栀子、黄芩、龙胆、丹皮、青黛等。利水宜选宣肺利水药，如麻黄、香薷、浮萍等。

B.肝疏泄调节肺通调肃降水液功能基团失调

肝疏泄调节肺通调肃降水液功能基团具有调节肺肃降水液气机、助肺气通调水道功能。该功能基团包含疏泄调节动力、功能基团基本结构、传递调节指令的精微物质。

a.肝疏泄调节肺通调肃降水液动力失调

临床表现：咳痰喘逆，甚者水饮停胸中成胸水，少尿，情志抑郁，苔腻，脉弦。

病机：肝疏泄调节肺通调肃降水液动力由肝气所主。当肝气郁结，或肝气虚弱，无力调节肺通调水道气机，上焦水液不下调肃降膀胱，水饮停于肺，则咳痰喘逆，甚者水饮停胸中成胸水；水液不下调膀胱则少尿；肝失疏泄则情志抑郁，苔腻、脉弦为气滞水停之象。

与现代医学联系：水饮停于肺，肺中湿啰音。仅肺肃降水液气机失调，膀胱、肾气化化浊功能未受损，机体毒素排泄正常，肾功能相关指标正常。

治法用药：治当疏肝理气，通调利水。此时水液不降，忌用宣发利水药。通调水道，行气利水首选葶苈子、桑白皮。行气利水药选大腹皮、槟榔（利中焦水）、香加皮。可选入肺经利水下渗药，如茯苓、薏苡仁、葫芦、车前草、滑石、通草。

b.肝疏泄调节肺通调肃降水液结构异常

临床表现：咳痰气喘，情志抑郁，舌红少苔，脉弦细。

病机：肝疏泄调节肺通调肃降水液功能基团基本结构由肝阴所主。当肝疏泄调节肺通调肃降水液基团结构破坏或传递调节指令精微物质不足时，上焦水津不下调膀胱，水饮内停于肺则咳痰气喘、肺中湿啰音；水液不肃降膀胱则少尿；肝失疏泄则情志抑郁，舌红少苔、脉弦细为肝郁阴虚之象。

治法用药：治当疏肝养阴，通调水道，此时阴虚为本，重在养阴，补肝阴重用白芍。理气宜选入肝、肺经疏肝解郁药，如佛手、香橼、梅花、合欢皮、柴胡等。

调节功能失调表现为不足和太过两方面，当肝疏泄调节肺通调肃降水液动力过强时，通调肃降膀胱水液增加，出现小便量多；通调肃降水分增多，分布于宣发通道水分相对减少，则口干舌燥，皮肤干燥；肝疏泄太过则烦躁易怒，舌干腻或有裂纹、脉弦为肝气过旺、水液代谢失调之象，治当清肝抑水。小便量多宜以缩尿抑水药。

〔附：入肝、肺经缩尿抑水、逐水药汇总

入肝经缩尿抑水药：桑螵蛸、覆盆子。

入肺经缩尿抑水药：白果。

入肺经峻下逐水药可治胸水痰多，咳逆喘甚：甘遂（0.5～1.5克）、京大戟（1.5～3克）、芫花（1.5～3克）、商陆（3～9克）、牵牛子（3～6克），后二味逐水通便。〕

（3）肝疏泄调节肾水液代谢气机功能基团失调

肝疏泄调节肾水液代谢气机功能基团包含肝疏泄调节肾气化升清水液气机基团、肝疏泄调节肾气化化浊水液气机基团、肝疏泄调节肾生成尿液气机基团、肝疏泄调节肾助膀胱排尿气机基团、肝疏泄调节肾助膀胱固摄尿液气机基团。

A.肝疏泄调节肾气化升清水液气机基团失调

肝疏泄调节肾气化升清水液气机功能基团由调节动力、基本结构、传递调节指令精微物质组成，具有调节肾气化蒸腾水液、精微营养物质升清向上功能。

a.肝疏泄调节肾气化升清水液气机基团动力失调

临床表现：小便清长、量多，疲乏无力，情志抑郁，舌淡，脉弦或弦细。

病机：当肝气郁结或肝气虚弱，疏泄调节肾气化升清水液气机乏力，肾气化升清气机逆乱，肾气化升清水液失调，水液不气化升清，则小便清长、量多；水液中精微轻清之物，不能重新吸收，上归于肺，机体精微物质丢失过多则疲乏无力；肝失疏泄则情志抑郁；舌淡、脉弦或弦细是肝郁不升清之象。

与现代医学联系：肾气化升清气机逆乱，水液中精微轻清之物不能重新吸收，上归于肺，不能随肺朝脉，则血中精微物质浓度降低；水液中精微物质随尿而泄，尿中精微物质浓度增高。

治法用药：治当疏肝调气，升清化液。疏肝调理气机宜选轻清向上之药，以柴胡为宜。升清药还有升麻、葛根。此时小便量多，精微物质从尿排出过多，应配以固精缩尿药。

入肾经固精缩尿药：菟丝子、沙苑子、山茱萸、覆盆子、桑螵蛸。

b.肝疏泄调节肾气化升清水液气机基团结构异常

临床表现：小便量多，口干，乏力，情志抑郁，舌红少苔，脉弦细。

病机：肝疏泄调节肾气化升清水液气机基团结构异常或传递调节指令物质匮乏，责之于肝阴不足，肾气化升清气机逆乱，肾气化升清水液失调，则小便清长、量多；阴虚失润，则口干、乏力、舌红少苔、脉细；肝失疏泄则情志抑郁、脉弦。

与现代医学联系：肾气化升清气机逆乱，水液中精微不上输于肺，随肺朝脉，则血中精微物质浓度减少，尿中精微物质浓度增多。

治法用药：治当疏肝养阴，升清化液。养肝阴重用白芍，也可选入肝经养阴药，升清以入肝、肾经固精缩尿药为宜。

入肝经养阴药：白芍、枸杞、墨旱莲、女贞子、桑椹、黑芝麻、龟甲等。

如肝失疏泄，调节肾气化升清气机太过，肾蒸腾气化升清水液过多，则肺水增加，出现咳痰气逆、血中精微物质浓度增高、少尿或尿量正常，舌红苔黄、脉弦数为肝火炽盛之象，治当清肝顺气，调清入液。此时应加强肺通调水道，排泄重新由肾入肺之水，调清入液，宜选入肺经的利水下气药。

入肺经利水下气药：葶苈子、桑白皮、车前草、通草、鸭跖草、半边莲、葫芦、防己、石韦等。清肝药宜选栀子、黄芩、丹皮。

B.肝疏泄调节肾气化化浊水液气机基团失调

肾主水，有蒸腾气化水液、升清化浊之功，化浊指肾排泌水液中毒素浊物于尿液中，随尿液排出体外，肾排泌化浊气机向下、向外。此功能气机由肝疏泄调节肾气化化浊气机基团调节。该功能基团由调节动力、基本结构、传递调节指令物质组成。当肝气郁结或肝气虚弱时，调节气机的动力不足，肾排泌化浊气机逆乱，浊物不入尿中，则血中毒素浊物浓度增高、尿中浊物浓度降低；此时肾排尿功能正常，尿量如常，舌淡苔厚腻、脉弦细为肝郁浊毒内聚之象，可伴有毒素浊物聚集引起的相应症状。治当疏肝益肾，化浊泌毒。疏肝理气宜选下行理气药；此时排泌动力不足，宜补肾气温肾阳，化浊泌毒选入肾经化浊利水药。

[附：入肝、肾经利水药、化浊药、补气药汇总

入肾经化湿化浊药：砂仁、茯苓、泽泻、葫芦、香加皮（有毒）、草薢（首选泽泻、草薢）。

入肝、肾经理气药：九香虫、荔枝核等。

行气利水药：大腹皮。

入肝、肾经利水药：五加皮、路路通、金钱草。

入肾经补气药：人参、西洋参、刺五加、红参。山药入肾经，涩精，主内敛，此时补肾排浊不宜用。]

此时肝郁肾虚，无力化浊泌毒，补肾阳应忌用补肾固精缩尿之药，以温肾阳为宜，如选用肉桂、附子类。

肝疏泄调节肾气化化浊气机基团基本结构由肝阴所主。当肝阴受损，肝疏泄调节肾气化化浊基本结构异常，肾气化失于化浊，不能将毒素浊物排泌入尿液中，则血中毒素浊物浓度增高，可引起相应临床症状；肝失疏泄，则情志抑郁；肝阴亏虚，则少苔或尖边少苔中有厚腻苔、脉弦细（阴亏浊积）。治当疏肝养阴，化浊泌毒。肾泌浊功能气机向下，疏肝理气宜选下行理气药。养阴药以补肝肾养阴药为好，但要注意不宜用涩精固尿药，影响毒素浊物排出。

补肝阴药：白芍。

补肝肾阴又不内敛药：桑椹、黑芝麻、鳖甲（高血压肾损伤宜从此点论治）。

肝疏泄调节肾气化化浊功能动力过强，肾泌浊太过，则血中浊物（代谢产物）浓度降低，尿中浊物浓度增高，尿量正常或增多（代偿）；肝疏泄太过则烦躁易怒，舌红脉弦为肝火内甚之象。如低尿酸血症，应以此论治。治当清肝肾以固摄。

清肝肾药：生地黄、丹皮、白薇（此药有利尿通淋功效，主外排，此时应固，不适宜）、地骨皮。

此时为功能基团功能过强，过则清之，不宜补，选固摄药宜选固而不补之品，如海螵蛸、金樱子、刺猬皮。

当肾气化化浊功能受损严重时，可影响肾生成尿液功能，出现血中毒素浊物浓度升高、少尿或无尿。

C.肝疏泄调节肾生成尿液气机失调

肾生成尿液功能是指肾将肺通调水道下归于肾的水液，通过气化升清降

浊，将多余水液化生为尿液，贮于膀胱。肾生成尿液功能基团包括生成尿液动力能量、生成尿液基团结构、传递调节指令基本物质。尿液生成决定于肺通调水道下归于肾的水液是否充足、肾生成尿液动力强弱、肾生成尿液功能基团结构是否完整。

当肺通调水道下归于肾水液不足，肾无液可化，尿液生成减少，出现少尿。肾气化升清化浊功能未受损伤，血中毒素浊物浓度正常。根据是脾生成输布水液障碍或是肺输布水液障碍，临床上有相应脾、肺水液代谢失调的症状表现。此时治疗应补肺脾，调水化尿，重点治肺脾。

当肾生成尿液动力不足，不能蒸腾气化、升清降浊，则化生尿液障碍，出现少尿。不能升清则经肾吸收升清的精微物质减少；不能化浊则血中毒素浊物浓度升高。水液不能随尿排出则全身水肿；乏力畏寒、舌淡、脉沉细是肾气、肾阳亏虚之象，治当补肾气，温阳利水。此时少尿，血中毒素浊物浓度高，忌用固精缩尿药，以肉桂、附子、干姜为宜。利水利尿药以入肾经利水利尿药为好。

入肾经利水消肿药：茯苓、猪苓、泽泻、葫芦、香加皮。

入肾经利尿通淋药：车前子、地肤子、萆薢、金钱草。

肾生成尿液功能基团结构包括基础结构、通道结构（有形、无形）、调节。肾摄取肺通调水道下归于肾，水液——肾蒸腾气化，升清降浊——生成尿液，此为生成尿液程序通道，为有形通道。尿液生成过程中有精微物质参与调节，调节通路是无形通道（阴中有阳）。肾生成尿液功能基团结构由肾阴所主，当肾阴亏虚，肾生成尿液基础结构异常，则尿液生成障碍，出现少尿或无尿；尿液生成障碍，水液内聚则全身水肿；毒素浊物随尿排出减少，则血中毒素浓度增高，舌红少苔或花剥厚腻苔、脉细沉为肾阴亏虚、浊物内聚之象。治当补益肾阴，利水化浊。补肾阴宜选熟地黄、黄精、桑椹、女贞子、墨旱莲等补阴不固精缩尿药。利水宜选入肾经利尿药，化浊宜选泽泻、萆薢。利水可伤阴，肾阴亏虚又兼少尿水停，治疗时应把握好孰重孰轻。

肾生成尿液通道如果被痰、瘀、毒、外邪阻滞，则少尿、水肿，血中浊物毒素浓度增高，同时伴痰饮、瘀血临床表现。治当化痰祛瘀，利尿消肿。

[附：化痰、祛瘀、解表利水药汇总

化痰利尿药：茯苓、车前子、葶苈子、桑白皮、海藻、昆布。同时配合入肾经利尿药。

祛瘀利尿药：益母草、泽兰、牛膝、王不留行。同时配合入肾经利尿药。

解表利水药：麻黄、香薷。

疏风热利水药：浮萍。

清热利尿药：芦根、竹叶、鸭跖草、苦参、鱼腥草、半边莲、绿豆。

祛风除湿利尿药：青风藤、路路通、防己、五加皮。

生津利尿药：芦根、竹叶。]

当调节指令异常，导致肾生成尿液基团功能障碍时，应配合从肝论治。

肾生成尿液动力过强，或肾生成尿液调节指令物质过多时，则尿液生成增多，出现多尿；水液排出过多，机体相对少液滋润，则烦渴、多饮、舌红苔干、脉沉数是肾热逼液外泄之象。过则清之，治当清肾缩尿。此时肾气过强，缩尿宜选缩尿不补肾之药。清热宜选入肾经清热药。

缩尿不补肾药：白果、金樱子、刺猬皮。

入肾经清热药：寒水石、盐知母、黄柏、生地黄、玄参、牡丹皮、白薇、地骨皮。

由肾生成尿液调节指令过强或调节物质过多导致的尿液生成过多，是因为肝疏泄调节肾生成尿液功能过强，临床出现急躁易怒、多尿烦渴、多饮、舌红苔干、脉弦数，治当清肝肾缩尿。此时多尿应与肾虚不助膀胱固摄尿进行鉴别，一实一虚，用药治法迥然不同。

D.肝疏泄调节肾助膀胱排尿功能基团失调

肾助膀胱排尿功能基团具有协助膀胱排泄尿液功能。其中包括动力系统、结构系统（基本结构、通路结构）、调节系统三部分。当肾气、肾阳亏虚，肾助膀胱排尿动力不足，尿液排出障碍则少尿、尿液点滴而出；尿潴留于膀胱则下腹胀满、膨隆、膀胱余尿增多（此是与肾虚生成尿液动力不足的关键鉴别点）。舌淡苔白、脉沉弱、畏寒乏力、腰酸软为肾气、肾阳亏虚之象。治当补肾气通利小便，排尿功能气机向下，温肾补肾不宜固摄，宜辛宜温宜行，以肉桂、人参、附子为好，不宜用补肾固摄之品，如菟丝子、肉苁蓉、补骨脂等。利尿药以通淋利尿药为宜，尿液潴留不排，以通为利。宜选入肾、膀胱经利尿通淋药。

入肾经利尿通淋药：车前子、地肤子、萆薢。

入膀胱经利尿通淋药：滑石、木通、萹蓄、地肤子、海金沙、石韦、冬葵子。

补肾气温肾阳不缩尿药：人参、西洋参、肉桂、附子。

肾助膀胱排尿功能基团结构为有形之体，由肾阴所主。当肾阴亏虚，肾助膀胱排尿功能基团结构异常，则膀胱排尿障碍，小便点滴而出或无尿；尿潴留膀胱则下腹胀满膨隆、膀胱余尿增加，舌红少苔、脉沉细为肾阴亏虚之象。治当补益肾阴，通利小便。

补肾阴不缩尿药：天冬、石斛、黄精、桑椹、女贞子。

此时肾阴亏，利尿通淋宜选味甘伤阴不甚之药：车前子、滑石、通草、石韦、冬葵子、灯心草。

肾助膀胱排尿的功能通道顺畅通利，才能保障肾助膀胱排尿功能的正常发挥。当痰浊、气滞、瘀血、外邪阻滞功能通道，功能气机通路不畅，则膀胱排尿障碍，尿液潴留膀胱，临床出现少尿、排尿不畅，膀胱区胀满膨隆，根据阻滞功能气机通路的病邪不同，临床伴有痰浊、气滞、瘀血相应症状，治当化痰通利小便，或行气通利小便，或活血通利小便，或清热通利小便，或祛风通利小便，或化石通利小便。

化痰通利小便：车前子、石韦、萆薢。

行气通利小便：金钱草。

活血通利小便：瞿麦、王不留行、牛膝。

清热通利小便：灯心草、冬瓜子、木通、滑石。

祛风通利小便：地肤子。

化石通利小便：海金沙、石韦。

肾生成尿液功能障碍出现少尿肢肿时，可以行利水消肿治疗。肾助膀胱排尿功能障碍时，尿液生成无障碍，仅排出障碍，尿液排出通道受阻，宜通利排尿通道，如见小便少即利水，尿液生成增加，排尿通道未通畅，势必加重膀胱尿潴留，此时慎用茯苓、猪苓、泽泻等利水消肿药。

当肾助膀胱排尿功能基团疏泄调节异常时，应配合从肝治疗，在原治疗基础上加疏肝或清肝药物。

当肾助膀胱排尿功能基团动力过强或调节指令物质过多，排尿功能增强，则小便频数量多；舌红、脉有力是肾气有余化火之征象。尿量增加，排液过多，但水液生成量没有增加，则水液丢失增多，出现口渴、口干舌燥、苔干之津亏表现；肾仅排尿功能过强，蒸腾升清功能正常，虽多尿但血中经肾回吸收的精微物质浓度正常，此与肾生成尿液功能增强，肾蒸腾升清减少，下沉化浊增强，精微物质随大量尿液排出体外有不同，即肾生成尿液过多出现多尿、血中肾重吸收精微物质浓度降低。肾虚致肾助膀胱固摄尿液功能障碍，出现多尿、肾气亏虚表现，临床应仔细鉴别。肾助膀胱排尿功能动力过强出现的多尿治当清肾固尿。清肾药宜选盐知母、黄柏、丹皮、生地黄。此时为肾火旺之实证，缩尿药以性平和为好。

性平和缩尿药：桑螵蛸、金樱子、刺猬皮、白果（有毒）。

如果是肝疏泄调节肾助膀胱排尿功能动力过强所致的多尿，应清肝清肾，配合缩尿药治疗。

E. 肝疏泄调节肾助膀胱固摄尿液功能基团失调

肾助膀胱固摄尿液功能基团能协助膀胱潴尿固尿，使小便排泄有节制。肾助膀胱固摄尿液功能基团由动力系统、结构系统、调节系统组成。动力系统指完成此功能动力、能量，为无形，由肾气、肾阳所主。当肾气亏虚甚至肾阳亏虚，肾助膀胱固摄尿液动力、能量不足，无力固摄尿液，则小便失禁；肾气、肾阳亏虚，则腰膝酸软、畏寒、舌淡、脉沉弱，治当补肾固尿。肾固摄尿液气机方向向上、向内，补肾宜选温补酸涩之品，忌辛温窜行之肉桂、附子。

补肾气固尿药：山药。

补肾阳固尿药：补骨脂、益智仁、菟丝子、沙苑子、覆盆子、桑螵蛸。

肾助膀胱固摄尿液功能基团结构系统，为有形结构，由肾阴所主。当肾阴亏虚，无以润养基团基本结构组织，则肾助膀胱固摄尿液功能基团结构异常，膀胱固摄尿液功能障碍，则小便失禁；腰膝酸软、口干、舌红少苔、脉沉细，为肾阴亏虚之象，治以补肾阴固尿。此时阴亏，宜选性平不温的固尿药。

补肾阴固尿药首选山茱萸。

性平不温的固尿药：桑螵蛸、金樱子、芡实、覆盆子（甘酸化阴）。

补肾阴酸甘收涩药：墨旱莲、桑椹。

当肝疏泄调节肾助膀胱固摄尿液功能基团异常时，可出现情志抑郁，小便失禁，脉沉弦细，治疗时，应在上述治疗基础上配合疏肝解郁。

肾助膀胱固摄尿液动力过强或调节指令过度，固摄尿液过度，排尿障碍，出现少尿、膀胱潴尿过度、下腹坠满，舌红，脉沉实弦为肾中有火之象，治当清肾通利。清肾药宜选盐知母、黄柏、丹皮、生地黄。此时膀胱尿潴留宜通利，以利尿通淋药为妥，忌利尿消肿药。

肾生成尿液动力降低，肾助膀胱排尿动力减弱，肾助膀胱摄尿动力增强，均引起少尿症状，前两者为虚证，后者为实证；后两者有膀胱尿潴留，前者无尿潴留，临床应细辨。

7. 肝疏泄调节排精行经功能基团失调

（1）肝疏泄调节生殖排精功能基团失调

人体生殖排精系统包括精液生成、精液贮藏、精液施泄三部分。生成、贮藏生殖之精，由肾所主；施泄精液由肝所主。肝疏泄调节生殖之精功能基团包含肝疏泄调节肾生成生殖之精功能基团、肝疏泄调节肾贮藏生殖之精功能基团、肝疏泄调节生殖之精施泄功能基团、肝疏泄调节阴器勃起功能基团、肝疏泄调节调控射精功能基团、肝疏泄调节射精功能基团。

1）肝疏泄调节肾生成生殖之精功能基团失调

男子生殖之精的生成最基本的条件是具有生成精液的动力能量，其次是完成生成精液的基本结构及基本物质，此外还有生成精液的调节系统。生成生殖之精的调节系统功能，依靠肝疏泄调节肾生殖之精功能基团完成，其包含动力系统、结构系统、传递调节指令物质三部分。

A. 肝疏泄调节肾生殖之精动力失调

临床表现：少精，不育，阳痿不举，性情抑郁，舌淡，脉沉弦。

病机：当肝气郁结或肝气虚弱，疏泄调节生殖之精合成动力减弱，则生殖之精合成减少，临床出现少精、不育；肝失疏泄则性情抑郁；也可伴阳痿不举；脉弦细弱是肝郁不疏之象。

治法用药：治当疏肝解郁，补肾生精。疏肝解郁宜选柴胡、香附、郁金、佛手。补肾宜以补肾气益精药。

补肾气益精药：海马、海狗肾、阳起石、韭菜子、肉苁蓉、锁阳、胡芦巴、仙茅、巴戟天、淫羊藿、紫河车、鹿茸。主治肾阳虚，精少、阳痿、精子活力减退、不育等。

补肾固精药：补骨脂、益智仁、菟丝子、沙苑子、覆盆子、桑螵蛸。主治肾阳虚，遗精、早泄。

B. 肝疏泄调节肾生殖之精结构异常

临床表现：少精，不育，性情抑郁，口干，舌红少苔，脉沉弦细。

病机：肝阴亏虚，不能濡养疏泄调节肾生成生殖之精结构，或滋生调节物质时，肾生成生殖之精功能障碍，出现少精、不育；舌红少苔、脉沉细为肝郁阴亏之象；肝失疏泄、肝阴亏虚则性情抑郁、口干、少苔。

治法用药：治当疏肝养阴，补肾生精。此时阴亏疏肝理气不宜过温燥，宜选平和之柴胡、佛手。补肝阴重用白芍，或入肝肾经养阴药：枸杞、墨旱莲、女贞子、熟地黄等。补肾宜选补肾阴生精药。

补肾阴生精药：熟地黄、枸杞、黄精、制首乌。

当肝疏泄调节肾生成生殖之精动力过度或传递调节指令物质过多，生殖细胞增殖过度，则导致生殖系统肿瘤，宜清肝清肾，解毒抑癌。

2）肝疏泄调节肾贮藏生殖之精功能基团失调

肝疏泄调节肾贮藏生殖之精功能基团具有调节肾贮精的功能，肾贮精气机方向向上、向内。该功能基团由动力系统、基本结构、调节指令精微物质组成。

A.肝疏泄调节肾贮藏生殖之精动力失调

临床表现：遗精，早泄，情志抑郁，脉沉弦。

病机：当肝气郁结或肝气虚弱，疏泄调节动力减弱，则肾贮精功能障碍，精失贮藏而泄，则遗精、早泄；肝失疏泄则情志抑郁、脉沉弦。

治法用药：治当疏肝解郁，补肾固精。疏肝解郁可选香附、佛手、柴胡、郁金、香橼，尤以味酸、能敛早泄之精的佛手、香橼为宜。补肾固精宜选补肾气固精药，如山药、补骨脂、菟丝子、沙苑子、覆盆子、桑螵蛸、益智仁等补肾又收敛药。此时慎用辛温走窜温补药，如肉桂、附子等。

B.肝疏泄调节肾贮藏生殖之精结构异常

临床表现：早泄，遗精，性情抑郁，口干，少苔，脉沉弦细。

病机：当肝失疏泄，肝阴亏虚，肝疏泄调节肾贮精基团结构异常，或调节指令物质减少，则肾贮藏生殖之精功能障碍，则早泄、遗精；肝失疏泄则性情抑郁；口干、少苔、脉沉弦细为肝郁肾阴亏虚之象。

治法用药：治当疏肝解郁，养阴固精。疏肝解郁宜选佛手、香橼等酸甘不燥又内敛之品；养肝阴重用白芍；补肾阴固精药宜选山茱萸、墨旱莲、龟甲。其他固精药宜选性平不温之品，如金樱子、莲子、刺猬皮、芡实等。

肝疏泄调节肾贮精动力过强，或传递调节指令精微物质增多，则肾贮精过度，生殖之精排泄不畅，出现少精、射精无能，过则清之，应清肝清肾。清肝药宜选栀子、牡丹皮；清肾药宜选盐知母、黄柏、生地黄等。

3）肝疏泄调节生殖之精施泄功能基团失调

生殖之精施泄过程包括男子阴器兴奋勃起、调控射精、通畅精道。男子阴器兴奋勃起功能基团由动力能量系统、结构系统、调节系统组成。

A.肝疏泄调节生殖之精施泄功能基团动力失调

临床表现：阳痿不举，腰酸畏寒，性情抑郁，舌淡，脉沉弦弱。

病机：动力能量系统由肾气、肾阳所主，当肾气、肾阳亏虚，阴器勃起动力减弱，勃起障碍则阳痿不举；肾阳亏虚则腰酸畏寒；肝失疏泄则性情抑郁；舌淡、脉沉弦弱为肝郁肾虚之象。

治法用药：治当疏肝解郁，温肾壮阳。

温肾壮阳药可选海狗肾、海马、阳起石、锁阳、肉苁蓉、仙茅、巴戟天、淫羊藿、鹿茸、九香虫等。

疏肝解郁药宜选郁金、白芍。

B.肝疏泄调节生殖之精施泄功能基团结构异常

临床表现：阳痿不举，性情抑郁，口干，潮热盗汗，舌红少苔，脉沉弦细。

病机：当肾阴亏虚，不能滋养基团结构，该勃起功能基团结构异常，阴器勃起障碍，则阳痿不举；肾阴亏虚则口干、潮热盗汗；舌红少苔、脉沉弦细为肝郁肾阴亏虚之象。

治法用药：治当疏肝解郁，补益肾阴。此时功能基团结构不完整，当累及产生动力系统的结构时，也可有肾阳亏虚表现，治当阴阳两补。补肾阴选熟地黄、黄精、枸杞等。此时肾阴亏虚，阳痿不举，应选温补肾阳又兼益精血之药：紫河车、冬虫夏草。疏肝解郁药宜选郁金、白芍。

4）肝疏泄调节阴器勃起功能基团失调

男子阴器勃起调节系统由调节动力、调节基本结构、感知反馈系统组成。任何功能的调节是根据该功能实时强弱程度进行的，要判别何时强何时弱，需要感知结构，进行调节需要反馈调节系统，统称感知反馈系统。

临床表现：性冷淡，阳痿不举，情志抑郁不舒，舌淡，脉沉弦。

病机：疏泄调节由肝所主，当肝气郁结或肝气虚弱，疏泄调节阴器勃起动力不足或感知反馈能力减弱，则勃起障碍，出现性冷淡、阳痿不举；肝失疏泄则情志抑郁不舒；舌淡、脉沉弦为肝气郁结、肾阳亏虚表现。

治法用药：治当疏肝解郁，补肾壮阳。疏肝解郁宜选郁金、白芍。温肾壮阳药可选海狗肾、海马、阳起石、锁阳、肉苁蓉、仙茅、巴戟天、淫羊藿、鹿茸、九香虫等。行气壮阳药宜选九香虫、刀豆。

当勃起动力过强，或肝调节勃起过度，出现阳强症状，治当清肝清肾。清肝宜选栀子、牡丹皮；清肾宜选盐知母、黄柏、生地黄等。

5）肝疏泄调节调控射精功能基团失调

调控射精功能基团包括控制射精动力（控精力）、基本结构、调节射精力（调射力）。当肾气亏虚，控精无力，则早泄、滑精，同时伴腰膝酸软、形寒肢冷、舌淡、脉沉等肾气、肾阳亏虚之象，治当温肾固精。

温肾固精药可选补骨脂、益智仁、菟丝子、沙苑子、韭菜子、覆盆子、桑螵蛸、莲子、芡实。

调控射精结构为有形之体，由肾阴所主。当肾阴亏虚，无以濡养基团结构，调控射精结构异常，控精失能，则早泄（但能勃）、腰膝酸软、口干、舌红少苔、脉沉细为肾阴亏虚之象，治当补益肾阴固精。补肾阴选熟地黄、山茱萸、制首乌、墨旱莲。此时阴亏，固精药以性平不温为宜，如刺猬皮、芡实、莲子、金樱子、桑螵蛸。

6）肝疏泄调节射精功能基团失调

临床表现：早泄，易兴奋，射精过快，舌红，脉沉细弦。

病机：肝主疏泄调节，调节射精力由肝所主。当肝疏泄过度，兴奋不已，射精过快，则出现早泄；肝疏泄过度则兴奋过度；舌红、脉沉细弦为肝失调节之象。

治法用药：治当清肝温肾固精。清肝宜选丹皮、栀子。温肾固精药可选补骨脂、益智仁、菟丝子、沙苑子、韭菜子、覆盆子、桑螵蛸、莲子、芡实等。

精道通畅，是保证正常排精的条件之一，当精道因痰、瘀、气滞、寒凝等因素阻滞时，排精不畅，则出现阴茎、阴囊疼痛，甚者不育，治当祛痰、活血、行气、散寒以通畅精道，首选入肾、膀胱经祛痰、活血、行气、散寒药。

入肾经化痰药：海藻、昆布、海蛤壳、海浮石。

入肾经活血化瘀药：益母草（入膀胱经）、牛膝、鸡血藤、骨碎补。

入肾、膀胱经行气药：沉香、川楝子、乌药、荔枝核、九香虫、刀豆。

入肾经温里散寒药：附子、干姜、肉桂、吴茱萸、小茴香、花椒、荜澄茄。

气行则血行，气行则痰消，不论是寒凝、痰、瘀阻滞精道，都应配以行气通精药。

（2）肝疏泄调节排卵行经功能基团失调

1）肝疏泄调节女子排卵功能基团失调

卵子是女子的生殖之精，肾藏精主生殖，卵子的生成由肾所主；女子按时排卵，排卵调节由肝所主。卵子生成系统功能基团分动力能量系统、结构系统、调节系统；排卵功能基团包括排卵动力基团、结构基团（通道和基本结构）、调节基团。

肾主生殖，藏先天之精。卵子生成的动力由肾气、肾阳所主。当肾气亏损，卵子生成的动力能量不足，则女子卵子量减少，相关生殖激素水平低下、不孕；同时伴形寒肢冷、腰酸冷、舌淡、脉沉弱之肾气、肾阳亏虚表现。治当温肾益精。温肾药宜选暖宫补肾药。

暖宫补肾药：鹿茸、紫河车、巴戟天、紫石英、附子、肉桂、丁香。

卵子生成功能基团结构为有形之体，由肾阴所主。当肾阴亏虚，无以濡养基团结构，卵子生成结构异常，卵子生成障碍，则卵子量减少，相关生殖激素水平低下、不孕；可伴有口干、腰膝酸软、舌红少苔、脉沉细等肾阴亏虚之象。治当补肾阴益精。

补肾阴益精药：枸杞、黄精、熟地黄、何首乌。

女子卵子生成量取决于自身机体，依靠生成卵子的调节系统调节。肝主疏泄，卵子生成的调节系统由肝所主。此调节系统又细分为动力系统、结构系统。动力系统由肝气所主，当肝气郁结或肝气虚弱，调节生成卵子的动力减弱，卵子生成量减少，见卵子数量减少，以及调节卵子生成的相关激素水平降低，甚者不孕，可伴性情抑郁、少气懒言、脉弦细等肝郁之象（无腰膝酸冷、畏寒可与肾虚生成卵子动力不足鉴别），治当疏肝解郁，补肾暖宫生精。疏肝理气药以入肝、肾经药为首选，如九香虫、荔枝核等。补肾药以暖宫生精药为宜，如鹿茸、紫河车、巴戟天、紫石英、附子、肉桂等。

当肾生成卵子动力能量过强，或肝疏泄调节卵子生成过度，则女子相关激素水平过高，治当清肝清肾。清肝宜选栀子、牡丹皮；清肾宜选盐知母、黄柏、生地黄等。

肝疏泄调节卵子生成基团结构由肝阴所主，肝阴亏虚无以濡养相应结构，调节卵子生成结构异常，卵子生成减少，相关激素水平低下，同时伴情志抑郁、口干、舌少苔或无苔、脉弦细等肝阴亏虚、疏泄失常表现，治当疏肝养阴生精。此时阴亏，疏肝选性平之柴胡、佛手，生精选性平之熟地黄、何首乌、黄精等，养肝阴重用白芍。

女子按一定时间规律排卵，此时周期调节及量调节由肝疏泄调节排卵功能基团所主。该功能基团包括动力系统、基本结构、通路结构、调节系统四部分。肝疏泄排卵动力系统由肝气所主，当肝气郁结或肝气虚弱，则肝疏泄排卵动力能量不足，排卵障碍，则不孕；卵子生成系统未受损，相关激素水平正常，可伴性情抑郁、少气懒言、舌淡、脉弦细等肝郁不疏之象。治当疏肝解郁，理气排卵。理气排卵宜辛宜动，以入肾经辛温理气药为好。

入肾经辛温理气药：乌药、荔枝核、九香虫、刀豆、沉香。

肝疏泄排卵功能基团基本结构为有形之体，由肝阴所主，当肝阴亏虚，基团结构失于濡养，则结构异常，排卵功能障碍，则不孕；卵子生成系统无异常，相关激素水平正常，可伴口干、情志不舒、少苔、脉弦细等肝郁、肝阴亏虚之象。治当疏肝养阴排卵。疏肝宜选性平之佛手、柴胡；养阴重用白芍，并配以养肝肾之阴的熟地黄、何首乌、女贞子、墨旱莲；排卵宜选甘温行气、入肾经之荔枝核、橘核。

排卵通道以通为畅，当气滞、瘀血、痰浊等阻滞排卵通道时，排卵障碍，则不孕；卵子生成未受损，相关激素水平正常；因阻滞通道的病理因素不同，临床伴相应的气滞、血瘀、痰浊之象。治当理气、活血、化痰，畅通卵道。理气排卵药选入肝、肾经理气药，如九香虫、荔枝核等；活血排卵药选入肾经活血药，如牛膝、鸡血藤；化痰排卵药选入肾经化痰药，如海蛤壳、海浮石、昆布、海藻。

2）肝疏泄调经功能基团失调

月经形成功能基团包括月经生成系统、调节系统。调节系统由肝所主。肝疏泄调经功能基团由肝疏泄调节月经动力系统、结构系统组成。调节月经的内涵一是参与月经量调节，二是参与经期调节。

A. 肝疏泄调经功能动力失调

临床表现：月经量少，月经后期，情志抑郁，舌淡，脉弦。

病机：当肝气郁结或肝气虚弱，调节月经量动力不足，则月经量少；调节经期动力不足则月经延后，同时伴情志抑郁、舌淡、脉弦等肝郁之象。

治法用药：治当疏肝调经。疏肝宜选柴胡、白芍、香附；理气调经宜选香附、玫瑰花、郁金、月季花。

［附：调经药汇总

理气调经药：香附、玫瑰花、郁金、月季花。

行气散寒止经痛药：荔枝核、乌药。

温经散寒治痛经药：肉桂、吴茱萸、小茴香。

活血通经药主治血瘀所致经闭痛经：丹参、桃仁、红花、益母草、泽兰、牛膝、鸡血藤、王不留行、月季花、凌霄花、姜黄。]

当肝疏泄调节月经动力太过，则月经量多，或月经先期，伴急躁易怒、舌红、脉弦，治当清肝调经。清肝宜选栀子、黄芩。如为肝火盛引起的月经量多，应配以入肝经凉血止血药，如小蓟、大蓟、地榆、侧柏叶等。

B.肝疏泄调节月经功能基团结构异常

临床表现：月经量少，后期，甚至闭经，同时伴性情抑郁，口干，舌红少苔，脉弦细。

病机：肝疏泄调节月经功能基团结构系统由肝阴所主。当肝阴亏虚，不能濡养基团结构，调节月经精微物质减少，则出现月经量少、后期，甚至闭经；肝失疏泄，则伴性情抑郁；口干、舌红少苔、脉弦细为肝阴不足之象。

治法用药：治当疏肝养阴调经。此时阴血亏虚，疏肝宜选性平和又调经药，如香附、玫瑰花、月季花、郁金。养阴药宜选熟地黄、白芍、女贞子（墨旱莲、龟甲有收敛止血功效，此时经少，月经后期不宜用）。如经闭日久应配合活血通经药。

活血通经药：姜黄、丹参、红花、益母草、泽兰、桃仁、牛膝、鸡血藤、月季花、王不留行、凌霄花。其中丹参、益母草、凌霄花性寒不温；王不留行、牛膝、桃仁性平和，适宜阴血亏虚兼血瘀经闭者。

（二）肝藏血功能基团失调辨证论治

肝藏血功能基团可细分为贮藏血液功能基团、调节血量功能基团及止血功能基团。

1.肝贮藏血液功能基团失调

血液濡养脏腑功能要充分发挥，就必须在血行相对缓慢的环境中，这样有利于营养物质的释放吸收。如血行过快，营养物质吸收不充分，便会失去濡养功能。为此肝贮藏血液的功能就是要营造一个使在大血管中流速过快的血液降低流速，释放营养物质，濡养五脏六腑百骸的环境。该功能基团包括贮藏血液的基本结构、调节贮藏的压力。贮藏血液结构，由肝阴所主。此外，血液由大血管（大脉）流入贮藏系统，受压力调节影响血流量，当血液贮藏系统压力过大，大脉血流注入贮藏系统受阻，贮藏血流不足，就不能濡养五脏六腑。压力调节由肝气所主。血液贮藏系统压力调节分入口端压力和出口端压力。

（1）肝贮藏血液功能压力调节失调

A.肝调节贮藏血液系统入口端压力失调

临床表现：肢端皮肤苍白，可伴脏腑功能障碍表现，情志淡漠，少气懒言，舌淡，脉细弱。

病机：当肝气郁结或肝气虚弱，无力调节血液贮藏系统入口端压力，入口端压力增大，大脉血液流入血液贮藏系统受阻，肝不能贮藏血液，贮藏系统血液减少，五脏六腑失于濡养，临床见肢端皮肤苍白，严重者脏腑失于濡养，出现相应功能障碍，如肺肃降吸清气功能障碍则清气浓度降低，肾气排浊障碍则血中代谢浊物增多等。肝气郁结，肝气虚弱则情志淡漠、少气懒言；舌淡、脉弦细弱为肝郁气虚之象。大脉血流不少，大脉压力正常，此时肝郁气虚，血少不荣脏腑。

治法用药：治当疏肝补气，养血荣脏。大脉血液流入肝贮藏血液系统，气机运动是入，入口端压力增大由肝气郁结、入口端调节不舒导致，疏肝以解郁舒肝药为宜，如柴胡、香附、佛手、香橼。入肝经补气药甚少，肝肾同源，也可以选入肾经的补气药，如人参。养血荣脏应根据受损的脏腑选择相应的养血养阴药。养血药以入肝经养血药为主，如当归、熟地黄、白芍、阿胶、何首乌。

入肺经补血药：阿胶。

入肺经养阴药：沙参、百合、麦冬、天冬、玉竹、黄精。

入心经补血药：当归、何首乌、龙眼肉。

入心经补阴药：百合、麦冬、桑椹、龟甲。

入肝经补血药：白芍、熟地黄、阿胶、何首乌。

入肝经补阴药：枸杞子、墨旱莲、女贞子、桑椹、黑芝麻、龟甲、鳖甲。

入脾经补血药：当归、白芍、龙眼肉。

入脾经养阴药：黄精。

入肾经补血药：熟地黄、阿胶、何首乌。

入肾经补阴药：天冬、石斛、黄精、枸杞子、墨旱莲、女贞子、桑椹、黑芝麻、龟甲、鳖甲。

B.肝调节贮藏血液系统出口端压力失调

临床表现：四肢青紫，可伴脏腑功能障碍表现，情志淡漠，舌淡暗，脉沉涩。

病机：肝调节贮藏血液系统出口端的气机运动是出，肝疏泄条达，气机顺畅，则肝贮藏血液系统入出气机运动调节平衡，利于濡养五脏六腑。当肝调节贮藏血液的"入"气机障碍，入口端压力增大，血液流入贮血系统减少，贮藏血液系统表现为缺血现象。当肝调节贮藏血液"出"气机障碍，出口端压力增大，血液流出受阻，血液瘀积于贮藏血液系统中，脏腑营养受累，临床见四肢青紫瘀血现象；脏腑因血瘀无以濡养，出现相应功能障碍；舌淡暗、脉沉涩、情志淡漠，为肝郁血瘀气虚之象；大脉血流正常，血压可不降低。此时为肝郁气虚，肝失藏血，血瘀于细脉（微血管），血不养脏。

治法用药：治当疏肝补气，活血养血，以濡养脏腑，肝贮藏血液出口端气机运动为出，治疗应以行气活血为主，疏肝理气选活血又解郁的郁金、月季花。补气选人参、黄芪。养血重用熟地黄、白芍、阿胶等入肝经补血药。活血药应根据血瘀部位选药，可根据脏腑受损选择同入肝经及受累脏腑之经的活血药。

（2）肝贮藏血液结构异常

临床表现：微小脉管出血，口干，舌红少苔，脉弦细。

病机：肝贮血基本结构为有形之体，由肝阴所主。当肝阴亏损，无以濡养基团结构，肝贮藏血液结构异常，则引起微小脉管出血；口干、舌红少苔、脉弦细为肝阴亏虚之象。

治法用药：治当养肝阴止血。

养肝阴药：熟地黄、白芍、阿胶、何首乌、墨旱莲。其中墨旱莲养阴又止血为首选。

此时肝阴亏虚，止血药宜选性凉的凉血止血药和性平和的收敛止血药，不宜选性温的温经止血药。

2. 肝调节血量功能基团失调

该功能基团的组成包括调节血量的动力能量、基本结构、传递调节指令的精微物质。调节血量的动力能量为无形，由肝气所主，后两者为肝阴所主。当肝气郁结或肝气虚弱，调节血量动力低下，导致相应脏腑缺血，出现相应脏腑功能障碍。调节血量的基本条件一是血液的推动力，气行则血行，调节运行到各脏腑血液运行的动力由肝及相应脏腑之气决定；二是血液由脉管运血到脏腑必须保证血液的流畅；三是要保证脏腑的血供正常，肝脏的贮血系统必须有充沛的血液。血液的推动力、血液的流畅性及血容量是调节血量的基本保障。

（1）肝调节肺血流功能基团失调

肝调节肺血流功能基团能根据肺功能活动强度调节肺血流量。当肺因适应机体活动，主气吸清呼浊功能增强时，肝脏调节肺血流增加，以保证肺血液供养。该功能基团由动力能量系统、结构系统组成。动力能量由肝气所主，结构系统由肝阴所主。

A.肝调节肺血流功能基团动力失调

临床表现：气短，面色苍白，口唇色淡，乏力，情志抑郁，少气懒言，舌淡，脉弦细弱。

病机：当肝气虚弱或肝气郁结，调节肺血无力，肺血供减少，则气短；血虚不荣，则面色苍白、唇舌淡、乏力；情志抑郁、少气懒言为肝郁气虚表现。

治法用药：治当理气活血，补益肺血。理气首选入肝、肺经理气药，活血宜选入肝、肺经活血药，补血以补肺血为主。理气、活血、补血药三者比例由血液推力、流畅性、血液充盈性确定。

同入肝、肺经理气药：佛手、香橼。

入肺经理气药：陈皮、檀香、乌药、佛手、香橼、梅花、薤白。

同入肝、肺经活血药：郁金、桃仁、矮地茶（儿茶仅入肺经）。

入肺经补血药：阿胶。

对症处理气短、清气浓度降低的表现还应配合黄芪、红景天、地龙、穿山龙补气活血平喘。

B.肝调节肺血流功能基团结构异常

临床表现：气喘，面色苍白，口唇色淡，情志抑郁，口干，血中清气浓度降低，舌红少苔，脉弦细。

病机：肝调节肺血液功能基团结构异常，责之于肝阴不足，无以濡养基团结构，肝调节肺血功能障碍，肺血流减少，肺主气吸清呼浊功能障碍出现气喘、清气浓度降低；血虚则面色苍白、唇淡；肝阴亏虚则少苔、脉弦细。

治法用药：治当补肝阴活血，补益肺血以平喘升清（提升清气浓度）。补肝阴宜选白芍，活血宜选同入肝、肺经活血药，如桃仁，补肺血宜选阿胶。除此之外，还要配合应用黄芪、红景天、地龙、穿山龙，补气活血平喘对症处理气短、清气浓度下降的临床表现。

肝调节肺血流障碍，肺血流减少，影响肺通调水道，则上焦水液不下调膀胱，水聚上焦，集于胸腔，则胸腔积水；肺血减少则面色苍白、气短乏力；舌淡唇淡，脉弦细，为肝失调血、肺虚血少之证。治当理气调血，养血利水。理气以同入肝、肺经理气药，如陈皮、檀香、乌药、佛手、香橼等；调血以同入肝、肺经活血药，如桃仁、郁金；养血选熟地黄、白芍、阿胶；利水以入肺经利水药，如车前草、茯苓、薏苡仁、葫芦等。如为肝调节肺血基团结构异常导致的肺血减少、肺通调水道功能障碍，除有上述症状外，还有少苔、脉细弦之阴亏之象，治当补肝阴调血，养血利水，在上述药物的基础上配以养肝阴之药，如白芍、枸杞、熟地黄等。

（2）肝调节心脏血流功能基团失调

肝藏血，具有调节各脏腑血液分布的功能，肝调节心脏血流功能基团根据心脏功能活动、代谢所需，调节心的血液分布。肝调节心脏血流功能基团要正常发挥功能，首先需要具备调节的动力及能量，此由肝气所主；其次需要具备完成此功能的基本构造，由肝阴所主；最后调节血流还需要传达调节指令的精微物质及感知脏器功能活动代谢强弱的物质及结构，利于肝调节血流量多少，从而保证各脏腑血供平衡。传达调节指令的精微物质、感知脏器功能活动代谢强弱的精微物质及基本结构，为有形，由肝阴、心阴共同所主。感知力为无形，由肝气、心气共同所主。

A.肝调节心脏血流功能基团动力失调

临床表现：心痛时作，头昏乏力、血压低下，心悸频频，甚或心脏停搏、意识丧失，伴情志抑郁，面色苍白，口唇色淡，舌淡、脉弦细或结代。

病机：肝气虚弱，肝调节心脏血流动力能量不足，心血流分布减少，影响心主血脉功能，心不主血，推动血液无力，心脉瘀滞则心痛时作；心排血无力，则头昏乏力、血压低下；心不主脉，则心悸频频；严重者心无血供，心阳不振，鼓脉无力甚或停搏，则心脏停搏、意识丧失；肝失疏泄则表现情志抑郁；血虚则面色苍白、口舌唇淡；舌淡、脉弦细或结代为肝郁心血亏虚之象。

此外，肝调节心脏血流功能基团动力不足，只影响心主血之推血功能时，心推血功能障碍，心血瘀阻，心痛时作，同时伴情志抑郁或心情不舒、面色苍白、乏力头昏的肝郁血虚表现，舌淡暗、脉细弦或细涩。

治法用药：为保证肝调节血液分布功能正常发挥，肝藏血的贮藏池血液必须充沛；血液运行赖于气推动，气行则血行，保证血液的流畅性。因此，治疗肝调节血液失调的基本法则是补血行气活血，三者孰重孰轻，根据受损环节病因占比决定。治当理气活血养血，振阳通心。理气以入心、肝经理气药，活血以入心、肝经活血药，养血以养心血、肝血药为主，并配以瓜蒌、薤白、郁金通阳解郁。

入心经理气药：檀香、薤白。

入心、肝经活血药：延胡索、郁金、乳香、没药、丹参、川芎（入心包经）、红花、桃仁、苏木、血竭（后两味为活血疗伤药）。

入心、肝经补血药：当归、何首乌、龙眼（入心经）、熟地黄（入肝经）。

B. 肝调节心脏血流功能基团结构异常

临床表现：时作心痛，心情不舒，唇淡面白，舌淡暗无苔或少苔，脉细弦。

病机：肝调节心血基团结构异常或调节指令精微物质缺乏，导致心主血之推血运血功能障碍，心血瘀阻，则时作心痛；肝失疏泄则心情不舒；心血亏虚则唇淡面白；舌淡暗无苔或少苔，脉细弦为肝郁兼心肝阴虚、血虚之象。

治法用药：治当养阴补血，理气活血以通心脉。理气以入心、肝经理气药，活血以入心、肝经活血药，养血以养心血、肝血药为主，并配以瓜蒌、薤白、郁金通阳解郁。在此治疗基础上加入补肝阴、心阴之药。补肝阴药，如熟地黄、白芍、女贞子、枸杞、墨旱莲、桑椹、龟甲等；补心阴药，如麦冬、桑椹、龟甲等。

此外，应注意肝调节心脏血流功能基团失调影响心主血之排血功能、起搏鼓脉功能，临床病症危重。

a. 肝调节心血动力不足影响心主血之排血功能

临床表现：头昏乏力，四肢冰冷，脉管压力降低，情志不舒，可伴脏腑血运障碍表现，如气短，清气浓度下降或少尿，舌淡，脉沉弦弱。

病机：肝调节心血动力能量不足，导致心主血之排血功能障碍，则头昏乏力、四肢冰冷、脉管压力降低；甚者心排血不足，导致脏腑血运障碍，如肺血不足，主呼吸之吸清气功能受损则气短、清气浓度下降；肾血不足，主水障碍则少尿；肝失疏泄则情志不舒；舌淡、脉沉弦弱为肝郁心血亏损之象。

治法用药：此时心排血障碍，脏腑机体血供不足，危及生命是主要矛盾，治当振阳排血，回阳救逆，兼解郁活血补血，以四逆汤加人参50克、黄芪30克、熟地黄30克、白芍20克、当归15克、郁金12克（主治神经源性休克）。

b. 肝调节心血动力不足，影响心主血脉之起搏鼓脉功能

临床表现：意识丧失，四肢冰冷，清气浓度下降，浊气浓度升高，二便失禁，舌淡，无脉。

病机：肝调节心血动力不足，心脏血供骤减，心主血脉之起搏鼓脉功能障碍，心起搏失能，五脏六腑及脑之元神失养，则意识丧失，四肢冰冷；肺失血

养，吸清吐浊无能则清气浓度下降，浊气浓度升高；肾失血养，固摄无力，则二便失禁；脑失血养，元神不固则意识丧失。

治法用药：心不搏血，元神不固是主要矛盾，治当振奋心阳，醒脑摄元。振奋心阳重用人参、附子、干姜。醒脑摄元宜选麝香（0.1～0.3克，入丸散）、冰片（0.15～0.5克，入丸散）、苏合香（0.3～2克，入丸散）配以郁金解郁调血。

如果因肝调节心血功能结构异常或传达调节指令精微物质缺乏，导致心排血或起搏鼓脉障碍，应在上述治疗的基础上加五味子、麦冬、白芍补益心阴、肝阴。

c.肝调节心血动力不足影响心藏神功能

临床表现：失眠，心神不宁，多梦，情志不舒，唇淡面白，头昏乏力，舌淡，脉细弦。

病机：肝调节心脏血流功能基团动力不足，心血失养，影响心藏神功能，心不藏神，则失眠、心神不宁、多梦；肝失疏泄则伴情志不舒；心血亏虚则唇淡面白、头昏乏力；舌淡、脉细弦为肝郁心血虚之象。

治法用药：治当理气活血，养血安神。理气宜选郁金、佛手、香附等疏肝解郁理气药；活血宜选清心除烦活血的丹参、郁金；补血宜选夜交藤、当归、龙眼、大枣、白芍，补血又安神；安神宜选养心安神之药，如酸枣仁、柏子仁、首乌藤、合欢皮等。

d.肝调节心血基团结构异常影响心藏神功能

临床表现：失眠多梦，心神不宁，情志不舒，唇淡面白，头昏乏力，舌淡少苔或无苔，脉弦细。

病机：肝调节心脏血流基团结构异常，或传达调节指令物质减少，致心脏血流分布减少，影响心藏神功能，心失藏神，则失眠多梦、心神不宁；肝失疏泄则伴情志不舒；心血亏虚则面色苍白、头昏乏力；舌淡少苔或无苔、脉弦细为肝郁血虚阴亏之象。

治法用药：治当理气调血，补血养阴安神。理气宜选郁金、佛手、香附疏肝解郁理气；活血宜选清心除烦活血的丹参、郁金；补血宜选夜交藤、当归、龙眼、大枣、白芍；安神宜选养心安神之药，如酸枣仁、柏子仁、首乌藤、合欢皮等。在此治疗基础上以白芍养肝阴，以百合、麦冬、五味子养心阴又安神。

（3）肝调节脾血流功能基团失调

肝藏血，具有调节五脏六腑血液分配的功能。肝调节脾的血流分布，从而保证脾的正常血供。肝调节脾血流功能基团由调节动力能量系统、基本结构、传达调节指令精微物质组成。调节动力能量系统由肝气所主；基本结构及传达调节指令的基本物质由肝阴所主。

A.肝调节脾血流动力不足影响脾运化水谷精微功能

临床表现：纳食减少，大便稀溏，情志不舒，面色苍白，舌淡苔腻，脉弦细弱。

病机：当肝调节脾血流动力能量不足，调节脾的血流减少，脾失血养，当影响脾主运化水谷精微功能时，脾运化水谷精微失常，则纳食减少，大便稀溏。肝失疏泄则伴情志不舒；血虚则面色苍白；舌淡苔腻、脉弦细弱为肝郁血虚之象。

治法用药：治当理气调血，补血健脾。理气以入肝、脾经理气药，首选香附、佛手；调血以入肝、脾经活血药，首选延胡索、姜黄、降香、泽兰；补血以入肝、脾补血药，首选白芍、当归。

入肝、脾经理气药有香附、佛手、香橼、九香虫、玫瑰花等。

入肝、脾经活血药有延胡索、姜黄、乳香、没药、降香、泽兰、苏木、刘寄奴、莪术、三棱等。

入肝、脾经补血药：白芍、当归、大枣（气血两补）。

健脾宜选党参、白术、山药、茯苓、薏苡仁等。

入肝、脾经活血又补血药首选当归；补脾气活血宜选沙棘。

B.肝调节脾血流动力不足影响脾运化水液功能

临床表现：四肢水肿，大便溏泻，情志不舒，面色苍白，唇淡舌淡，脉弦细。

病机：当肝气虚弱调节脾血流功能基团动力不足，脾血流供养减少，影响脾主运化之运化水液功能，脾运化水液功能障碍则四肢水肿、大便溏泻；肝失疏泄则伴情志不舒；血虚则面色苍白、唇淡舌淡；脉弦细为肝郁血虚之象。

治法用药：治当理气调血，补血健脾，利水消肿。理气以香附，调血以郁金、当归，补血以熟地黄、白芍、当归等，利水以茯苓、薏苡仁、冬瓜皮等入脾经利水消肿药。

C.肝调节脾血流动力不足影响脾统血功能

临床表现：呕血，便血，皮下出血，乏力，少食，便溏，情志不舒，面色苍白，头昏，唇淡，舌淡，脉弦细。

病机：当肝调节脾血流功能基团动力不足，脾血液供养减少，影响脾统血功能，脾失统血则出现各种出血，如呕血、便血、皮下出血；脾虚不运则伴乏力少食、便溏；肝失疏泄则伴情志不舒；血虚失养则面色苍白、头昏唇淡；舌淡、脉弦细为肝郁血虚之象。

治法用药：治当疏肝调血，补血健脾止血。此时有出血症状，理气活血不适于应用，疏肝调血以柴胡、白芍为宜；补血以熟地黄、阿胶、大枣为宜；健脾以党参、白术、山药为宜；止血宜温经止血（艾叶、炮姜、灶心土）及收敛止血（白及、仙鹤草、紫珠叶、棕榈炭、血余炭、藕节）。

肝调节脾血流基团结构异常或传达调节指令精微物质不足，导致脾血流供养减少，引起脾运化、统血功能失调，治疗应在上述治法基础上配以补肝阴药，重用养肝阴的白芍、枸杞、墨旱莲、女贞子、桑椹等。

（4）肝调节肾血流功能基团失调

肝调节肾血流基团，具有根据肾生理功能代谢状况调节肾血流供养功能，利于肾生理功能正常发挥。肝调节肾血流基团由动力能量系统即调节动力、基本结构及传达调节指令精微物质构成。动力能量由肝气所主；基本结构和传达指令精微物质由肝阴所主。

1）影响肾藏精功能

A. 影响肾藏精之化生五脏先天之精功能

当肝气虚弱，调节肾血流动力不足，肾血流供养减少，影响肾藏精之化生五脏先天之精功能时，肾化生五脏先天之精功能障碍，出现肝郁血虚、肾虚及相关联的脏腑亏虚的临床表现。

a. 肾化生肺先天之精不足

临床表现：情志不舒，面色苍白，头昏乏力，畏寒肢冷，腰膝酸软，气短，易感冒，咳嗽声怯，舌淡脉沉弦。

病机：肝调节肾血流动力不足，肾血流减少，导致肾化生肺先天之精不足时，出现气短、易感冒、咳嗽声怯等肺虚表现；肝失疏泄则情志不舒；血虚失养则面色苍白、头昏乏力；肾阳亏虚则畏寒肢冷、腰膝酸软；舌淡、脉沉弦为肝郁肾虚之象。

治法用药：治当理气调血，养血补肾益肺。理气宜选入肝、肾经理气药，如沉香、乌药、荔枝核、九香虫、刀豆等。调血宜选入肝、肾经活血药，如牛膝、鸡血藤等。养血宜选熟地黄、白芍、何首乌、阿胶等。补肾益肺宜选入肺、肾经补虚药。

入肺、肾经补气药：人参、西洋参、山药、刺五加。

入肺、肾经补阳药：紫河车、核桃仁、冬虫夏草、紫石英、哈蟆油、蛤蚧（补骨脂入肾经不入肺经，但有纳肾平喘之功）。

入肺、肾经补阴药：天冬、黄精。

由基本结构异常及传达指令精微物质减少导致者，应从阴论治，在上述治疗的基础上配以补肝阴、肾阴。

b.肾化生脾先天之精不足

临床表现：情志不舒，面色苍白，头昏乏力，畏寒肢冷，腰膝酸软，纳食减少，便溏泄泻，舌淡，脉沉弦。

病机：肝调节肾血流动力不足，肾血流减少，导致肾化生脾先天之精不足时，脾虚失运则纳食减少、便溏泄泻；肝失疏泄则见情志不舒；血虚失养则面色苍白、头昏乏力；肾阳虚则畏寒肢冷、腰膝酸软；舌淡、脉沉弦为肝郁肾虚之象。

治法用药：治当理气调血，养血补肾健脾。理气宜选入肝、肾经理气药，如沉香、乌药、荔枝核、刀豆等。调血宜选入肝、肾经活血药，如牛膝、鸡血藤等。养血宜选熟地黄、当归、白芍、何首乌等。补肾健脾宜选入脾、肾经补虚药。

入脾、肾经补气药：人参、山药、刺五加。

入脾、肾经补阳药：仙茅、补骨脂、益智仁、菟丝子。

入脾、肾经补阴药：黄精、石斛（入肾、胃经）。

由基本结构异常及传达指令精微物质减少导致者，应从阴论治，在上述治疗的基础上配以补肝阴、肾阴。

c.肾化生心先天之精不足

临床表现：心悸气短或失眠多梦，情志不舒，面色苍白、头昏乏力，畏寒肢冷，腰膝酸软，舌淡，脉沉弦。

病机：肝调节肾血流动力不足，肾血流减少，导致肾藏精化生心先天之精不足时，心气亏虚，则心悸气短或失眠多梦。肝失疏泄则见情志不舒；血虚失养则面色苍白、头昏乏力；肾阳虚则畏寒肢冷、腰膝酸软；舌淡脉沉弦为肝郁肾虚之象。

治法用药：治当理气调血，养血补肾，补心安神。理气宜选入肝、肾经理气药。调血宜选入肝、肾经活血药。养血宜选熟地黄、白芍、当归、龙眼、何首乌等。补肾养心宜选入心、肾经补虚药。

入心、肾经补气药：人参、西洋参、刺五加。

入心、肾经补阳药：紫石英。

入心、肾经温心阳、肾阳药：肉桂、附子、干姜。

入心、肾补阴药：桑椹、龟甲。

由基本结构异常及传达指令精微物质减少导致者，应从阴论治，在上述治疗的基础上配以补肝阴、肾阴。

B.影响肾藏精主生殖之精功能

临床表现：男不育或阳痿不举，女子不孕，情志不舒，面色苍白，头昏乏力，唇淡，畏寒肢冷，腰膝酸软，舌淡，脉沉弦。

病机：肝调节肾血流动力不足，肾血流减少，影响肾藏精主生殖之精功能时，生殖之精生成减少，则男不育或阳痿不举、女子不孕；肝失疏泄则见情志不舒；血虚失养则面色苍白、头昏乏力；肾阳虚则畏寒肢冷、腰膝酸软；舌淡、脉沉弦为肝郁肾虚之象。

治法用药：治当理气调血，养血补肾生精。理气宜选入肝、肾经理气药，如九香虫、刀豆等。调血宜选入肝、肾经活血药，如牛膝、鸡血藤等。养血宜选熟地黄、白芍、何首乌。

［附：补肾生精壮骨药汇总

补肾生精药：鹿茸、紫河车、淫羊藿、巴戟天、仙茅、胡芦巴、肉苁蓉、锁阳、菟丝子、韭菜子、阳起石、海狗肾、海马等。

补肾生精主治宫冷不孕药：鹿茸、紫河车、巴戟天、紫石英。

补肾生精主治精少不育药：海狗肾。

补肾壮骨主治肾虚、腰膝关节疼痛药：鹿茸、淫羊藿、巴戟天、仙茅、杜仲、续断、龟甲、牛膝、骨碎补。

其他祛风湿又补肾强筋骨药：五加皮、桑寄生、狗脊、千年健、雪莲花。］

C.影响肾藏精主骨功能

临床表现：幼儿骨骼发育不良，腰膝酸软疼痛，关节疼痛，情志不舒，面色苍白，头晕乏力，唇淡，畏寒肢冷，舌淡，脉沉弦。

病机：肝调节肾血流动力不足，肾血流减少，影响肾藏精之骨生长发育及代谢时，则幼儿骨骼发育不良、腰膝酸软疼痛、关节疼痛；肝失疏泄则见情志不舒；血虚失养则面色苍白、头昏乏力；肾阳虚则畏寒肢冷；舌淡、脉沉弦为肝郁肾虚之象。

治法用药：治当理气调血，补肾壮骨。理气宜选入肝、肾经理气药，调血宜选入肝、肾经活血药，补肾壮骨宜选巴戟天、杜仲、续断等。

D. 影响肾藏精主毛发功能

临床表现：毛发稀疏、脱落，情志不舒，面色苍白，唇淡头昏，畏寒肢冷，舌淡，脉沉弦。

病机：肝调节肾血流动力不足，肾血流减少，影响肾藏精之主毛发功能时，临床上出现毛发稀疏、脱落。肝失疏泄则情志不舒；血虚失养则面色苍白、唇淡头昏；肾阳虚则畏寒肢冷；舌淡、脉沉弦为肝郁肾虚之象。

治法用药：治当理气调血养血补肾生发。理气宜选入肝、肾经理气药，如九香虫、刀豆等；调血药宜选入肝、肾经活血药，如牛膝、鸡血藤、骨碎补等；补肾生发宜选何首乌、墨旱莲、女贞子、桑椹、黑芝麻等；养血宜选熟地黄、当归、白芍、何首乌等。

2）影响肾主水功能

临床表现：四肢水肿，小便量少，情志不舒，面色苍白，唇淡头昏，畏寒肢冷，舌淡，脉沉弦细。

病机：肝调节肾血流动力不足，肾血流减少影响肾主水之参与津液代谢功能时，肾的蒸腾气化、温煦推动水液失常，则出现四肢水肿、畏寒肢冷等肾阳虚水泛滥之症状；肝失疏泄则情志不舒；血虚失养则面色苍白、唇淡头昏；肾阳虚则畏寒肢冷；舌淡、脉沉弦细为肝郁肾虚之象。

治法用药：治当理气调血，养血温阳化水。理气宜选入肝、肾经理气药或行气利水药，如九香虫、刀豆或大腹皮、槟榔。调血宜选入肝、肾经活血药，如牛膝、鸡血藤等。活血利水宜选泽兰、益母草、牛膝等。养血宜选熟地黄、当归、白芍、何首乌等。温肾阳利水宜选干姜、肉桂、附子、泽泻、猪苓等。

3）影响肾纳气功能

临床表现：呼吸浅快，呼多吸少，情志不舒，面色苍白，唇淡头昏，畏寒肢冷，舌淡，脉沉弦细。

病机：肝调节肾血流动力不足，肾血流减少，影响肾纳气功能，肾不纳气则出现呼吸浅快、呼多吸少症状；肝失疏泄则情志不舒；血虚失养则面色苍白、唇淡头昏；肾阳虚则畏寒肢冷；舌淡、脉沉弦细为肝郁肾虚之象。

治法用药：治疗应理气调血，养血补肾纳气。理气宜选乌药、沉香；调血宜选牛膝、鸡血藤；养血宜选熟地黄、当归、白芍；补肾纳气药宜选补骨脂、紫石英、蛤蚧、紫河车、沉香等。

肝调节肾血流功能基团结构异常或传达调节指令精微物质不足，导致肾血流减少，引起肾的藏精、主水、纳气功能障碍，治疗应养肝阴调血，养血补肾。

肝调节各脏腑的血量，保障了各脏腑血供，病理上表现为肝调血不足，各脏腑血虚失养，治当补肝调血养脏，首选入肝经及相应脏腑归经的补血药。另外，肝调血过度，脏腑血流过旺甚至产生脏腑血瘀成积，治当疏肝活血，散脏腑瘀结，首选入肝经及相应脏腑归经的理气药、活血散结药。

［附：入肝经及相应脏腑归经的理气药、活血散结药汇总

入肝、肺经理气药：佛手、香橼、梅花（化痰散结）。

入肝、肺经活血化瘀药：郁金、桃仁（入大肠经）。

入肝、脾经理气药：香附、佛手、香橼、玫瑰花、九香虫。

入肝、脾经活血药：延胡索、姜黄、乳香、没药、泽兰、马钱子（大毒，0.3～0.6克，入丸散）、苏木、刘寄奴、莪术、三棱（后二味为破血消癥药）。

同入肝、心经理气药甚少，入心经理气药：檀香（后下）、薤白。

入肝、心经活血化瘀药（活血止痛）：川芎（入心包经）、延胡索、郁金、乳香、没药。活血调经药：丹参、红花、桃仁、益母草（入心包经）、凌霄花（入心包经）。活血疗伤药：苏木、血竭（研末服）、刘寄奴。

入肝、胃经理气药：青皮、佛手、梅花、娑罗子。

入肝、胃经活血化瘀药：莪术（入肝、脾经）、三棱（入肝、脾经）、王不留行、斑蝥。

同入肝、大肠经理气药甚少，入大肠经理气药：木香、薤白、大腹皮。

入肝、大肠经活血化瘀药：桃仁。

入肝、肾经理气药：荔枝核、九香虫。其他入肾经理气药有沉香、乌药。

入肝、肾经活血药：牛膝、鸡血藤、骨碎补、斑蝥（大毒，0.03～0.06克，炮制入丸散）。

肝主气，心主血，理气药入肝经多，活血药入心经多。

入肝、小肠经理气药：川楝子（小毒）、大腹皮、木香（入三焦经）、香附（入三焦经）。

入肝、膀胱经理气药：川楝子。

入肝、膀胱经活血药：益母草。

入肝、女子胞活血药：益母草。]

3. 肝止血功能基团失调

肝止血功能基团由摄血止血动力能量系统、基团基本结构、参与凝血止血精微物质组成。肝的止血依赖于肝阴的凝敛，其次依赖于肝的气机疏泄调节，维持血液循血脉运行，不溢脉外。肝摄血止血动力主要是肝阴的凝敛力，以及调节行血气机方向的调节力。

（1）肝阴亏虚，凝血无力

临床表现：咯血、呕血、便血等各部位出血，口干，头昏乏力，舌红少苔，脉弦细。

病机：肝阴亏虚，肝阴不足，凝敛血液无力，血行脉外，则引起各种出血；肝阴不足，则口干、头昏乏力；舌红少苔、脉弦细为肝阴不足之象。

与现代医学联系：肝止血功能基团的失调有凝血止血精微物质不足，临床多有凝血相关因子减少、凝血功能障碍。

治法用药：治当补益肝阴，凝血止血。补肝阴宜选白芍、墨旱莲、桑椹等性甘味酸收敛养阴药，止血宜选收敛止血药，如白芍、仙鹤草、紫珠叶、棕榈炭、血余炭、藕节等。

（2）肝气逆乱，血溢脉外

肝主疏泄，具有调节行血气机的功能，气机方向向脉内，使血不外溢。肝气逆乱，行血气机的功能失调，则血溢脉外。

临床表现：咯血、呕血、便血等各部位出血，烦躁易怒，口干苦，舌红苔黄，脉弦数。

病机：肝失疏泄，肝气逆乱，调节行血气机紊乱，行血气机功能失调，则血溢脉外；肝失疏泄，肝火亢盛，则烦躁易怒、口干苦、舌红苔黄、脉弦数。

治法用药：治当清肝顺气，凉血止血。清肝宜选栀子、黄芩、青黛、龙胆等。顺气宜选柴胡、白芍等性平和之品，忌辛散走行的理气药，以免加重出血。凉血止血宜选白茅根、大蓟、小蓟、侧柏叶等。

五、肾功能基团失调辨证论治

肾为先天之本，生理功能为主藏精、主水、主纳气。肾由主藏精功能基团、主水功能基团、主纳气功能基团构成。

（一）肾主藏精功能基团失调辨证论治

肾藏精主要生理功能表现：①主生长发育和生殖；②为脏腑之本；③主生髓化血；④主抗御外邪。

1. 肾主生长发育和生殖之精功能基团失调

肾精、肾气对人体的生长发育及生殖起着重大作用。肾精是生成生长发育物质基础的先天之精，脾是其合成的后天之本，肾气是合成生长发育、生殖之精的动力源泉。各种精的合成一方面需要物质基础；另一方面需要合成的动力。生长发育之精的合成取决于先天之精（肾精）、脾后天给养、肾气合成的动力（合成的能量）。在辨证生长发育之精失常时，应辨清三者受损程度占比，如儿童发育延迟，但平素能食、大便调、精神可，无脾气亏虚，提示生长发育障碍主要责之于肾精亏虚，治当以补肾精为主，健脾补肾气为辅。如儿童发育延迟，平素少食泄泻，神差少动，应责之肾精、肾气、脾气亏虚，治当益肾气、补肾精、健脾气，三者并重。成年人生殖之精失常辨证同理。

（1）肾藏精主骨发育系统

肾藏精主骨发育系统功能主要为促进躯干骨骼生长，增强骨密度。其由动力能量基团、基础结构及骨发育所需精微物质组成。功能失常则表现为骨骼发育迟缓，骨密质疏松之肾精亏虚骨发育低下征象。此外，功能失常病理状态也可表现为发育过盛之巨人症，骨密质过早增强、增多的骨钙化症。

A. 骨骼生长发育迟缓

临床表现：躯干骨骼发育迟缓，形体低矮，幼儿体重不达标，或小便赤、舌淡红少苔、脉细弱，或小便清长、舌淡、脉沉。

病机：骨骼生长发育迟缓主要由肾主骨、生骨、养骨之精，以及肾主骨之肾气亏虚引起，临床表现为躯干骨骼发育迟缓、形体低矮、体重不达标。以肾阴精亏虚为主者，则舌淡红少苔、脉细弱、小便赤；以肾气亏虚为主者，则舌淡、脉沉，小便清长。

治法用药：肾精是物质基础、原料（属有形为阴精所主），肾气是将物质基础、原料化生为骨的动力，脾为后天之本，在临床辨证治疗中要分清患者是以肾精亏为主还是以肾气亏为主及脾虚程度，以便合理调整补肾精、补肾气、健脾力度。肾阴精亏虚为主者，治当以补肾精为主，兼补气稍佐补脾；肾气亏虚为主者，治当以补肾气为主，兼补肾阴稍佐补脾。

补肾精强筋骨药：熟地黄、龟甲、墨旱莲、女贞子、山茱萸、黄精配合桑寄生、狗脊、五加皮、牛膝。

补肾阳强筋骨药：杜仲、续断、巴戟天、仙茅、淫羊藿、鹿茸。

补脾又补肾宜选人参、山药、五加皮。如果幼儿平素易腹泻应加白术、太子参加强补脾之力。

与现代医学联系：由于肾精是物质基础，由生长相关激素或相关基因缺失所致生长发育障碍，应补阴精为主，无相关激素、基因缺失应以补肾气为主。

B.骨骼发育过盛

功能失常一方面表现为功能低下；另一方面表现为功能亢进及与他脏功能协调失常。

临床表现：幼儿骨骼发育过度，骨骼发育相较于年龄发育过快，口干尿赤，舌红，脉数或实。

病机：主骨发育动力能量过度或精微物质过多，骨骼发育过盛，则幼儿骨骼发育过度；口干尿赤、舌红、脉数或实为肾气、肾火过旺之象。

与现代医学联系：与骨发育的相关激素水平增高，临床表现为巨人症、发育早熟等。

治法用药：治当泄肾（清肾）抑骨。

宜选入肾经清热药：寒水石、知母、黄柏、生地黄、玄参、丹皮、白薇、地骨皮。泄肾热以生地黄、知母、黄柏、丹皮为佳。

C.骨质密度过疏

骨发育一方面表现为骨骼纵向生长发育；另一方面表现在骨质发育，骨骼纵向生长发育异常多见于儿童，骨质密度发育过疏多见于老年人。

临床表现：骨痛，骨脆易折，舌淡，脉沉或舌红少苔，脉细沉。

病机：肾主骨发育的动力能量低下或肾主骨发育基团结构异常或肾主骨发育所需的精微物质减少，骨密质强度减退，则见骨痛、骨脆易折；肾气亏虚则舌淡、脉沉，肾阴亏虚则舌红少苔、脉细沉。

与现代医学联系：现代影像检查显示骨质疏松征象，更具有诊断价值。

治法用药：治当补肾强骨，应同时与补肾精、补肾阳、补脾联合治疗，既要顾及物质基础肾精（阴）、合成动力能量，又要考虑后天脾。孰重孰轻，根据临床辨证确定，舌红少苔，脉细弱，相关激素水平低，以补肾精为主，兼顾补肾阳、健脾；肢冷畏寒、舌淡脉沉，相关激素水平正常，以补肾阳为主，兼补肾精，健脾为辅。除此应在补肾精、补肾阳、健脾的基础上加用强筋壮骨之品。

补肾气、补肾阳又强筋骨药物：刺五加、鹿茸、淫羊藿、巴戟天、仙茅、杜仲、续断。

补肾精又强筋骨药物：何首乌、龟甲，此外还有熟地黄、黄精、墨旱莲、女贞子。

补肝肾祛风湿强筋骨药：五加皮（辛苦温）、狗脊（苦甘温）、千年健（苦辛温）、雪莲花（甘温）（此四味性温，补阳强骨），桑寄生（甘平，补阴强骨）。

活血续筋接骨药也有增强骨密质作用：自然铜（3～9克，多入丸散，入前宜先煎，孕妇慎用，不宜久服）、骨碎补。

D. 骨质密度增生过强

临床表现：青壮年，少年骨质增生，骨钙化，舌红，脉实或数。

病机：肾主骨发育的动力能量过强或肾主骨发育所需的精微物质过多，骨质密度增生过强，故青壮年、少年早期出现骨质增生、骨钙化；舌红、脉实或数为肾气、肾火过旺之象。

治法用药：治当清肾抑骨增生。清肾泻火药有生地黄、知母、黄柏、丹皮等。

（2）肾藏精主毛发功能基团失调

肾为先天之本，主人体毛发生长代谢，肾阴精是毛发生长所需物质基础（原料），肾气、肾阳是将物质原料转化合成为毛发的动力能量，此外毛发生长也依赖脾所提供的后天之精。毛发生长系统异常表现为毛发稀少、须发早白、多毛早熟。

A. 毛发稀少

儿童应注意有肾精不足、肾气亏虚、脾气亏虚之分，成年人应注意虚火灼精、脾气亏虚、房劳精亏，老年人应注意肾精、肾气亏虚兼脾气亏虚。舌红少苔、脉细，相关激素水平、基因表达不足提示物质原料不足，应以补肾阴精为主，兼补肾气健脾。畏寒肢冷，小便清长，舌淡脉沉，相关激素水平、基因表达正常，提示多为合成的动力、能量不足，应以补肾气、肾阳为主，兼补肾阴健脾。若幼儿厌食腹泻，毛发稀疏应以健脾为主，兼补肾阴、肾阳。

此外，成年人毛发稀少多为火灼精亏、房劳精亏，少部分为脾气亏虚。

补肾精生发药：熟地黄、何首乌（长期服用伤肝）、女贞子、桑椹、黑芝麻、黄精、墨旱莲。

治血热脱发、须发早白药：侧柏叶。

毛发稀少，过早须白应以补肾阴精为主，此多为物质基础原料不足、生发缺料所致，在兼补肾气、肾阳之生发动力能量时，不宜太过辛温辛热（如肉桂、附子），以免温热耗精，宜选甘温性缓、既温肾又补精之品。此外还应注意兼补后天。

温肾又补肾精药：紫河车、肉苁蓉、锁阳、蛤蚧、冬虫夏草、哈蟆油、菟丝子（后四味性平不易伤精）。

脾肾两补的补气药：山药、刺五加、人参、莲子、芡实。

脾肾两补的补阳药：补骨脂、益智仁、菟丝子。

脾肾两补的补阴药：天冬、石斛、黄精。

成人毛发稀少，过早须白应注意火灼肾精，精不生发或精不黑发。火有虚火耗精、实火灼精，虚火耗精为肾阴亏虚，肾水不制心火，心火上灼，毛发焦枯稀少，失眠多梦（心火扰神），腰膝酸软，舌红少苔，脉细或数，治当滋阴清火。滋阴当补肾阴为主兼顾心阴（心阴有安神养血之功），宜选同入心、肾经补阴药；清火当清肾心火为主兼顾肾虚火，宜选清心肾虚火之药。耗精为肾之虚火所致，焦发为心火上灼所致。

同入心、肾经补阴药：桑椹、龟甲、五味子、柏子仁、灵芝、远志（后三味养心安神药）。

补心阴药：首选百合、麦冬；其次选桑椹、龟甲、五味子；再次选养心安神药酸枣仁、柏子仁、灵芝、首乌藤、远志（胃溃疡、胃炎慎用）。

清心肾虚火之药：生地黄、知母、牡丹皮。

入肾经清虚热药：生地黄、知母、地骨皮、白薇。

治阴精亏虚须发早白药：熟地黄、何首乌、黄精、墨旱莲、女贞子、桑椹、黑芝麻。

此时肾阴精亏虚在下，清心火不宜选苦寒之栀子、黄连及伤阴之竹叶等清心实火之品，应选清虚火不伤阴之生地黄、知母，如发少发白，伴心悸失眠多梦者可以用重镇安神降心火药，如磁石、龙骨。此外，还可选用百合、麦冬，配以补肾精生发药。

实火灼精主要责之于肝，肝肾同源，肝火亢盛，乙癸同源肝火必灼精耗液，致肾精亏耗，临床表现为性情急躁或焦虑过度，精神压力过大，近期脱发须白，舌红脉弦或弦细者，治当疏肝解郁，清热不宜太苦寒，以免伤精耗液。

入肝、肾经清热不伤阴药：生地黄、丹皮、地骨皮、白薇。

疏肝不伤阴药：首选白芍，其次选梅花、玫瑰花。

B. 须发早白

病因病机同毛发稀少，一为肾精亏虚，须发失养，治当补肾阴精为主，兼补肾气健脾，用药同毛发稀少；二为肝肾阴虚，虚火灼精，治当滋阴降火，养精黑发；三为肾阴亏于下，肾水不制心火，心火上灼毛发，则毛发焦枯早白，治当滋肾阴清心火，用药注意事项同毛发稀少。此外，肝失疏泄，郁而生火，肝火亢盛，肝肾同源，肝灼精，也可致须发早白，治当清肝解郁，养精黑发，用药注意事项同毛发稀少。

C. 多毛早熟

肾主发，肾精是毛发生长的物质基础（原料），肾气将生毛发之肾精转化、化生为毛发的动力能量。当生发之肾精过多，化生毛发之肾气过强则出现多毛、少年胡须早生、早熟表现，如舌红少苔，相关激素基因水平表达过高，为生毛发之精过多，治当泻肾精；如舌红，相关激素基因水平表达无异常，则为生毛发肾气过旺，治当清泻肾火，应选入肾经清热泻火药。

［附：入肾经清热药汇总

入肾经清热泻火药：寒水石、知母。

入肾经清热燥湿药：黄柏、苦参（入膀胱经）。

入肾经清热解毒药：较少，入膀胱经有四季青、穿心莲。

入肾经清热凉血药：生地黄、玄参、牡丹皮。

入肾经清虚热药：白薇、地骨皮。

泻肾精相火药：泽泻。］

（3）肾藏精主生殖系统功能基团失调

肾藏精主生殖系统是指肾生殖之精及肾主生殖的肾气、肾阳具有调节主管女子月经、孕子及男子阴茎勃起、固精生育的功能，在病理状态表现为女子月经失调、不孕，男性表现为阳痿、早泄遗精、不育。在调节主管女子月事方面有肝、脾、心的配合，在女子月经、孕子方面肾还依赖冲脉、任脉、女子胞。

1）阴茎勃起功能基团失调

男子阴茎勃起系统以肾气、肾阳为主要动力，其次与肝气疏通、阴器气血充沛有关系。病理状态表现一为阳痿不举：肾阳亏虚，肝郁气血不畅；二为阳强不软：多为肝肾火旺。

A. 肾阳亏虚，阳痿不举

肾为先天之本，开窍于耳及二阴，男子阴茎勃起主要依赖于肾气、肾阳，为勃起动力，肾阴精是阴器勃起所需物质基础，无形动力能量为阳，有形物质为阴，阴器不举，多以肾阳亏虚为主，治当温肾壮阳，但是动力能量产生也有赖于阴精，治疗时应佐以补肾阴、肾精，即所谓阴中求阳。

温肾壮阳治阳痿不举药：鹿茸（冲服）、海狗肾（研末）、海龙、海马、黄狗肾（研末冲服）、阳起石、韭菜子、锁阳、补骨脂、肉苁蓉、胡芦巴、仙茅、巴戟天、淫羊藿、肉桂（后下或研末冲服）、九香虫。

补阴又补阳治阳痿药：紫河车、菟丝子、肉苁蓉。

阴茎勃起除了依赖肾阳的动力，还需要气血运行通畅，治肾亏阳痿应配以少许入肾经行气活血药。

入肾经理气药：沉香（后下）、乌药、荔枝核、九香虫（温肾行气治阳痿）、刀豆。

入肾经活血祛瘀药：牛膝、鸡血藤、骨碎补。

雄激素水平低、舌红少苔之阳痿应补肾精、肾阳。

B. 肝郁气血不畅，阳痿不举

肾开窍于二阴，阴茎勃起依赖于肾气、肾阳的能量，也需要肾阴精物质滋养及气血通畅。肝主疏泄，气机顺畅，气血通畅是各器官脏器功能正常的保证之一。详见肝疏泄调节阴器勃起功能基团失调章节。

C. 阳强不软

多为肝肾火旺所致，治当清泻相火，药有泽泻、生地黄、牡丹皮。

2）男子生精固精功能基团失调

肾为先天之本，肾阴精是生成男子生育之精的物质原料，脾为生精的后天之本，肾阳、肾气是将阴精化生为生育之精的能量动力，当肾阴精充沛，脾后天化生有源，肾气、肾阳合成固摄动力能量充足则维持了正常生育、固精功能。病理状态表现为精亏不育、固精失调。

A. 精亏不育（生精系统障碍分阴虚、阳虚）

男子生育之精的合成首先需要肾先天之阴精（物质原料）充足，其次是将阴精化生为生育之精的能量动力即肾气、肾阳充沛，最后生育之精也赖于后天之脾补养，为此治疗男子不育之精亏不育时，应分清是以阴精亏虚为主还是阳虚为主。阴精亏虚为主者表现为男子不育、少苔脉细，精子量不足，治当滋补肾阴为主，兼补阳健脾，左归丸加减。男子不育、舌淡脉沉、精子数正常但活动低下，治当以补肾阳为主，兼补肾阴健脾，右归丸加减。

左归丸：熟地黄、山药、山茱萸、菟丝子、枸杞子、鹿角胶、龟甲胶、牛膝。

右归丸：熟地黄、山药、山茱萸、菟丝子、枸杞子、鹿角胶、杜仲、附子、肉桂、当归。

补肾阴生精药：熟地黄、山茱萸、枸杞。

补肾阳益精血（阴阳两补药）：鹿角胶、紫河车、肉苁蓉、锁阳。

温肾壮阳药：韭菜子、阳起石、海狗肾、海马、黄狗肾、海龙、锁阳、仙茅、巴戟天、淫羊藿、胡芦巴、肉桂、附子。

脾肾两补药：山药、刺五加、人参、芡实、莲子。

生精系统：包含合成（生成）精的物质原料——肾阴精，化生生育之精的能量动力——肾阳、肾气，生精系统功能失调表现为生育之精生成不足、肾精功能低下，前者以肾阴亏虚为主，治当补肾阴生精，以补阴生精药治疗；后者以肾阳虚为主，治当补肾阳生精，以壮阳生精药治疗。此外精道受阻，如瘀血、湿热也可影响生育之精，治疗应在补肾生精基础上配以入肾经活血化瘀药，或入肾经清热利湿药。

补肾阳生精药：海马、海狗肾、阳起石、韭菜子、肉苁蓉、锁阳、胡芦巴、仙茅、巴戟天、淫羊藿、紫河车、鹿茸。

补肾阴生精药：熟地黄、枸杞、黄精、制首乌。

入肾经活血化瘀药：牛膝、鸡血藤、骨碎补。

入肾经清热利湿药：知母、黄柏、泽泻等。

男子生殖系统有勃茎系统、生精系统、固精系统。生精以肾阴精为物质原料基础，肾阳、肾气为化生动力能量，治疗精亏不育应补阴、补阳共同施治，根据病证分型，以生精物质亏虚为主者，治当以补阴精为主兼补阳；以生精动力能量不足为主者，治当以补阳为主兼顾护阴（温药伤阴之故）。勃茎系统、固精系统多以动力能量不足为主，脏器功能失常多从肾阳肾气入手治疗。勃茎系统、固精系统也有肝脏疏泄气机参与，生精系统有后天之脾之配合。肝疏泄调节生殖之精失调详见肝功能基团失调章节。

B. 固精失调

男子精液排泄正常赖于肾气之固摄有度，肾气亏虚，精液失固则早泄、遗精，治当补肾气固精。治遗精早泄除补肾气外，还需加强固摄之力，应在补肾气基础上加用固摄敛精药，如芡实、金樱子等。

补肾固精药：益智仁、补骨脂、菟丝子、沙苑子、山药、韭菜子、山茱萸、覆盆子（小便短涩慎用）、桑螵蛸（小便短涩慎用）、莲子、芡实（后五味为固精又益肾的固精涩尿止带药）。

山茱萸、覆盆子、桑螵蛸、莲子、芡实等固精缩尿药，对外邪内侵、湿热下注之遗精者慎用，以免恋邪。

补肾固精缩尿药：益智仁、山茱萸、覆盆子、桑螵蛸、莲子、芡实（莲子、芡实仅固精止涩，无缩尿）。其他固精缩尿药：金樱子、刺猬皮（煎服，或研末服）、鸡内金。

肾阳、肾气亏虚之遗精、早泄除用以上固精药来固精止泄治标外，还须补肾以标本同治。

补肾阳治阳痿又治遗精药：鹿茸（研末冲服）、紫河车、淫羊藿、巴戟天、胡芦巴、肉苁蓉、锁阳、海马。

益智仁、补骨脂、菟丝子、沙苑子、韭菜子、山茱萸是补肾固精之要药。

遗精有虚实之分，治当细辨。

3）肾护胎功能基团失调

女子孕育胎儿脏腑是女子胞，其主要生理功能是主持月经和孕育胎儿。女子胞的功能正常与冲、任、带脉最为密切，在脏腑方面与肾、脾、心、肝密切。

天癸是肾精及肾气充盈到一定程度而产生具有使人体生殖器官发育成熟和维持生殖功能作用的一种精微物质。胞宫是女性孕育胎儿的器官，赖于肾阳温煦，只有这样才能维持适于胎儿发育的环境，肾阴精是胎儿发育所需先天物质原料，脾胃补充胎儿发育后天原料。

肾阳温煦胞宫，肾阴滋养胎儿，肾阳肾阴相互作用（能量与物质关系转化）生成女子之天癸，在月经调节中起一定作用。肾在女子孕育方面功能失常表现为宫寒不孕、精亏不孕、肾虚胎动不固。

A. 宫寒不孕

临床表现：婚后多年不孕，形寒肢冷，舌淡，脉沉。

病机：肾阳温煦女子胞，维持适于胎儿生长发育的环境，肾阳亏虚，宫寒内生，不利于胎儿发育，则婚后多年不孕；肾阳亏虚则形寒肢冷、舌淡、脉沉。

与现代医学联系：检查卵泡数正常而不孕。

治法用药：治当温阳暖宫。宜补肾阳药与温里药联合应用。

治阳虚宫冷不孕补阳药：鹿茸（冲服）、紫河车（冲服）、巴戟天、阳起石、紫石英。

治阳虚宫冷不孕温里药：附子、肉桂、丁香（不与郁金同用）。

B. 精亏不孕

肾阴精是胎儿发育所需营养物质，具有滋养胎儿的作用，肾精滋养胎儿还有赖于脾后天之精协作。肾精亏虚胎儿失养则不孕，或胎儿发育迟缓，脉细弱，卵泡数减少，治当补精养胎。药选熟地黄、紫河车、枸杞、女贞子、墨旱莲、黄精。

C. 肾虚胎动不固

肾阳暖宫，肾阴精滋养胎儿，肾气固胎，当肾气亏虚，胞宫胎儿失固，出现胎动不安，甚至流产，治当补肾固胎。

[**附：固胎药汇总**

补肾固胎药：杜仲、续断（活血）、菟丝子、桑寄生（祛风湿）。

补气安胎药：白术。

清热安胎药：黄芩、苎麻根。

温经止血安胎药：艾叶（有小毒）。

理气化湿安胎药：砂仁、苏梗。]

妇人之病不外经带胎产所及之病，胎者有孕胎、育胎、固胎，肾阳温煦胞宫，维持孕胎基础环境（避免宫寒）。肾阴精滋养胎儿，同脾后天之精，保证胎儿发育所需之营养，肾气固胎。

4）肾调带功能基团失调

肾为水之下源，肾阳温化水湿，如妇人肾阳不足，水湿泛滥，下注冲任则为带下。肾阳亏虚之带下病，带下量多色清稀，如鸡子清，缠绵不止，伴腰酸肢冷，舌淡，脉沉，治当补肾固精止带。以补肾止带药与止带收涩药联合用药。

治妇人带下病分湿热、脾虚湿盛、肾虚不固（有阴虚、阳虚之分）。

补肾止带药：山药、山茱萸、鹿茸（冲服）、韭菜子。

止带收涩药：海螵蛸、金樱子、莲子、芡实、椿皮、鸡冠花。

海螵蛸、金樱子、莲子、芡实善治脾肾虚带下，椿皮性寒善治湿热带下，鸡冠花性凉两者皆可。

5）肾调经功能基团失调

女子月经调节、形成与肾有密切关系。月经调节形式表现为适龄来经，按月行经，经期经量正常。适龄经未行，多为肾气亏虚、不养太冲脉气所致。肾调经系统为滋养太冲脉气，太冲脉盛则月事以时下。此外，精血同源肾阴精生血，调节月经量；月经调节还与肝、脾、心有关系。

病理状态下肾调经系统失调表现为：

A.肾气亏虚，不温太冲

肾为先天之本，肾气、肾阳温养太冲，太冲脉盛则月事以下。肾气亏虚，不能温养太冲脉，则女子适龄无经，舌淡，脉沉，可伴畏寒肢冷阳虚表现。治当补肾温养太冲。

温肾养太冲药：鹿茸（冲服）、紫河车（研末吞服）、阳起石、紫石英、巴戟天、肉桂、附子。

太冲脉起于女子胞，温肾暖宫之品均有温暖太冲之功效。

B.肾精亏虚，不养太冲

肾精为生血之先天之精，精血同源，肾阴精亏虚，无以滋养太冲脉之精血，则月经量少，如偏于精血亏虚则为月经量少、经期延后；如阴虚生热则经量少，经期提前。舌淡红，脉细，治当滋肾精养冲任。宜选入肝、肾经补血养阴之品。

入肝、肾经养血药：熟地黄、阿胶、何首乌。白芍：养血调经，入肝经。

养阴调补太冲调经药（滋补肝肾调血药）：熟地黄、墨旱莲、女贞子、枸杞、黄精。

2.肾藏精调脏腑之本功能基团失调

肾藏先天之精，为生命之原始，肾精对先天脏腑生成和后天脏腑的功能具有重要生理作用。

人体各脏腑精气构成有先天物质之精及后天物质之精，肾阳为脏腑阳气之本，肾调脏腑阳气之本系统具有推动、激发脏腑功能。肾阴为脏腑阴液之本，肾藏精调脏腑之本系统失调，可影响五脏六腑功能。

（1）肾藏精调肺脏之本功能基团失调

肺主呼吸，通调水道，朝百脉功能依赖于肾调节肺脏之肾气的激发推动作用，如果肾激发肺脏之精气亏虚，肺脏各生理功能低下，不能发挥正常生理功能。

1）肾藏精调肺脏主呼吸功能基团失调

A. 肾藏精调肺脏宣发肺气功能失调

临床表现：咳嗽不已，胸闷，体虚易感冒或感冒久病不愈，畏寒肢冷，舌淡，脉沉。

病机：肾气亏虚，肾藏精调肺脏宣发浊气无力，气滞胸中，则胸闷；肺失宣发卫气护卫肌肤，则体虚易感冒；肺气亏虚，宣散外邪乏力，则感冒久病不愈；肺失宣发则咳嗽不已；肾阳亏虚则畏寒肢冷、舌淡、脉沉。

治法用药：治当补肾益肺，宣通肺气。补肾益肺首选附子、黄芪。肾阳虚不助肺宣发风邪者非附子、细辛不可，代表方麻黄附子细辛汤。

〔附：入肾经祛风解表药汇总

入肾经祛风寒药：细辛（首选）、羌活。

肾与膀胱相表里，入膀胱经祛风寒药：麻黄、桂枝、防风、羌活、藁本。

祛少阴之风寒首选细辛，代表方麻黄附子细辛汤。

入膀胱经宣散风热药：浮萍。〕

B. 肾藏精调肺脏肃降肺气功能失调

临床表现：气喘胸闷，畏寒肢冷，舌淡，脉沉。

病机：肾气亏虚，肾藏精调肺脏肃降之精不足，肺气失于肃降，则气喘胸闷；肾阳亏虚则畏寒肢冷、舌淡、脉沉。

治疗用药：治当补肾益肺，肃降肺气。宜以补肾阳平喘药配合降气平喘药，降气平喘药以入肾经降气平喘药为首选。

入肺、肾经降气平喘药：葶苈子、白果（甘苦平涩，有毒）。

补肾阳平喘药：补骨脂、蛤蚧、核桃仁、紫石英、灵芝、沉香。

补肺、肾阴药：哈蟆油、天冬、玉竹、黄精、五味子、冬虫夏草。

2）肾激发肺通调水道功能基团失调

肺通调水道是依靠肺气输布之力，合成肺气先天之精亏虚时，可见畏寒肢冷；肺失输布，水聚上焦胸胁、气道则出现咳痰喘促、胸胁聚水、舌淡、脉沉，治当补肺肾、化痰利水。化痰利水宜选入肺、肾经化痰利水药。

入肺、肾经温化寒痰药：细辛、干姜（入肾经）。

入肺、肾经清化热痰药：海蛤壳、海浮石（昆布、海藻入肾经，不入肺经）。

入肺、肾经利水渗湿药：茯苓、葫芦、车前子（包煎，孕妇慎用）。

3）肾激发肺朝百脉功能基团失调

临床表现：呼吸气短，口唇青紫，形寒肢冷，严重者伴五脏六腑功能受损表现，舌淡紫，脉沉。

病机：气行血，肺气助心行血，而肺气合成的先天之精依赖于肾精气，如肾气亏虚，肺气合成朝百脉之气不足，肺朝百脉功能失调，肺不助心行血，呼吸气短，口唇青紫；肺不助心行血，清气布散障碍，清气不能营养五脏六腑，严重者可伴五脏六腑功能受损；舌淡紫、脉沉为肾虚肺不助心布散清气之象。

与现代医学联系：血中 PaO_2 降低。

治法用药：治当补肾益肺，活血化瘀。补肾益肺药有补骨脂、蛤蚧、核桃仁、紫石英、黄芪、红景天等。调肾助肺朝百脉首选入肺、肾经活血药。

入肺经活血化瘀药：郁金、桃仁（入大肠经）、儿茶（包煎）。

入肾经活血化瘀药：骨碎补、牛膝、鸡血藤。

补肺气活血药：红景天、沙棘。

活血平喘药：桃仁、地龙。

（2）肾藏精调心脏之本功能基因失调

肾为先天之本，心主血脉、心藏神依赖于心阳、心气动力能量及心阴滋养调护。心气、心阳、心阴生成有赖于先天肾之养心之精协助，当肾养心之精不足时，表现为幼年或老年心脏各生理功能失调，治当补肾调心。

A. 肾藏精调心主血脉先天之精缺乏

临床表现：心悸气短，胸闷阵痛，形寒肢冷，严重者可伴五脏六腑功能障碍表现，舌淡暗，脉沉弱。

病机：肾气亏虚，肾藏精调心主血脉先天之精缺乏，心不主血，心血不畅，则心悸气短，胸闷阵痛；肾阳亏虚则形寒肢冷；心不主血，五脏六腑失于血养，则可伴五脏六腑功能障碍；舌淡暗、脉沉弱为肾虚心失主血之象。

治法用药：治当补肾养心活血。宜选入心、肾经补虚药。

入心、肾经振奋心阳药，主治心泵血之先天之精不足，药有附子、干姜、肉桂、人参、西洋参。

入心、肾经补阳药：紫石英。

入心、肾经补阴药：桑椹、何首乌、龟甲、五味子。

心行血先天之精不足，临床多表现为幼年或老年心血瘀阻表现，舌淡暗，脉沉涩，治当补肾养心活血，首选入心肾经活血药。

［附：**入心、肾经活血补血药汇总**

入肾经活血药：牛膝、骨碎补。

入心经活血止痛药：川芎（入心包经）、延胡索、郁金、乳香、没药。

入心经活血调经药：丹参、红花、桃仁、益母草（入心包经）、凌霄花（入心包经）。

入心经活血疗伤药：苏木、血竭（研末服）、儿茶（包煎）、刘寄奴。］

心生血先天之精不足，临床多表现为幼年或老年心血亏虚，治当补肾养心血，首选入心、肾经补血药。

入心经补血药：当归、龙眼肉。

入肾经补血药：熟地黄、阿胶。

入心、肾经补血药：何首乌。

与现代医学联系：心主血脉过度，现代医学从分子生物学分析，一方面兴奋基因表达过度；另一方面抑制基因表达不足。前者为心火亢盛，治当清泻心火；后者为心阴亏虚，阴不制阳，心火亢盛，治当养阴清热。

阳为无形的、功能的、上升的、兴奋的；阴为有形的、抑制的、宁静的。脏腑之阴一为脏腑物质基本结构；二为抑制调节本脏腑精微物质。

［附：**入心、肾经清热药汇总**

清泻心火，抑心阳过盛宜选寒水石、竹叶、栀子。

入心经清热燥湿药：黄连、苦参。

入心经清热解毒药：金银花、连翘、穿心莲、大青叶、板蓝根、紫花地丁、野菊花、半边莲、熊胆粉（入丸散）、白蔹（反乌头、附子）、绿豆。

入心经清热凉血药：生地黄、丹皮、紫草、水牛角（先煎3小时以上）。

入肾经清热药：知母、黄柏、生地黄、玄参、牡丹皮、白蔹、地骨皮。

入心经养阴药：百合、麦冬、生地黄、桑椹、龟甲。］

B.肾藏精调心主神明先天之精缺乏

心主神明，一指心神有主宰和调节各脏腑的生理功能，此为心主广义之神；二指心脏具有调节和支配、主宰人体的意识、思维、神志等精神活动的功能，此为心主狭义之神。心阳、心阴的合成一方面需要肾先天之精作为基础物质；另一方面需要后天相关营养物质作为后天之本。

当心主神明之先天之精缺乏时，在狭义之神方面表现为幼年或老年出现意识、思维、神志异常，治当补肾养心调神。当出现失眠、惊厥、抽搐等神经兴奋表现时，首选入心、肾经重镇安神、息风止痉药。当出现神志意识障碍等神经抑制表现时，首选入心、肾经开窍醒神药（详见脑功能失调章节）。

[附：入心、肾经安神药、息风止痉药及开窍药汇总

入心、肾经重镇安神药：磁石、龙骨、琥珀（入心、膀胱经，研末冲服）。

入心、肾经养心安神药：柏子仁、灵芝、远志（胃溃疡、胃炎慎用）、刺五加、五味子、莲子心。

入心经息风止痉药：羚羊角（1～3克，另煎2小时以上，0.3～0.6克研粉服）、牛黄（0.15～0.35克，入丸散）、珍珠（0.1～0.3克，入丸散）、钩藤（后下）。

入心经开窍药：冰片（0.15～0.3克，入丸散，孕妇慎用）、苏合香（0.13～1克，入丸散）、石菖蒲。]

（3）肾藏精调脾脏之本功能基团失调

脾主运化，脾统血。脾运化、统血依赖于脾气，护脉维持血管壁正常形态有赖于脾阴（有形为阴）。脾气、脾阴的形成依赖于先天肾精及后天之精生成。

A.脾化谷先天之精不足

临床表现：幼年或老年少食，腹胀，消瘦乏力，腰膝冰冷，舌淡，脉沉弱。

病机：肾气亏虚，脾化谷先天之精不足，不能将胃、小肠之食糜转化为具有营养作用的精微物质，食糜积于胃、肠，则少食、腹胀；脾不化生精微营养物质，则消瘦乏力；肾阳亏虚，则腰膝冰冷、舌淡、脉沉弱。

治法用药：脾气的形成依赖于先天肾调脾之精及后天脾本脏之气。当脾化谷先天之精不足时多为脾肾亏虚，治当补肾健脾化谷，首选入脾、肾经补气药，配以健脾消食药，如稻芽、麦芽等。

入脾、肾经补气药：人参、党参、山药、刺五加。

入脾、肾经补阳药：仙茅（有毒，不宜过量久服）、补骨脂、益智仁、菟丝子。此类药均有治阳虚久泻之功。

入脾、肾经补阴药：黄精。

B.脾运谷先天之精不足

临床表现：幼年或老年形体消瘦，尚能食，可伴各脏腑功能低下表现，形寒肢冷，舌淡，脉沉细弱。

病机：脾运谷功能是指脾将从胃、小肠食糜中化生的精微运输至五脏六腑、四肢百骸，即将脾化谷系统所生成的营养物质精微输送至脏腑、肌肤。肾气亏虚，脾运谷先天之精不足，脾不能将营养精微物质运输至五脏六腑、四肢百骸，则形体消瘦；胃受纳、脾化谷未受累及，故纳食尚可；脾不运谷，脏腑失养，则伴脏腑功能低下表现；肾阳亏虚则形寒肢冷、舌淡、脉沉细弱。

治法用药：脾气生成一方面依赖肾调节脾运谷之先天之精；另一方面依赖脾后天营养之精。治当补肾健脾，同时兼补相应脏腑之气。宜选入脾、肾经的补虚药。

入脾、肾经补气药：人参、山药、刺五加、芡实、莲子。

入脾、肾经补阴药：黄精（气阴两补，入脾经）。

入胃经养阴药多，入脾经养阴药少。脾运谷、化谷，运化水液依靠气化或气运载推动，以气为主。胃腐熟依靠消化液，有形为阴，即胃阴液消化水谷。

入胃经养阴药：玄参、沙参、麦冬、玉竹、石斛等。

入心、脾、肾经补气药：人参、刺五加、莲子。

脾运谷、化谷先天之精不足，可致脏腑、肌肤失养。但脾运谷、化谷先天之精过多，可致营养精微增多，引起肥胖、血中精微物质浓度增高，如糖尿病、高脂血症等营养过剩相关疾病。多则泻之，实则清之。治疗当泻肾泻脾，首选入脾、肾经清热药。此类患者多有相关疾病遗传史、家族史。营养物质吸收除脾外，还与胃、小肠密切相关。

[附：入胃、脾、肠、肾经清热药汇总

入胃、肾经清热泻火药：知母、寒水石。

入胃、肾经清热凉血药：玄参。

入胃、肾经清虚热药：白薇。

入肾经清虚热药：白薇、地骨皮、银柴胡。

入肾经清热凉血药：生地黄、玄参、丹皮。

入胃经清热解毒药：金银花、板蓝根、贯众（有小毒）、蒲公英、漏芦、土茯苓、败酱草、山豆根(有毒)、青果、木蝴蝶、白头翁、白花蛇舌草、白蔹(反乌头、附子)、绿豆、大青叶。

入脾经清热解毒药：山慈菇。

入脾经清热燥湿药：黄芩、黄连。

入胃经清热燥湿药：黄连、苦参、白鲜皮。

入胃经清热泻火药：石膏、寒水石、知母、芦根、天花粉、竹叶、淡竹叶、鸭跖草、栀子（入三焦经）。

入小肠经清热泻火药：竹叶、淡竹叶、鸭跖草、栀子（入三焦经）。

入小肠经清热燥湿药：黄芩。

入小肠经清热解毒药：连翘、半边莲、白花蛇舌草。]

治脏腑功能亢进，首先辨清是脏腑热甚所致功能亢进，还是脏腑阴虚不制阳，脏腑阳亢所致功能亢进。前者多为苔黄、苔厚，脉实（数、滑、洪、大）；后者多为少苔，脉虚（沉、弱、细）。其次辨清是单纯本脏腑功能亢进，还是伴肾藏精调脏腑功能亢进，各脏腑功能亢进表现为共同症状，后者常有家族病史、幼年发病、伴肾虚表现等特点。

C. 肾藏精调脾运化水饮先天之精不足

临床表现：咽干鼻燥，皮肤干燥，口干舌燥，少尿，便溏泄泻，多有家族史，幼年、老年发病，苔腻，脉滑。

病机：脾运化水饮，一方面脾从胃肠食物中吸收水液称化水饮；另一方面脾气将水液在肺肾的协助下输布全身称运水饮。脾运化水饮依赖于脾气，运化水饮之脾气生成，受肾调脾先天之精调节，当脾化水饮先天之精不足，脾气生成障碍，脾不能吸收小肠分清泌浊的水液，水聚胃肠则泻；脾不能吸收水液，无津上输于肺，咽、肌肤出现燥的表现。无液下输膀胱则少尿，水饮聚于肠则苔腻脉滑，此与阴津亏虚之口干舌燥、少苔、脉细临床表现不同。先天之精不足为始动原因，多有家族史，幼年、老年发病。

治法用药：治当补肾健脾，化饮生津，首选入脾、肾经补肾健脾药，补脾气宜选益气生津药，如人参、党参、太子参、山药等。

入脾、肾经化湿药：砂仁（性温伤津，津不足时慎用）。

入脾、肾经健脾渗湿药：茯苓（因津少不宜用）。

入脾、肾经补气药：人参、山药、刺五加。

脾虚之燥证与津亏燥证临床中应详细鉴别，前者口干舌燥，苔厚腻，或伴泄泻，皮肤干燥，治当补脾化饮，生津润燥，可选益气生津药，如人参、党参、太子参、山药、蜂蜜。

[附：**化湿药汇总**

辛温、芳香化湿药：藿香、佩兰、砂仁、豆蔻、草豆蔻、草果。

辛苦温、燥湿药：苍术、厚朴。

化湿醒脾药：藿香、佩兰、砂仁、豆蔻。

化湿止呕药：藿香、佩兰、砂仁、豆蔻、草豆蔻。

化湿行气药：厚朴、豆蔻、草豆蔻。

发表解暑药：藿香、佩兰。]

D. 肾藏精调脾运水先天之精不足

临床表现：腹胀肢肿，少尿，多有家族史，形寒肢冷，幼年、老年发病多见，苔滑腻，脉沉滑。

病机：脾运水先天之精不足，运水之脾气生成障碍，水液输布障碍，则腹胀肢肿、少尿；肾阳亏虚则形寒肢冷；先天之精不足多有家族史，幼年、老年发病；苔滑腻、脉沉滑为肾虚脾运水失常之象。

治法用药：治当温肾健脾利水，首选入脾、肾经补气、补阳、利水药。

入脾、肾经利水消肿药：茯苓。

入脾、肾经补气药：人参、山药、刺五加。

入脾、肾经补阳药：九香虫、益智仁、菟丝子、仙茅（有毒）。

入脾经补气利水药：黄芪、白术、茯苓、五加皮。

入脾经利水消肿药：大腹皮、茯苓、薏苡仁、冬瓜皮。

E. 肾藏精调脾统血先天之精不足

脾统血摄血于脉管内正常运行—靠脾气内敛之力；二靠脾阴护脉管之功。

a. 脾气内敛血液先天之精不足

临床表现为幼年、老年发病或有家族史，多部位出血，伴乏力少食，舌淡，脉沉弱，治当补脾肾统摄血，首选补脾肾补气药，配合入脾、肾经收敛止血药。

入胃经收敛止血药（脾、胃互为表里）：藕节、血余炭、紫珠叶、白及。

肝肾同源，可选入肝经收敛止血药：棕榈炭、血余炭、藕节、紫珠叶、仙鹤草、白及等。

统摄血液气机运行为脉管内敛之力，治此类脾不统摄之出血，多选收敛止血药。

收敛止血药：仙鹤草、紫珠叶、棕榈炭、血余炭、藕节等。

入脾经凉血止血药：侧柏叶炭。

入脾、肾经温经止血药：艾叶（小毒）、炮姜。治虚寒性出血证。

b. 脾护脉阴先天之精不足

临床表现：便血、尿血、崩漏等各部位出血，口干，潮热盗汗，舌淡红少苔，脉沉细。

病机：无形为阳，有形为阴。脉管正常结构是维持血液在脉内的基本保障，维持脉管正常结构靠脉阴养护。肾精亏虚，脾护脉阴先天之精不足，护脉阴液亏虚，不能维持脉管正常结构，则引起各部位出血；肾阴亏虚，则潮热盗汗；口干、舌淡红少苔、脉沉细为脾肾阴虚之象。

治法用药：治当补益脾肾心之阴。心主血脉，首选入心经养阴药，次选入脾经养阴药，有先天致病因素再选入肾经养阴止血药。

入肾经养阴止血药：墨旱莲、黄精（治咯血）、天冬（治咯血）、龟甲（止崩漏）。

入心经养阴药：百合、麦冬、龟甲。

入脾、肾经养阴药：黄精。

护先天脉阴止血以墨旱莲、黄精、百合、麦冬、龟甲为首选。

脉阴不足，脉管失润之出血证临床表现为出血、舌少苔、脉细，如有家族史或幼年、老年发病，应从护脉先天之精不足论治，重用墨旱莲。

（4）肾藏精调肝脏之本功能基团

肝主疏泄和藏血。肝主疏泄其本质指肝具有调畅气机功能，功能活动表现为调畅精神情志、协调脾升胃降、促进胆汁泌泄、维持血液循行、维持津液输布、调节排精行经六个方面，与先天因素密切的主要是调畅精神情志。

A. 肾藏精调肝调畅精神情志先天之精不足

肝主疏泄，调畅气机，气血调和，从而维持精神情志正常表现。当肝调畅精神情志先天之精不足时，在幼年或老年时精神情志未受刺激就表现为情志抑郁、闷闷不乐，脉沉弦。治当补肾调肝，畅情振神，首选入肝、肾经理气疏肝药，情志抑郁宜配以疏肝解郁药。

疏肝解郁药：香附、香橼、玫瑰花、梅花、郁金、月季花。

入肾经理气药：沉香、乌药、荔枝核、九香虫、刀豆（此五味行气止痛，但无解郁之功）。

B. 肾藏精调肝调畅精神情志之精太过

临床表现：幼年、老年多发，常有家族史，无刺激因素表现为亢奋，多动，易怒，舌红苔黄，脉数或弦。

病机：肾肝调畅精神情志之精太过，肝失疏泄，情志调节太过，则亢奋、多动、易怒；原发于肾主先天之精不足，故幼年、老年多发，常有家族史；舌红苔黄、脉数或弦为肝火盛之象。

治法用药：治当泻肾疏肝、安神定志，首选入肝、肾经安神定志药。

入肝、肾经安神定志药：磁石、龙骨、琥珀（入膀胱、肝经，不入煎剂）、牡蛎。

入肾经养心安神药：柏子仁、灵芝（入肝、肾经）、远志。

C.肾藏精调肝协调脏腑气机先天之精不足

肝主疏泄，具有协调脏腑气机升降出入的功能，具体表现在协调脾升胃降，肺宣降，大肠向下传导，小肠向上升清、向下泌浊，助心降火。

a.肾藏精调肝协调脾升胃降先天之精不足

临床表现：泄泻频频，或呕吐腹胀，情志不畅，形寒肢冷，舌淡，脉沉弦细。

病机：肾调肝协调脾升胃降先天之精不足，肝调节脾升胃降气机失调，脾不升则泄泻频频，胃不降则呕吐腹胀；肝失疏泄，则情志不畅；肾阳亏虚则形寒肢冷；舌淡、脉沉弦细为肾虚肝郁之象。

治法用药：治当补肾疏肝，健脾升清，和胃降逆。补肾以补骨脂、巴戟天、山药等，疏肝以柴胡、郁金等，健脾升清以助脾清阳上举药，和胃降逆以降胃气止呕药。

［附：脾升清药、降胃气药汇总

助脾清阳上举药：升麻、柴胡、黄芪、白术，方剂宜选补中益气汤。

入脾、肾经补气药：山药、刺五加。

降胃气止呃药：刀豆、柿蒂。

温胃止呕降逆药：高良姜、丁香、吴茱萸（小毒）、小茴香（丁香、小茴香入肾、胃经）、法半夏、生姜。

清胃止呕降逆药：芦根、竹茹、枇杷叶。

入肝、胃经理气药：青皮、佛手。］

b.肾藏精调肝协调肺宣发肃降先天之精不足

临床表现：咳嗽，气喘，胸闷，情志不畅，形寒肢冷，舌淡，脉沉弦细。

病机：肾调肝协调肺宣发肃降先天之精不足，肝调节肺宣发肃降气机失调，则咳嗽、气喘、胸闷；肝失疏泄，则情志不畅；肾阳亏虚则形寒肢冷；舌淡、脉沉弦细为肾虚肝郁之象。

治法用药：治当补肾疏肝，宣降肺气。补肾以补骨脂、巴戟天、山药等，疏肝以柴胡、郁金等，宣肺以苏叶、麻黄等，降肺以苏子、紫菀、款冬花等。

［附：**宣肺、降肺、化痰、理肠气药汇总**

化痰止呕药：旋覆花、竹茹。

宣肺解表寒止咳药：麻黄、苏叶。

宣通鼻窍药：辛夷、苍耳子、白芷、细辛。

入肾经发散表寒药：细辛、桂枝（入膀胱经）、羌活。

入肝经发散表寒药：荆芥、防风。

疏风热止咳药：牛蒡子、桑叶、桔梗。

入肝经发散风热药：首选柴胡，其次选薄荷、蝉蜕、桑叶、菊花、蔓荆子、木贼、谷精草。

辛苦温化痰降肺气药：旋覆花、白前、杏仁、苏子、紫菀、款冬花、百部、洋金花（有毒，入丸散）。

苦寒清热化痰降肺气药：前胡、贝母、枇杷叶、桑白皮、葶苈子。

性平降肺气药：矮地茶、白果（有毒，敛肺平喘）。

入肝经降肺气药：洋金花、矮地茶。

补肾降气平喘药：紫河车、补骨脂、蛤蚧、核桃仁、冬虫夏草、紫石英、哈蟆油、沉香、磁石（咸寒）、五味子。

补肺、肾阴，润肺降气药：百合、天冬。

敛肺止咳、治肺虚久咳药：五味子、乌梅、诃子、罂粟壳。

入肝、小肠经理气药：川楝子（小毒）。

入小肠经理气、治脘腹胀满药：川楝子、大腹皮。

入大肠经理气药：木香、大腹皮。］

D.肾藏精调肝藏血功能基团失调

肝藏血指肝脏具有贮藏血液、调节血量、防止出血的生理功能。肝藏血受肾先天之精调节。肝贮藏血液，肝为血海，肝血具有滋养筋、爪、目的功能。

临床表现：幼年或老年筋、爪、目功能异常，爪甲脆薄，干枯易折，幼儿弱视，夜盲，肢麻，筋脉拘挛，肌肉颤动，腰膝酸软，下肢冷，舌淡，脉细沉。

病机：肝贮藏血液先天之精不足，肝贮藏血液失常，肝血亏虚。肝不养筋，则爪甲脆薄、干枯易折；目失养则幼儿弱视、夜盲；筋失养，则肢麻、筋脉拘挛、肌肉颤动；肾虚则腰膝酸软、下肢冷；先天之精亏虚为原发病，故幼年或老年发病。舌淡、脉细沉为肾虚肝血亏虚之象。

治法用药：治当补肝肾，荣筋爪，明目。宜选入肝、肾经养血明目药，入肝、肾经强筋骨药，入肝、肾经补血养阴滋润筋脉药、入肝肾经祛风湿强筋骨药。

入肝、肾经养血明目药：枸杞、女贞子（补阴药）、菟丝子、沙苑子（阴阳两补，甘温）、石斛（入肾、胃经）。

入肝、肾经强筋骨药（补阳药）：鹿茸、淫羊藿、巴戟天、仙茅、杜仲、续断、牛膝（活血药）、骨碎补（活血药）。

入肝、肾经补血养阴滋润筋脉药：阿胶、何首乌、龟甲、鳖甲。

入肝、肾经祛风湿强筋骨药：五加皮、桑寄生、狗脊、千年健、雪莲花。

肝具有调节血量的功能。气行则血行，调节血量赖于肝疏泄功能。

入肝、心经调心血量、治心血不足药：当归、何首乌、桑椹、龟甲（后二味为养阴药）。

入肝、脾经调脾血药：当归、白芍。

入肝、肺经调肺血药：阿胶。

入肝、肾经调肾血药：熟地黄、阿胶、何首乌。

肝藏血功能之一是防止出血。肝主疏泄，调畅气机，气行则血行，气机调顺，血行脉道，从而保证了血液正常循行。行血之气机方向是推血于脉道，若气机逆乱，气机方向不顺脉道，气行血于脉外则出血，治当调肝顺气止血。此时气机逆乱，迫血妄行，宜选归肝经的凉血止血药。此证的临床表现为各种出血，舌红，脉弦，若幼年发病则责之于肝藏血先天之精失调，治疗应首选入肝、肾经凉血止血药。

入肝经凉血止血药：小蓟、大蓟、地榆、槐花、侧柏叶。

入肾经凉血止血药少，入膀胱经凉血止血药有白茅根。

气机逆乱，迫血方向于脉外，此时除凉血止血外，还应配以收敛向内的收敛止血药。

入肝经收敛止血药：白及、仙鹤草、紫珠叶、棕榈炭、血余炭、藕节。

3. 肾藏精主生髓化血功能基团失调

肾藏精，肾精能生髓，髓充于骨，骨中精髓化生血液。

肾精生髓化血，以肾阴精为物质基础，物质的化生需要阳气的化生转化能量，肾精生髓化血也依赖于肾阳化生能量。肾藏精主生髓化血系统失调表现为肾精生髓化血功能低下和肾精生髓化血病理性过盛。

肾精生髓化血功能低下主要表现为肾阴精亏虚，生髓化血无源，临床表现为婴幼儿、儿童面色苍白，唇甲少华，舌淡少苔，脉沉。现代医学检验表现特点为贫血，或多种外周血细胞减少，或生血基因表达低下，治当补肾阴、充髓生血。首选入肾经补血药，配合滋补肾精补血药。

入肾经补血药：熟地黄、阿胶、何首乌。

滋肾阴补血药：墨旱莲、女贞子、桑椹、黑芝麻、龟甲、枸杞。

此外，肾精生髓化血功能低下也有因肾阳亏虚，生髓化血无能，临床表现为儿童或老年面色苍白，唇甲少华、肢冷、舌淡苔白、脉沉，现代医学检查有贫血或外周血多种血细胞减少，但生血基因表达正常。治当温肾生髓化血，首选入肾经补血药，配合补肾阳益精血药。

补肾阳益精血药：紫河车、肉苁蓉、锁阳、菟丝子、沙苑子、鹿茸。

此时髓亏血虚，补肾阳不宜用温燥之肉桂、附子。

肾精生髓化血病理状态也可表现为过盛，临床表现为儿童各种血细胞增多，血液成分病理性增加，治当清肾泻毒，首选入肾经清热药。

［附：**入肾经清热药汇总**

入肾经清热泻火药：知母。

入肾经清热燥湿药：黄柏、苦参（入膀胱经）。

入肾经清热解毒药：甚少，穿心莲、四季青入膀胱经。

入肾经清热凉血药：生地黄、玄参、牡丹皮。此类药清血中热，善治血液成分过多的疾病。

入肾经清虚热药：白薇、地骨皮。］

4. **肾藏精抵御外邪功能基团失调**

肾精有抵御外邪，保护机体免于疾病的功能。病因有外感六淫、饮食不节、情志失调。外感六淫最易伤肺，食甘厚味、饮食不节易伤脾，情志失调易伤肝，肾精是组成各脏腑先天之精的重要成分，各脏腑先天之精旺盛，脏腑气强，能抵御各种致病因素。

肾精亏虚引起各脏腑先天之精不足，致各脏腑气血阴阳亏虚，易致各种致病因素侵袭，治当补肾强脏腑先天之精以抗病邪。宜补肾又补所虚脏腑之气血阴阳，首选入肾经及所虚脏腑经的补虚药。

入肺、肾经补气药：人参、西洋参、山药、刺五加。

入肺、肾经补阳药：蛤蚧、冬虫夏草、核桃仁、紫石英、紫河车、哈蟆油、补骨脂。

入肺、肾经补血药：阿胶。

入肺、肾经补阴药：天冬、黄精。

入脾、肾经补气药：人参、山药、刺五加。

入脾、肾经补阳药：仙茅、益智仁、菟丝子、补骨脂。

入脾、肾经补阴药：黄精、石斛（入胃、肾经）。

入心、肾经补气药：人参、西洋参、刺五加。

入心、肾经补阳药：紫石英。

入心、肾经补血药：何首乌。

入心、肾经补阴药：桑椹、龟甲。

肝肾同源，补肾阳、补肾阴药大部分同入肝、肾经。

入大肠、肾经补阳药，补肾润肠通便治阳秘：肉苁蓉、锁阳、核桃仁。

入大肠、肾经补阴药：黑芝麻。

肾之抗病之精并非只是抵御外邪，也包含各系统各脏器的抗病能力，即免疫力。可见提高机体免疫力应辨清受累脏腑，其次应辨清气血阴阳虚损，选择入肾经及入相应病损的脏腑归经的补虚药，提高各脏腑抗病力。

人体抗病能力失调的表现一为低下；二为病理性亢盛，相当于现代医学免疫调节的异常表现为免疫力低下或免疫反应过度。抗病力低下，虚者补之，从本脏（受累脏腑）及肾联合调补，分清阴虚、阳虚或气虚、血虚选择补虚药。

免疫反应过度，盛者泻之，首选同入本脏(受累脏腑)及肾脏归经的清泻药。

入肺、肾经清热泻火药：知母、栀子（入三焦经）。

入肺、肾经清热凉血药：玄参。

入肺、肾经清虚热药：地骨皮。

入肺、肾经清热解毒药：穿心莲、四季青（入肺、膀胱经）。

入心、肾经清热泻火药：寒水石。

入心、肾经清热解毒药：穿心莲（入心、肺、大肠、膀胱经）。

入心、肾经清热凉血药：生地黄、牡丹皮。

入脾（胃）、肾经清热泻火药：寒水石（入胃、肾经）、知母（入胃、肾经）、苦参（入胃、大肠、膀胱经）。

入脾（胃）、肾经清热凉血药：玄参（入胃、肾经）。

入脾（胃）、肾经清虚热药：白薇。

入肝、肾经清热凉血药：生地黄、牡丹皮。

入肝、肾经清虚热药：白薇、地骨皮。

入肾经清热药：知母、玄参、寒水石、生地黄、丹皮、地骨皮、白薇。

（二）肾主纳气功能基团失调辨证论治

肾具有摄纳肺吸入清气，维持机体正常呼吸的功能。肺主呼吸，依赖于宣发、肃降功能，宣发浊气即呼出废气，肃降清气即清气从鼻、气道肃降于肺中，肾摄纳，即将肺中之清气摄入并濡养各脏腑。

肾纳气功能包括摄取肺肃降的清气，助各脏腑摄纳清气，利于各脏腑生长。

肾摄取清气系统包含摄取清气的动力，即能量、摄取力，此取决于肾气、肾阳。其次包含了清气由肺入肾的通道、通路，即基础结构，由肾阴所主。通道的功能正常除了取决于结构正常，还取决于通道畅通。当外邪、痰湿、瘀血阻塞清气进入肾的通路时，也会影响肾摄取清气的功能。另外气的运动也取决于气机调畅。

肾摄取清气系统功能失调表现为肾摄取清气动力不足、清气由肺入肾通道结构不完整、通道闭塞不畅、清气运动方向紊乱等几方面。

（1）肾摄清气乏力（摄取动力不足）

临床表现：呼吸困难，呼多吸少，胸闷不适，形寒肢冷，舌淡，脉沉弱。

病机：肾摄取清气之力依赖于肾气、肾阳。肾摄清气功能低下，摄取清气乏力，机体清气浓度下降，则呼吸困难、呼多吸少；清气不下摄于肾，壅积于肺，则胸闷；肾气、肾阳亏虚则形寒肢冷、舌淡、脉沉弱。

与现代医学联系：肾摄清气功能低下，摄取清气乏力，机体清气浓度下降，临床表现为低氧血症。

治法用药：治当补肾摄清平喘。首选补肾平喘药。

补肾气肾阳平喘药：补骨脂、蛤蚧、核桃仁、冬虫夏草、紫石英、灵芝、磁石、紫河车、白果、沉香。

（2）肾摄取清气结构异常

临床表现：气喘，呼吸困难，呼多吸少，口干，潮热，舌红少苔，脉细沉。

病机：肾摄取清气通道结构正常、完整取决于肾阴正常。肾阴不足，摄清通道结构毁损，机体清气浓度下降，则气喘、呼吸困难、呼多吸少；肾阴不足则口干、潮热、舌红少苔、脉细沉。

治法用药：治当补肾阴，强结构，宜选入肺、肾经补肾精益肺阴之品。气喘严重者在补益肺肾的基础上可配以重镇降逆平喘药。

入肺、肾经补肾精平喘药：冬虫夏草、紫河车、哈蟆油、五味子、蛤蚧、天冬（入肺、肾经养阴药）、黄精。

重镇降逆平喘药，主治气机逆乱、肺气不降之气喘：代赭石、磁石、沉香。

（3）肾摄取清气通路闭阻

要保障肾脏摄取清气功能正常除肾摄清力强劲、摄取清气结构完整外，还要肾摄取清气通路畅通。当外邪、痰浊、水饮、瘀血阻闭肾摄清通路时，则肺中清气不能入肾，导致机体清气浓度下降（低氧血症），呼吸困难；清气郁积于肺则胸闷不适，此外伴有相应所感邪的兼症和舌脉之象。

肾摄清结构异常及摄清通路闭阻可以借助现代医学影像、肺功能检查等协助诊断。当肺影像显示肺泡结构受损、肺弥散功能下降时支持前者诊断。当肺影像表现为肺泡渗出、广泛纤维化等病灶时支持后者诊断。

A. 外邪闭阻清道

临床表现：气喘，呼吸困难，清气浓度下降，恶寒发热，头身酸痛，苔白，脉紧，或舌红苔黄、脉数。

病机：肺上连咽喉，外合皮毛，不耐邪侵。外邪侵袭，随肺之气道下侵肾摄清之通路，闭阻清气吸入通道，则机体清气浓度下降、呼吸困难；此外伴恶寒发热；表邪犯卫则头身酸痛；寒邪闭阻则苔白、脉紧，风热闭阻则舌红苔黄、脉数。

治法用药：治当宣肺祛邪，畅通清道。此时邪闭清道，祛邪为要，风寒之邪按张仲景《伤寒论》六经辨清病位拟定祛邪之法、温热邪遵《温病条辨》制定祛邪之法。

六淫之邪闭阻清道，常夹痰、夹瘀、夹饮而闭阻吸清通路，治疗时除祛邪外还要兼顾化痰、活血、化饮。外邪闭阻清道、气喘严重者，宜选祛邪解表药配合平喘药治疗。

祛风寒又平喘药：首选麻黄。

性温平喘药：杏仁、苏子、紫菀、款冬花、百部、白果、洋金花（入丸散）。

性寒平喘药：桑白皮、葶苈子、射干、矮地茶、地龙。

B. 痰浊闭阻清道

临床表现：气喘，呼吸困难，清气浓度下降，咳痰，苔腻，脉滑。

病机：痰浊闭阻清道，肺肃降之清气不能被肾摄取，则机体清气浓度下降、呼吸困难；痰浊内盛则咳痰、苔腻、脉滑。

治法用药：治当祛痰化浊，畅通清道，宜选化痰平喘药，入肾经化痰药为首选。此外，治痰应分寒痰、热痰，或燥湿化痰或清化热痰。

［附：**平喘药汇总**

入肾经化痰平喘药：白果。

入肾经纳气平喘药：紫石英、紫河车、补骨脂、蛤蚧、核桃仁、冬虫夏草、哈蟆油、五味子。其中紫河车、蛤蚧、冬虫夏草、哈蟆油为补精平喘药。

清热化痰平喘药：前胡、海浮石（先煎）、马兜铃（有毒）、枇杷叶、桑白皮、葶苈子、矮地茶、地龙、射干、礞石（10～15克，布包先煎。入丸散3～6克）。

燥湿化痰平喘药：苏子、法半夏、芥子、皂荚（1～1.5克，多入丸散，孕妇咯血、吐血者忌服）、旋覆花、白前。

应注意治痰应分清肺痰、脾痰、肾痰，从生痰源头进行干预。］

C. 水饮闭阻清道

临床表现：气喘、呼吸困难，清气浓度下降，咳痰清稀量多，苔滑腻，脉弦紧或滑。

病机：水饮闭阻清道，肺中清气不能入肾，则机体清气浓度下降、气喘、呼吸困难；水饮内阻则咳痰清稀量多、苔滑腻、脉弦紧或滑。

与现代医学联系：机体清气浓度下降则 PaO_2 降低。水饮内阻则可闻及肺中湿啰音。

治法用药：治当温肺化饮，畅通清道。治饮还需根据饮的生成原因细分肺饮、脾饮、肾饮，采取温肺化饮、健脾利湿、温肾利水之法祛逐饮邪。

温肺化饮药：麻黄、桂枝、香薷、细辛、干姜。

入肺经利水药：葶苈子、桑白皮、麻黄、香薷、茯苓、薏苡仁、葫芦、车前子、滑石、通草、石韦、灯心草、虎杖。

D. 瘀血闭阻清道

临床表现：呼吸困难或气短胸闷，唇甲紫暗，或伴胸痛，舌暗，脉涩或弦。

病机：由肺入肾的清道被瘀血闭阻，肺中清气不能入肾，则机体清气浓度降低，见呼吸困难或气短胸闷（清气不入肾，积于肺则胸闷不适）；唇甲紫暗，或伴胸痛，舌暗、脉涩或弦为瘀血闭阻之象。

治法用药：治当祛瘀平喘，畅通清道。首选既活血又平喘药，或平喘药配伍活血药。

活血又平喘药：桃仁、儿茶（包煎）、矮地茶、红景天。

（4）清气出入气机紊乱

气的运动形式为升降出入，在某些脏腑或脏腑的某一区域表现为升降，在某些区域表现为出入。如肺脏司呼吸之气表现为肃降清气、宣发代谢后的废气，此时气的运动形式表现为升降；肺中清气入肾，代谢废气排至肺，其气机运动形式表现为出入。当出入于肾的清气气机逆乱，肺中清气不能顺畅入肾，则机体清气浓度下降、呼吸困难、胸满闷窒、脉弦，治当顺气平喘，首选行气又平喘药。

行气又平喘药物：沉香（后下）、乌药。

（三）肾主水功能基团失调辨证论治

肾具有主持和调节水液代谢的功能。水液代谢包含水液的生成（吸收）、输布、排泄过程，肾主水功能基团也包括肾吸收水液功能基团、肾输布水液功能基团及肾排泄水液功能基团。

1. 肾吸收生成水液功能基团失调

津液来源于水谷，其吸收生成依赖于胃受纳腐熟；小肠分清泌浊，吸收肠中的津液；大肠主津，吸收食物残渣中的津液。肾藏精，具有调节各脏腑先天之精的功能，各脏腑的功能正常运行一方面取决于脏腑本身结构完整、脏腑之气旺盛；另一方面取决于脏腑先天之精的调控正常。肾在水液吸收生成的作用就是具有调节合成胃消化食物津液（游溢精气）、小肠吸收肠中津液（泌别清浊）、大肠吸收食物残渣中津液（主津）之先天之精的功能。肾调节合成水液吸收生成之先天之精功能异常，则胃、小肠、大肠吸收津液功能低下，津液吸收障碍，表现为机体津液生成不足，全身出现燥证表现，如口干舌燥、皮肤干燥、目干涩等。肾主水功能异常并非只是表现在水肿、少尿等水液输布、排泄方面失常，也可表现为水液吸收生成的异常。

A. 胃游溢精气先天之精不足

临床表现：口干舌燥，肌肤干燥，目干涩，胃脘胀满，呃逆，乏力神疲，腰膝酸软，舌干少津，脉沉弱。

病机：胃具有腐熟水谷的功能，使精气游溢，若其调节的先天之精不足，游溢的精气不能入于小肠，导致肠的津液不足，全身失于津液的濡润，则出现口干舌燥、肌肤干燥、目干涩之燥证表现；胃失于腐熟食物则胃脘胀满、呃逆；肾精虚弱，则乏力神疲、腰膝酸软；舌干少津、脉沉弱为肾精亏虚之象。

治法用药：先天之精不足多见于有遗传背景的婴幼儿或老年患者，治当补肾益胃，化谷吸津。此时有津少身燥的表现，补肾宜选性润之品，不宜选温燥之剂。生津首选入胃、肾经生津药。

同入胃、肾经生津药：石斛。

入肾经生津药：石斛、天冬。

入胃经生津药：沙参、麦冬、玉竹、石斛、天花粉、芦根。

B. 小肠泌别清浊先天之精不足

小肠泌别清浊先天之精不足多见于有遗传背景的儿童及老年肾虚者，有上述燥证表现，大便泻下（为小肠不能吸液，水聚肠中所致），消瘦，舌淡，苔干，脉沉细。临床上顽固泄泻伴脱水之儿童、老年人由此论治可收奇效。

入小肠经补气药养阴药甚少，小肠与脾胃位居中焦，补脾胃气药也补小肠之气。此时小肠气虚，泌清障碍，机体处于津少生燥的病理状态，补气药宜选甘平之补气生津药：西洋参、太子参、党参、山药及甘微温的黄芪、人参等。

入脾、肾经，气阴两补生津药：人参、西洋参、黄精。白术甘温、茯苓利渗伤津，此时不宜选用。也可在补肾健脾益气的基础上加用生津之品。

C. 大肠主津先天之精不足

大肠主津先天之精不足多见于有遗传背景的儿童及老年肾虚者，有全身燥证表现，同时伴肠鸣腹痛、便稀、舌淡苔干、脉沉细。治当补肾固肠生津。

同入肾、大肠经的补阳药有肉苁蓉、锁阳，具有补肾阳润肠通便的功效，同入肾、大肠经养阴药具有补肝肾润肠燥的功效。此类药有补大肠先天之精的功用，对于大肠传导功能无力、大便秘结者适用。而大肠不主津、便溏者不宜选用。大肠与肺相表里，与脾、胃、小肠同属中焦的脏腑，宜选同入肺、脾、肾经的补气生津药。

入肺、脾、肾经，补气生津药：人参、西洋参、黄精。

2. 肾输布水液功能基团失调

机体水液的输布依赖于肺、脾、肾、肝及三焦。一方面脾气散精，上输于肺；另一方面脾直接将水液向四周输布到全身。肺宣发水液于皮肤、官窍及各脏腑，又肃降水液于肾。肝调畅气机以行水，气行则津布。三焦为决渎之水道，维持水道的通利（依靠肺、脾、肾、肝）。

肾输布水液功能（系统）包括两方面，一为将肺肃降的水液气化，将水中精华重吸收，将浊液排入膀胱；二为调节生成脾运化水液先天之精、肺宣发肃降水液先天之精、肝调畅气机行水先天之精。

（1）脾运化水液先天之精不足

脾运化水液先天之精不足，不能激发脾运化水液，水饮聚于四肢则四肢水肿，饮不上输于肺，水停腹中则腹中水满（腹腔积液），有遗传背景的儿童、老年体虚者多见，舌淡苔白或滑，脉沉滑。治当补肾健脾行水。部分患者因脾不能上输津液于肺，肺无津无液宣发肃降，津不上承则出现口干舌燥、苔少津的矛盾性症状。

［附：入脾、肾经补气、利水药汇总

入脾、肾经的利水药：茯苓。

补气又利水的药：黄芪、白术、茯苓、薏苡仁。

入脾、肾经补气药：人参、山药、刺五加。

入脾、肾经补阳药：仙茅、补骨脂、益智仁、菟丝子。

治疗脾运化水液先天精不足宜选上述四类药配伍应用。

入脾经利水消肿药：茯苓、薏苡仁、冬瓜皮。

入肾经利水消肿药：茯苓、猪苓、泽泻、葫芦、香加皮、车前子、地肤子。］

水液的输布除依赖于脾、肺、肾等脏腑功能的作用外，还取决于水道的通畅，当有瘀、外邪等阻滞水道时也可引起水液输布障碍。此外也与水道结构完整有关。

（2）肺宣发肃降水液先天之精不足

肾藏精，具有激发调节各脏腑的功能。当肾调节激发肺宣发肃降水液的先天之精不足时，一方面肺宣发津液无力，皮肤（上身为主）、口舌失于津液润养，则上身皮肤干燥，口干舌燥；水不宣发则聚于肺中，则咳痰；肾精亏虚则舌少苔、脉沉细，多见于儿童或老年患者。另一方面，肺肃降水液失调，饮聚上焦则肺中积水，咳痰喘促（查体可闻及肺湿啰音），甚者胸水，或面目上肢水肿；水不降膀胱则少尿；先天之精不足所致者则多见于有遗传背景的儿童或老年患者。

肺宣发水液先天之精不足，主要临床表现特点是上干肺湿，上干即上身皮肤干燥、口干舌燥、眼鼻干燥（与肝阴不足仅有目干不同）；肺湿主要表现为咳痰，甚者胸、肺水饮内积，出现胸水征、肺水征（湿啰音）。肾先天之精不足则以老年人、儿童为多，治当补肾益肺生津。宜选同入肺、肾经补虚生津药。

同入肺、肾经补气生津药：人参、西洋参、山药、黄精。

同入肺、肾经，性甘平的补阳药：冬虫夏草、哈蟆油、蛤蚧。此类药虽为补阳药，但性平不伤阴、阴阳两补，主要用于肾先天之精不足严重者。

同入肺、肾经养阴药：天冬、黄精。

宣发又生津药：葛根。

肺肃降水液先天之精不足，主要临床特征是上肿肺湿，少尿，上身水肿，肺水，胸水，咳痰气喘，少尿。治当补益肺肾，利水消肿。利水剂宜选入肺经利水药。

利肺水之药：桑白皮、葶苈子、麻黄、茯苓、薏苡仁、葫芦、车前子、滑石、通草、石韦、鸭跖草、半边莲、防己。降肺气利水首选桑白皮、葶苈子。

补气利水药：黄芪。

宣发利水药：麻黄、香薷。

（3）肝调畅水道气机先天之精不足

津液的输布依赖于气的推动，气行则津布，肝主疏泄，调畅气机，水道的气机调畅利于津液的输布。肾主藏精，主生成调节各脏腑的先天之精。如果调畅水道气机先天之精不足，则气机不畅，水道不利，引起相关脏腑及部位水液聚积不布。临床上表现为儿童或老年人胸腹闷胀，四肢水肿，脉弦。治当补肾行气利水。首选入肝、肾经利水药。

行气利水药首选大腹皮。

入肝经利水药：香加皮（有毒，入肝、肾、心经）、青风藤、玉米须。

活血利水药：益母草、泽兰。

入肝、肾经利水药：香加皮。

3. 肾气化水液功能基团失调

肾气化水液功能是指将肺通调水道肃降于肾的水液之精华重吸收，浊者排入膀胱，其分为吸收水中精华及排泄浊水两个部分。肾吸收水中精华依赖于吸收精华的动力足够（取决于肾气、肾阳）、吸收水中精华组织结构完整（取决于肾阴）、固摄精华物质力正常、吸收水中精华通道畅通。肾排泄水液依赖于排泄动力足够（取决于肾气、肾阳）、完成排泄水液的组织结构正常（取决于肾阴）、排泄水液通道畅通。

（1）肾吸收水中精华功能基团失调

肾气化水液功能之一就是肾能吸收肺肃降于肾的水液中的精华。其功能失调表现为吸收动力不足、完成此功能的组织结构异常、固摄精华无力、吸收精华的通道阻塞四个方面。

A. 肾吸收水中精华动力不足

肾具有吸收水中精华的功能，此为肾气化水液的表现之一。肾重吸收水中精华必须依赖于摄取的动力，此动力决定于肾气、肾阳。当肾摄取水中精华动力不足时，临床表现为相应的精华物质减少。肾重吸收的水中精华物质多为电解质、HCO_3^- 等，肾重吸收水中精华物质功能低下，则血中精华物质浓度降低，尿中精华物质浓度升高，因此临床诊断要依赖现代医学检查手段，同时伴腰膝酸软、舌淡、脉沉弱、小便清长的肾气虚表现，治当补肾摄精，首选补肾固精缩尿药。

补肾固精缩尿药：补骨脂、益智仁、菟丝子、沙苑子、山药、覆盆子、桑螵蛸。

B. 肾吸收水中精华的结构异常

肾吸收水中精华除依赖于摄取的力量外，也需要完成此功能组织结构形态正常，有形为阴，此取决于肾阴。肾吸收水中精华结构异常，临床表现为血中相关精华物质浓度降低，尿中相关精华物质浓度升高，此需要借助现代医学检测手段，同时伴有小便量少、舌红少苔、脉细沉、口干等肾阴亏虚表现。治当补益肾阴以固精，宜选补肾阴药配合收涩固精药。

补肾阴又固精药：山茱萸、莲子、芡实。

补肾阴宜选熟地黄、女贞子、墨旱莲等。

C. 肾固摄水中精华乏力

肾在吸收水中精华的气化过程中有摄取动力（主动吸收），还有像堤坝一样防止水中精华随水外泄的固摄力，一旦固摄乏力，水中精华泄于尿中，此精华多为非肾主动吸收的物质，如蛋白质、红细胞等，临床诊断需借助现代医学检测手段，同时可伴肾阳虚或肾阴虚的表现，治当补肾固摄，宜选固精缩尿药配以补肾阴或补肾阳药。

固精缩尿药：山茱萸、覆盆子、桑螵蛸、金樱子、莲子、芡实、刺猬皮、白果。

补肾阴宜选熟地黄、女贞子、墨旱莲等。补肾阳宜选补骨脂、巴戟天、菟丝子等。

D. 肾吸收水中精华通道阻塞

多由湿热、砂石、瘀血阻塞肾重吸收精华的通道引起，临床上表现为血中相应精华物质浓度下降，此需借助现代医学检测手段确诊，同时伴湿热、砂石、瘀血征象，治当清利湿热或通淋排石或活血祛瘀以畅肾吸精通道。通利通道首选入肾、膀胱经清热药、利尿通淋药、活血化瘀药。

入肾、膀胱经清热药：知母、黄柏、苦参（入膀胱经）、白鲜皮（入膀胱经）、穿心莲（入膀胱经）、四季青（入膀胱经）、生地黄、丹皮、白薇、地骨皮。

入肾、膀胱经活血化瘀药：益母草（入膀胱经）、牛膝、鸡血藤、骨碎补、王不留行（入肝、胃经，但活血通淋）。

入肾经利尿通淋药：车前子、地肤子、萆薢，治肾之部分水道阻塞。

入膀胱经利尿通淋药：滑石、木通（用量过大或使用过久可致肾脏损害）、萹蓄、地肤子、海金沙、石韦、冬葵子，宜治膀胱之部分水道阻塞。

化砂石利尿通淋药：滑石、瞿麦、海金沙、石韦、通草。

肾重吸收精华通道阻塞临床特点为血中相关精华物质浓度下降，尿中相关精华物质浓度增高，同时伴尿多（不能重吸收，为精华混入尿中所致），膀胱之部分水道阻塞则少尿，相关精华物质浓度不减少。

（2）肾排泄水液功能基团失调

肾通过气化作用将水中精华重吸收，将浊水变成尿液，在膀胱协同下把尿液排出体外。肾排泄水液系统包括肾排水动力（肾气、肾阳所主）、完成排水组织结构（肾阴所主）、肾排水通道。

1）肾排水动力失调

肾排水动力依靠肾气、肾阳，其失调表现为排水动力不足或排水动力过强两方面。

A. 肾气亏虚，排水动力不足

肾气亏虚，肾排水动力不足，水不下渗膀胱，则少尿、全身水肿、舌淡苔白、脉沉弱，同时畏寒、腰膝酸软。治当补肾利水，宜选补肾气肾阳药配合利水消肿药，利水药以入肾经利尿药为好。

入肾经利水利尿药：猪苓、茯苓、泽泻、葫芦、香加皮（利水消肿药）、车前子、五加皮。

B. 肾排水动力过强

肾排水动力过强则多尿，尿多则津亏，出现皮肤干燥、多饮口干、舌红苔干、脉弦。实则清之，过则伐之，治当清肾固尿，生津护阴。以入肾经清热药配合固精缩尿药，佐以生津药。

入肾经清热药：寒水石、知母、黄柏、生地黄、玄参、丹皮、白薇、地骨皮。

固精缩尿药：山茱萸、覆盆子、桑螵蛸、金樱子、白果。

此时肾气过强，不宜选补肾缩尿药，如山茱萸、益智仁等。

2）肾排水结构异常

有形属阴，结构异常多从阴论治，肾排水结构异常，水液排泄障碍，则肢体水肿、少尿、舌苔少、脉细。治当补益肾阴，利水消肿。此时水肿是由肾排水结构异常引起的，属肾阴亏，治疗重在滋补肾阴，如果见肿一味利水则伤阴更甚，临床应重视。此类病情多属疾病后期，多有气阴两虚，应阴阳两补、轻微利水。以补肾阴为主，兼以补肾阳。

3）肾排水通道阻塞

在肾排水系统中其正常的生理功能取决于排水动力足（肾气）、排水系统结构完整（肾阴）、排水通道畅通。排水通道阻塞则水液排泄障碍，水液内停导致水肿。阻塞水道病因多为外邪、瘀血、痰浊、砂石。肺合皮毛，外邪阻塞的水道多见于肺排水通道，即风水之水肿。治当祛邪利水，包括祛风利水、化痰利水、活血利水、行气利水等。

祛风利水消肿药：麻黄、桂枝、香薷。

行气利水消肿药：大腹皮、槟榔。

化痰利水药：葶苈子、桑白皮、昆布、海浮石。

活血利水消肿药：益母草、泽兰、牛膝、王不留行、瞿麦。

六、胃功能基团失调辨证论治

（一）胃受纳水谷功能基团失调辨证论治

胃正常接受容纳食物首先需要胃气充盛，具有一定推动食物下行小肠之力，此外还需要胃气机运动顺畅。

胃受纳水谷功能基团失调：①胃气虚弱，推动食物无力，食糜不下移小肠；②胃气机逆乱，胃气不降；③邪客胃腔，胃不容谷，邪有痰、瘀、湿及由经络入胃之六淫（阳明经表证入里）；④食入不化之物或食入过多谷物，食积胃中。

1. 胃气虚推谷无力

此多赖于脾气协调，脾与胃相表里之故，临床表现为胃脘胀满，少食乏力，舌淡，脉弱。治当补益脾胃之气，选白术、扁豆、大枣、沙棘。

2. 气机逆乱，胃气不降

临床表现为呕吐、呃逆、胃胀不适、脉弦。治当理气降胃。肝为气机之枢纽，用药应配合疏肝调气药。宜选入胃经、肝经理气药。

入胃经理气药：木香、青皮、佛手、大腹皮、枳实、沉香、刀豆、柿蒂（后三味理气止呕）。

入肝、胃经理气药：青皮、佛手、梅花。

3. 邪客胃腔，胃不纳谷

六淫侵犯阳明胃经或太阳传阳明，有寒湿、湿热客胃。此外，病邪还有内在病理产物，如痰、瘀等。

4. 积食滞胃

有食入过多或进食不消化食物史，胃胀不适、脉弦。治当消食导滞。食入过多，谷物积于胃，治疗应加强消食之力，此外还应加强行气导滞之力，加快食物排出。

[附：消食药汇总

善消肉食积滞药：山楂。

善消淀粉食积药：麦芽、稻芽。

其他：鸡内金广泛用于米面薯芋、乳、肉食积证，莱菔子善行气消胀化食，六神曲消食又略兼解表退热，善治食积兼有表证。

行气消食药：莱菔子、青皮、枳实、木香、麦芽。]

（二）胃腐熟功能基团失调辨证论治

胃腐熟消化食物主要依赖于胃液消化，有形为阴，故胃腐熟主要依赖胃阴；其次腐熟也赖于胃气磨炼碎谷之力。

1. 胃阴虚，不化食物

临床表现为食后胃胀，舌干口干，舌红少苔，脉细弱。治当养阴化食。养阴宜选入胃经补阴药。

入胃经补阴药：北沙参、南沙参、麦冬、玉竹、石斛。

养阴药无明显消食之功，治阴虚不化食物之胃腐熟功能失调应以养胃阴药加性平之消食药。

性平消食药：麦芽、莱菔子、鸡内金。

其他消食药性味：山楂，酸甘微温（酸甘阴虚可用之）；神曲，甘辛温；稻芽，甘温。

2. 胃气虚弱，无力磨炼谷物

胃气亏虚，一方面不能磨炼碎谷；另一方面无力移谷下行小肠，胃胀症状尤为明显，食入胃腑，胃气不降，常伴呃逆、舌淡、脉弱。治当补胃气消食。宜选健脾胃消食药。

健脾胃消食药：山楂、麦芽、稻芽。

脾胃相表里，脾具有将胃中谷物化生为水谷精微的功能，补脾气药多有补脾胃气之功。

入脾经补气药：人参、党参、太子参、黄芪、白术、山药、白扁豆、大枣、刺五加、绞股蓝、红景天、沙棘、饴糖。其中白术、大枣、扁豆、沙棘、饴糖归脾、胃经。

七、小肠功能基团失调辨证论治

（一）小肠受盛功能基团失调辨证论治

小肠接受容纳胃食糜为受盛，此功能正常发挥有赖于小肠移食动力、小肠气机顺畅、有一定容纳空间。当小肠气虚移食无力，气机运行不畅，或邪阻小肠可致小肠受盛失调。

1. 小肠气虚移食无力

主症：中腹胀满，食入数小时后腹胀。次症：也可影响胃气移食下降不顺出现胃胀呃逆（先腹胀发展继之累及胃），乏力少食，脉弱舌淡。治当补气、健肠。宜选入小肠经补气药。入小肠经补气药甚少，心与小肠相表里，入心经补气药也有补小肠气之功，如沙棘、五味子、大枣、西洋参、人参、甘草。

2. 小肠气机不畅

临床出现为食糜不行，腹胀，食入 2 ~ 3 小时尤甚，无少食（喜食敢食），脉弦，治当理气行食。宜选入小肠经理气、消食药。

入小肠经理气药：大腹皮、川楝子（有小毒）。

入小肠经消食药：鸡内金。

理气消食药：莱菔子。

肝主疏泄，是调气机中枢，主治气机逆乱不顺，除予调脏腑理气药外，应配合疏肝调气药。

入肝经又调胃肠之气的理气药：青皮（入肝、胆、胃经）、川楝子（入肝、小肠、膀胱经）、香附（入肝、脾、三焦经）、佛手（入肝、脾、胃、肺经）、香橼（入肝、脾、肺经）、娑罗子（入肝、胃经）。

3. 邪滞小肠

（1）感受外邪：六淫之邪，侵及小肠经之肌表经络，循经入里侵犯小肠，邪客小肠，受盛失调。主症有表证表现（根据所感六淫之邪不同表现不一，以湿为多见），中腹胀满不适；次症有小肠经表证表现，脉浮。治当解表祛邪。

化湿解表药：藿香（辛微温）、佩兰（辛平，发表解暑）、苍术（辛苦温，祛风散寒）。

六淫之邪侵犯小肠，以湿为主。小肠化物，主液功能与脾有异曲同工或相互协作之处，小肠同脾一样有恶湿之性，湿之为患，根据湿之出处有内湿、外湿之分，根据性质有寒湿、湿热、暑湿之分，治湿应细分并予相应治疗对策。

寒湿为患表现为腹胀、脘腹冷痛、苔白腻、脉滑。治当芳香化湿药为主，配伍温中祛寒药。化湿药多辛香湿燥，入脾、胃经，辛能行，香能通，行中焦之气，祛中焦之湿，但散寒力差，故治寒湿应配伍一定的温中散寒药。

辛苦温化湿药：苍术、厚朴。

辛温化湿药：砂仁、豆蔻、草豆蔻、草果（豆蔻化湿行气偏中上焦，入肺、脾、胃经，温中化湿偏于胃，善止呕。砂仁入脾、胃、肾经，温中散寒偏于脾，善止泻）。

辛平之化湿药：佩兰。

辛微温化湿药：藿香。

行气化湿药：厚朴、草豆蔻。

湿热、暑湿侵犯小肠应参照温病祛邪利湿。

湿热为患致小肠受盛失常主要表现为腹胀，食后尤甚，口苦，苔黄腻，当病情进一步发展，累及泌别清浊功能基团时，可见腹泻频作（邪之为病初起仅累及受病脏腑单一功能基团，以后逐渐累及其他功能基团，从单功能基团发展多功能基团损害）。湿热为患以清热燥湿为治法。

入小肠经清热燥湿药：黄芩（不入小肠经，但入心经，心与小肠互为表里）。

清热燥湿药性味苦寒，苦能燥湿，寒能清热，主治湿热证。黄芩善清中上焦湿热；黄连长于清泄中焦、脾胃、大肠湿热；龙胆清肝胆湿热；秦皮、白头翁清大肠湿热。

暑湿所致小肠受盛失常则腹胀，数日后累及泌清功能基团可见腹泻。

清暑湿热药：佩兰、冬瓜皮、滑石。

（2）瘀阻小肠：腹胀（中腹）、腹痛、舌暗、脉涩。

入小肠经活血化瘀药甚少，入肝、脾经治腹中瘀血药：川芎、延胡索、姜黄、乳香、没药、降香。

（3）毒瘀互结小肠：腹胀，中腹尤甚，腹刺痛，痛处固定，热毒耗液可见口干、舌红暗、苔干黄、大便干、脉细数涩。治当活血化瘀，行气解毒。

［**附：小肠经清热解毒药、抗癌的清热解毒药汇总**

入小肠经清热解毒药：连翘、半枝莲、白花蛇舌草。

具有抗癌功效的清热解毒药：白花蛇舌草、山慈菇、土茯苓、重楼（有小毒）、败酱草、鸦胆子（有小毒，不宜入煎剂，以龙眼肉包裹或装入胶囊内服）。

具有抗肿瘤功效的活血化瘀药：延胡索、姜黄、乳香、没药、苏木、斑蝥（辛热，有大毒，0.03 ~ 0.06 克）。］

（二）小肠化物功能基团失调辨证论治

小肠化物是指小肠在脾协同下将小肠受盛基团接纳的食糜做进一步消化，将食糜化为精微和糟粕两部分。小肠化物正常运行有赖于小肠化物动力，小肠阴液消化食糜，脾的协作助力共同作用。

1. 小肠气虚，化物动力不足

小肠中食糜不能化为精微，食糜积于肠中则腹胀（小肠受盛失调，食积于胃、小肠表现为胃胀、腹胀。胃受纳失常，食仅积于胃，表现为胃胀，需仔细鉴别）；精微化生不足，日久则形体消瘦；气虚则舌淡、脉弱、乏力神疲；精微不化，混入糟粕，也可有一定程度便溏或腹泻，但与分清别浊失调不同，小肠化物失调主要在于消化肠中食糜障碍，以腹胀、营养不良之消瘦、乏力为主要表现，腹泻、便溏为次要症状。治当补气化物，宜补气药配伍消食药。补气宜以入脾、小肠经补气药为好。

入脾经补气药：人参、西洋参、党参、太子参（西洋参、党参、太子参补气又生津）、黄芪、白术、山药、白扁豆、大枣、刺五加、绞股蓝、红景天、沙棘、饴糖、蜂蜜。

入小肠经补气药甚少，小肠与脾位居中焦，补脾气药也有补肠之功。

健脾消食之补气药：沙棘。

具有健脾之功的消食药：山楂（消食健脾、化瘀、降脂，味酸，胃酸多者慎用）、麦芽、稻芽、鸡内金。

入小肠经消食健脾药：鸡内金（健胃消食、涩精止遗、通淋化石）。

2. 小肠阴液亏虚

肠液少不消化食物，阴液亏虚有阴虚液少之虚证，也有心火或湿热消灼阴液所致者。肠液少食糜不消，积于肠中则腹胀；少苔或无苔、脉细为阴虚之象，病久机体缺乏精微滋养则形瘦，可有便溏。

与现代医学联系：小肠消化液减少的相关标志物阳性。

治当养阴化物，补阴药配合消食药。

养阴药入小肠经甚少，小肠上接于胃，居中焦，入胃经养阴药也补小肠阴津。

入胃经养阴药：北沙参（善治肺胃阴虚有热）、南沙参（养阴清肺，益胃生津，益气化痰，善治气阴两伤）、麦冬、石斛、玉竹。

小肠阴虚证，消食药应选性平、味酸者。

味甘平的消食药：麦芽、鸡内金。

山楂酸甘微温，稻芽甘温，莱菔子辛、甘、平，六神曲辛、甘、温。

心火灼耗小肠阴液者，主要表现为腹胀、口舌溃烂、口干、大便可干或溏、舌红少苔或苔黄糙、脉细数。

治当清心养阴化物。宜选入心、小肠经清热药。

[附：入心、小肠经清热药汇总

入心经清热药：寒水石（先煎）、竹叶（入心、胃、小肠经，有利尿之功，阴虚者不宜）、淡竹叶、栀子。

入小肠经清热药：竹叶、淡竹叶、鸭跖草，但三药均有利尿伤阴之弊，治阴伤严重者应考虑之。

清热又生津药：知母、芦根、天花粉、生地黄、玄参。

入小肠经清热燥湿药：黄芩。

入大肠经清热燥湿药：秦皮、苦参、黄连、黄芩。

清热燥湿药多为苦寒药，易伤脾胃，苦燥易伤阴津。

入心经清热解毒药：金银花、连翘、穿心莲、大青叶、板蓝根、紫花地丁、野菊花、半边莲（入心、小肠、大肠经）、熊胆粉（入丸散）、白蔹、绿豆。]

小肠湿热消灼阴津，阴液亏少，不化食糜，则腹胀；湿热内盛则口苦、口干、苔黄厚腻、脉滑、大便或干或溏。治当清热利湿，保阴化物。湿热伤阴治疗用药最为矛盾，口干、苔腻黄厚是湿热伤阴的主要表现。

3. 脾不助肠

脾主运化，一方面化生精微，输布精微；另一方面运化水湿。在机体运化功能方面脾是重要调控脏器。脾有助胃、小肠化生精微的功能。如小肠虽然化物功能正常，但脾气虚弱或脾受湿困（脾喜燥恶湿），运化失调，小肠化生精微也因脾虚不助导致化生乏力。临床表现主要为脾虚湿困的症状，如少食乏力、肢软、舌淡、脉弱，治当补脾健肠或健脾利湿。

（三）泌别清浊功能基团失调辨证论治

小肠泌别清浊是指小肠对食糜做进一步消化后，将其分为清、浊两部分的生理功能。清者为精微部分，包括谷精和津液两部分，由小肠吸收后经脾气传输至全身，灌养四肢百骸。浊者为食物残渣和水液，食物残渣经阑门传送到大肠而形成粪便，水液经三焦下渗膀胱而形成尿液。如小肠泌别清浊功能正常，精微与糟粕各行其道，二便正常。

病理状态表现为小肠气虚，吸收谷精障碍；小肠气虚，吸收津液障碍；小肠气虚不行，津下渗膀胱；小肠气盛，吸收谷精过多；小肠气盛，吸液过多；小肠气虚，不行糟粕于大肠；邪阻小肠，糟粕不行。

1. 小肠气虚，吸收谷精障碍

临床表现为小肠气虚化物不足。吸收谷精不足，脾无以传输，机体失养，则乏力肢软，日久则消瘦；谷精不被吸收，混入糟粕，大便见完谷不化伴脂滴混杂，舌淡，脉弱。治当补气化精，谷精的吸收，应该是由气化形成，宜选入脾、小肠经补气药，气化是物质的转化，温化效果最强。

入脾经补气药：人参、黄芪、白术、白扁豆、大枣、刺五加、沙棘、饴糖、党参、太子参、山药。

入脾经的温里药：附子、干姜、肉桂（后下，不宜与赤石脂同用）、吴茱萸（有小毒）、小茴香、丁香（不宜与郁金同用）、高良姜、花椒、荜茇、荜澄茄。

胃腐熟失调，谷物不化积于胃中，胃脘胀满，嗳气呃逆，大便正常。小肠受盛失常，不接纳胃中食糜，或食糜不下行，临床见胃脘胀、中腹胀、进食后数小时腹胀尤甚。小肠不化物，食糜不能进一步消化，中腹胀，嗳气呃逆，精微混入肠中下行则便溏。

2. 小肠气虚，吸收津液障碍

一为机体无津滋润则燥，如口干舌燥；二为无津下渗膀胱则少尿；三为水混入肠下行则腹泻。治当补气生津。不可见口干舌燥、少苔则用甘寒养阴药，否则小肠气更伤，泄泻加重；也不可见少尿用茯苓、泽泻等利水利湿之品，否则阴津损伤加重，应用补气生津之品。

补气生津药：西洋参、党参、太子参、山药。

3. 小肠气虚，不行津下渗膀胱

此为小肠吸收津液正常，但不能与脾协同，将水液下渗膀胱，即小肠吸津正常而下降行津功能失常，临床表现见少尿、腹泻或便溏、舌淡、脉弱，治当补肠利尿，选补气又利湿利尿之品。

入脾经补气利水药：白术、黄芪。

入脾经利水渗湿药：茯苓、薏苡仁、冬瓜皮（入脾、小肠经）、木通（入小肠经）、瞿麦（入心、小肠经）、海金沙（入膀胱、小肠经，包煎）、冬葵子（入大肠、小肠、膀胱经，孕妇慎用）、灯心草（入心、肺、小肠经），此后五味药性寒，脾虚慎用。

4. 小肠气盛，吸收谷精过多

临床表现为血中精微过多，肥胖，气有余便是火，可有口干，舌红苔黄，脉或弦或数，大便少，治当清肠、降脂、降糖（脂、糖均为谷中精微），宜选入小肠经、心经清热药。

［附：入小肠经、心经清热药汇总

入小肠经清热药：竹叶、淡竹叶、鸭跖草。

入小肠经清热燥湿药：黄芩。

入小肠经清热解毒药：连翘、半边莲、白花蛇舌草。

入心经清热药：寒水石、竹叶、淡竹叶、栀子。

入心经清热燥湿药：黄连、苦参。

入心经清热解毒药：金银花、连翘、穿心莲、大青叶、板蓝根、紫花地丁、野菊花、半边莲、熊胆粉（入丸散）、白蔹、绿豆。

入心经清热凉血药：生地黄、牡丹皮、紫草、水牛角（先煎）。］

5. 小肠气盛，吸液过多

水液过多，下渗膀胱则多尿，吸清过多则浊少可见大便干、少，苔腻、滑，脉滑或弦，治当清肠抑尿。通过清肠泻肠，让水从大便走，清肠抑尿。

［附：入肠经泻下药汇总

入小肠经清热利湿抑尿药（泻下药）：郁李仁（孕妇慎用）。

有泻肠利水功效药：番泻叶（后下）、郁李仁。

入大肠经泻下药（泻肠不利水药）：大黄、芒硝（不入煎剂，易溶入汤液服用）、芦荟（入丸散）、火麻仁、松子仁。］

6. 小肠气虚，不行糟粕于大肠（别浊障碍）

糟粕积于小肠则中上腹胀；糟粕不行大肠，则大便干、少；小肠气虚则乏力、舌淡、脉弱。当病变累及化物功能基团，可伴嗳气、少食等症状。治当补气润下，补气药配合郁李仁。

补小肠气药：人参、黄芪、白术、白扁豆、大枣、刺五加、沙棘、饴糖、党参、太子参、山药。

7. 邪阻小肠，糟粕不行

有六淫、湿热、毒瘀、气滞之分。

（四）小肠主液功能基团失调辨证论治

小肠吸收食糜中水液，继之经三焦下渗膀胱形成尿液，即为小肠主液。

小肠主液功能失调主要病理表现：①小肠气虚，吸液障碍；②小肠气盛，吸液过多；③小肠逆乱，行水障碍；④小肠热盛，灼耗津液。

1. 小肠气虚，吸液障碍

小肠气虚，不能吸收食糜中津液，机体无津滋润则燥，出现口干舌燥，甚者皮肤干燥；吸液障碍，尿液生成之源不足则少尿；食糜中水液下走大肠则泻，气虚则舌淡，临床中见舌淡苔干裂，大便溏泻，少尿的矛盾性症状，可伴气虚乏力。当病变累及小肠化物功能基团、受盛功能基团，可出现相关症状，如少食、腹胀。

治当补气生津，宜选党参、西洋参、太子参、山药等入脾、胃经（入小肠经补气甚少）的气津两补药。此时不可见舌苔干裂、口干舌燥，则选性寒的补阴生津之品，否则更伤小肠之气，泄泻加重，应补气吸液，从津液吸收的源头入手治疗。

与阴亏证鉴别要点：阴亏证口干舌燥，少苔，舌红，大便干。气虚吸液障碍，口干，舌燥，舌淡，大便溏，小便少。以大便干、大便稀溏为关键鉴别症状。

肾膀胱气化不利出现少尿、水肿，当补肾化气利水；水液吸收障碍出现少尿、燥证当从小肠论治。临床上腹泻频作引起的脱水少尿，皮肤干燥、弹性差应从小肠入手治疗，补肠吸液。

2. 小肠气盛，吸液过多

临床表现为多尿、大便干、苔腻、黄、滑，治当清肠抑尿（见前述）。

3. 小肠气乱，行水障碍

小肠主液，一方面吸收食糜中水分；另一方面行气利水，下渗膀胱。小肠在水液运行中所起作用是下渗膀胱，气机方向向下。行水不畅，水液不能下渗膀胱则少尿，气机不畅则腹胀、脉弦。治当行气利水，宜选入小肠经、膀胱经行气利水药。

［附：**入小肠经行气、利水、通淋药汇总**

入小肠经行气药：川楝子（有小毒，入肝、小肠、膀胱经，仅行气、杀虫，无利水之功）、大腹皮（行气又利水）。

入小肠经利水药：冬瓜皮。

入小肠经利尿通淋药：车前子（利尿通淋，渗湿止泻，是利小便以实大便的要药。包煎，孕妇慎用）、木通、瞿麦、海金沙（包煎）、冬葵子、灯心草。通淋利尿有"下"的作用，孕妇慎用。

大腹皮、冬瓜皮入小肠经，行气利水，是治疗小肠气乱、行水障碍的最佳组合。〕

4.小肠热盛，灼耗津液

小肠热盛，热灼津液则少尿、口干；热蕴小肠，波及受盛基团或化物基团可有腹胀、少食等相应症状。治当清肠护液。宜选甘寒清热生津药及甘寒养阴药。慎用苦寒清热燥湿药，以免伤津耗液。

甘寒清热生津药：芦根（有利尿作用）、天花粉（微苦，甘寒，孕妇慎用，不宜与乌头附子同用）、竹叶（有利尿作用）；此外，知母甘、苦、寒，有清热滋阴润燥之功；生地黄甘寒，为清热凉血药，有养阴生津作用；玄参甘苦，清热凉血，滋阴降火。

甘寒养阴药：沙参、麦冬、天冬、石斛。

八、大肠功能基团失调辨证论治

大肠的主要生理功能是传导糟粕和主津。

大肠主传导，有赖于胃气通降、肺肃降、肾推动（因肾主司二便）、脾运化的协作助力。

（一）大肠主传导功能基团失调辨证论治

主要表现：①大肠气虚，传导无力；②大肠气滞，传导不畅；③邪壅大肠；④他脏不助；⑤阴津失润（详见主津失调）。

1.大肠气虚，传导无力

气虚无力推动糟粕，积于肠中则腹胀，随着病变发展，腹胀由下腹→中腹→全腹变化。糟粕不下则便秘，气虚则乏力、舌淡脉弱。治当补气通肠。

入大肠经补气药甚少，蜂蜜归肺、脾、大肠经，补中润燥，是治疗大肠气虚传导无力之便秘的要药。此外，肺与大肠相表里，补肺气有助于补大肠。入肺经补气药：人参、西洋参、党参、太子参、黄芪、山药、刺五加、绞股蓝、红景天、沙棘、饴糖，也有一定的补大肠之气的作用。

[附：**补气、血、阴、阳的润肠药汇总**

补气润肠药：蜂蜜。

补阳润肠药：肉苁蓉、锁阳、核桃仁。

补血润肠药：当归、何首乌。

补阴润肠药：黑芝麻。]

2. 大肠气滞，传导不畅

症见全腹胀满，大便秘结，脉弦。治当行气导滞。宜选入大肠经理气药配润肠通便药。

入大肠经理气药：木香、薤白、大腹皮。

3. 邪壅大肠

（1）湿热壅结：大便干结、腹胀口苦，可伴身热、苔黄腻、脉滑。治当清热导滞。宜选入大肠经清热药配合入大肠经攻下药。

[附：**入大肠经攻下药、清热药汇总**

入大肠经攻下药：大黄、芒硝（不入煎剂）、番泻叶、芦荟（入丸散）。

入大肠经清热泻火药：决明子。

入大肠经清热燥湿药：黄芩、黄连、秦皮（清热燥湿，收涩止痢）、苦参（清热燥湿，治湿热痢）、穿心莲、拳参、白头翁、马齿苋、地锦草。上述清热燥湿药，清大肠热毒，主治湿热痢、热毒痢。

此外，败酱草、四季青、白花蛇舌草虽入大肠经，但不止泻。]

（2）瘀结大肠：下腹刺痛，大便干结，腹胀，舌暗，脉涩。治当活血通便。宜选入大肠经活血化瘀药配合润肠或攻下药。

入大肠经活血化瘀药：桃仁、大黄。

（3）阴寒内结大肠：大便干结，腹冷痛，次症为喜温恶寒，四肢不温，舌淡苔白腻，脉沉紧或沉迟，治当温里散寒通便，大黄附子汤加减。

4. 他脏不助

主要表现为肺失肃降，肾虚推肠无力，肾虚固摄无权。

肺失肃降，不助肠传导，大肠传导失常，则气喘胸闷、大便干结、苔腻、脉弦，治当降肺泻肠。宜选入肺、大肠经降气平喘药配以润肠或攻下药。

入肺、大肠经降气平喘药：苏子、杏仁（小毒后下）。还可以用葶苈子平喘泻肠。

肾虚推肠无力，则形寒体虚，大便秘结，腹胀不适，可有腰膝酸冷，舌淡苔白，脉沉。治当温肾通肠。宜以入肾、大肠经补阳药配合润肠药治疗。

入肾、大肠经补阳药：肉苁蓉、锁阳、核桃仁。

肾虚固摄无权，大便失禁，神淡肢冷形寒，舌淡脉沉。治当温肾固肠止泻。宜以入肾经温里药配合涩肠药。

入肾经温里药：附子、干姜、肉桂、吴茱萸（小毒）、小茴香、丁香、荜澄茄。

入肾经敛肺涩肠药：五味子、五倍子、罂粟壳、诃子。

入大肠经涩肠药治久泻，湿热痢慎用。药有禹余粮、赤石脂、肉豆蔻、诃子、罂粟壳、五倍子、乌梅。

（二）大肠主津功能基团失调辨证论治

大肠进一步吸收由小肠下传食物残渣中的部分津液，即为大肠主津。病理表现主要为大肠气虚吸津障碍、大肠热结消灼津液、肺热移肠灼耗津液。正如《医贯》所说："大肠主津……大肠热结则津涸。"

1.大肠气虚吸津无力

津亏则燥，口舌干燥，舌淡脉弱。但此时小肠已吸液大部，燥证表现较大肠吸津轻，吸津少则大便稀溏，气虚则舌淡脉弱（热盛津亏或阴虚火旺表现为舌红苔干，气虚吸津无力则舌淡苔干、少）。治疗应补气生津。宜选补气生津药。

补气生津药：太子参、西洋参、党参。

入大肠经补气药甚少，入肺、脾经补气药均可补大肠之气。

有口干舌燥、鼻干燥，舌苔干、少等津亏表现，但同时有大便溏、舌淡等气虚表现，此矛盾性症状（上干下稀）、矛盾性舌象，是气虚吸津无力的诊断要点。

2.大肠热结消灼津液

口干鼻燥，大便秘结，身热烦躁，可伴腹胀不适，舌红苔黄。治当清热（肠热）生津。宜以清热生津药治疗。

入肺经清热生津药：知母、芦根、天花粉。

养阴清肺药：沙参、麦冬、天冬。

养阴润肠药：黑芝麻。

3.肺热移肠，灼耗津液

肺热移肠，肺与大肠相表里，肺热内盛，热移大肠，热壅大肠，伤津损液则气喘、咳嗽、痰黄，便干秘结，腹胀不适，舌红苔干少，脉细数。治当清热泄肺通腑，宜选入肺经清热药配润肠或攻下药。

入肺经清热药：石膏、知母、芦根、天花粉、鸭跖草。

入肺经清热燥湿药：黄芩。

九、膀胱功能基团失调辨证论治

膀胱主要生理功能是贮存和排泄尿液。

（一）膀胱贮存尿液功能基团失调辨证论治

膀胱贮存尿液功能正常取决于固摄尿液的动力、贮存尿液的基本结构、调节气机运行系统。固摄尿液的动力由肾气决定。贮存尿液的结构由肾阴决定（肾与膀胱互为表里）。气机调节由肝所主。膀胱贮存尿液功能失调表现为固摄尿液动力不足、贮存尿液结构异常、贮存尿液气机失调。

1.固摄尿液动力不足

临床表现为小便失禁、尿频、形寒肢冷、舌淡苔白、脉沉。治当补肾固尿。宜选入肾经补气药配合缩尿药治疗。

入肾经补气药：人参、西洋参、山药、刺五加。山药具有补肾涩精之功，为补气缩尿要药。

补肾阳缩尿药：补骨脂、益智仁、菟丝子、沙苑子、韭菜子、海马。

缩尿药：山茱萸、覆盆子、桑螵蛸、金樱子、刺猬皮、白果。

补肾阴药：黄精、山茱萸、枸杞、龟甲。

2.膀胱贮存尿液结构异常

膀胱贮存尿液结构为有形之体，由膀胱之阴所主。此外，膀胱贮存尿液依赖于膀胱内敛、内藏之力，贮存尿液需要一定空间容量容纳，有形为阴，依赖于膀胱有形之容积（膀胱之阴）容纳。各种病理因素损害膀胱贮存尿液结构，膀胱之阴受损，膀胱贮尿失常，临床表现为小便失禁、遗尿、舌红少苔、脉细弱。肾与膀胱互为表里，补肾阴即补膀胱之阴，治当补肾阴固尿。贮存尿液之气机方向向内，治肾阴虚膀胱贮尿失常，以补肾阴又内敛收涩之药为宜，首选山茱萸，其他酸涩平的固尿药还有金樱子、芡实、刺猬皮，此类药为补肾阴固精缩尿药（墨旱莲也属补肾阴性味酸之药）。而覆盆子、桑螵蛸、益智仁、菟丝子、沙苑子、补骨脂、韭菜子、海马性温，以补肾阳固精缩尿为主。

3. 贮存尿液气机失调

固摄尿液动力调节不足，临床表现为小便失禁、尿频、性情抑郁、脉沉弦。治当疏肝补肾固尿。疏肝调膀胱药选乌药、川楝子（入膀胱经理气药），补肾固尿药首选入肝、肾经补阳固尿药，如菟丝子、沙苑子、韭菜子、覆盆子、桑螵蛸（详见肝疏泄调节功能失调章节）。

（二）膀胱排泄尿液功能基团失调辨证论治

尿液的排泄正常需排尿的动力充沛，排尿的通道畅通，排尿的气机调畅。排尿动力系统依赖于膀胱之气，气有推动、推行体液运行的功能。此外，排尿动力系统受肾先天之元气调节激发，即肾、膀胱之气化是排尿液的动力。膀胱排泄尿液失调表现为排泄尿液动力不足、排泄尿液结构异常、排泄尿液通道不畅、排泄尿液气机失调。

1. 膀胱排泄尿液动力不足

膀胱排泄尿液动力为无形，由膀胱阳气所主。肾与膀胱相表里，各种病理因素致肾气肾阳亏虚，膀胱气化不全，排尿无力，则少尿，同时兼有畏寒肢冷、腰膝酸软、脉沉、舌淡之肾气肾阳亏虚之象，治当温补肾阳，化气利尿。治疗宜选辛散向外的温肾药配以利水利尿药。

补肾阳药部分有温肾缩尿作用，其作用气机方向是向内、向上，而治肾虚少尿，气机方向宜向外、向下，温肾宜辛散向外，首选附子、肉桂、鹿茸；补气选人参，助推动之力；利尿宜选泽泻、猪苓、车前草、茯苓、玉米须、葫芦、香加皮等入肾经或入膀胱经利尿药，此外配合化气之桂枝。

2. 膀胱排泄尿液结构异常

膀胱排泄尿液结构为有形之体，由膀胱之阴所主。肾与膀胱相表里，各种病理因素致肾阴亏虚，无以濡养膀胱排泄尿液结构，排泄尿液结构异常，排尿功能受损，则少尿，同时兼有口干、腰膝酸软、舌红少苔、脉细等肾阴亏虚表现。治当滋养肾阴利尿。滋养肾阴以熟地黄、天冬、黄精、枸杞、女贞子等，利尿宜选泽泻、猪苓、车前草、茯苓等。此时阴津亏损，利尿不宜太过，以免加重阴伤。

3.膀胱排泄尿液通道不畅

膀胱排泄尿液通道以通为利，各种病理因素阻塞排尿通道，如痰浊、瘀血、气滞、砂石等，可引起膀胱排泄尿液通道不畅，出现排尿不畅，宜通淋利尿，以入膀胱经、肾经利尿通淋药为好。

入肾经利尿通淋药：车前子、地肤子、草薢，宜治肾部分之水道阻塞。

入膀胱经利尿通淋药：滑石、木通（用量过大或使用过久可致肾脏损害）、萹蓄、地肤子、海金沙、石韦、冬葵子，宜治膀胱部分之水道阻塞。

化砂石利尿通淋药：滑石、瞿麦、海金沙、石韦、通草。

4.膀胱排泄尿液气机失调

肝主疏泄，排尿气机调节依赖于肝。排尿气机调节的内涵是调节排尿动力的方向向下，其次是调畅排尿通道的通利性。当肝调畅排尿气机功能失常，则排尿方向逆乱，或排尿通道不畅，临床表现为少尿、下腹胀满、情志不舒或性情急躁暴怒、脉弦。治当疏肝行气利水（详见肝疏泄功能失调章节）。

［附：**行气、化痰、化瘀利水药汇总**

行气又利水药：大腹皮。

入肝经利水利尿药：香加皮、车前子。

化痰利水药：茯苓、车前子、葶苈子、桑白皮。

化瘀利水药：益母草、泽兰、牛膝、王不留行。

化石利尿药：海金沙（包煎）、石韦、冬葵子、瞿麦、萹蓄、通草、木通、滑石、金钱草。

清热利尿药：鸭跖草、苦参。］

十、胆功能基团失调辨证论治

胆具有贮藏、排泄胆汁和主决断的功能。贮藏胆汁气机为内藏，气机表现形式为通为泄，即通泄。

（一）胆贮藏胆汁功能基团失调辨证论治

胆汁为有形之液，性属阴，内藏阴液之条件是胆贮藏结构完整，才能保证藏胆汁而不漏。藏胆汁功能气机方向是内敛。结构为有形之体，有形属阴，胆结构完整取决于阴。脏腑结构完整依赖于阴液滋润养护。贮藏胆汁功能失调主要表现是贮藏胆汁的结构异常。当各种病理因素损伤胆之阴液，胆腑结构失于阴液滋润养护，贮藏胆汁的结构异常，胆不贮藏胆汁，临床出现目黄染、身黄染，同时伴口干、潮热、舌红少苔、脉弦细的阴虚之象。肝与胆互为表里，治当养肝阴利黄。白芍柔胆敛阴，肝胆互为表里，白芍为敛胆汁要药。

（二）胆排泄胆汁功能基团失调辨证论治

胆排泄胆汁正常取决于排泄动力、排泄气机通畅。排泄胆汁的气机是通利为畅，排泄胆汁障碍主要由胆排泄动力不足、胆道不利（湿热、砂石、瘀血、虫积阻塞胆道）所致。

胆排泄胆汁动力不足，临床表现为右胁隐痛、少食便溏，多伴身黄，舌淡、脉弱。此时宜补气调节少阳，此时胆汁排泄以通为畅，虽胆气虚，一味补气，气机壅滞，不利于胆汁排泄，治当以既补又通的和解法为好，小柴胡汤中用人参即为此意。

湿热阻滞胆道：临床多表现为右胁痛、口苦身黄、苔黄腻、脉数，治当清利湿热，利胆止痛。宜选入胆经清热药配合入胆经利湿退黄药。

［附：入肝、胆经清热利湿退黄药汇总

入胆经清热药：夏枯草、黄芩、黄连、龙胆、秦皮、青蒿、栀子（入三焦经）。

入胆经利湿退黄药：茵陈、金钱草、虎杖、地耳草、垂盆草。

入肝经利湿退黄药：鸡骨草、珍珠草、蒲公英（入肝经，清热解毒，利湿通淋，也可治湿热黄疸、热淋涩通）。

热盛为重，清热为主，湿为重，利湿为主。］

此外，气行则液行，胆汁排泄依赖胆气机通畅，治各种胆汁不通证，宜加入行胆气之药。宜选入胆经行气药，如青皮、木香。

砂石阻滞胆道：右胁痛，胆中有砂石（B超诊断）。治宜化石利胆。化石药：鸡内金。砂石形成多为湿热沉积，应配以利湿通胆药为宜。

瘀阻胆道：右胁痛，或伴身目黄染、舌暗脉涩，治当祛瘀利胆，应以入胆经活血药配以入胆经利湿退黄药。

入胆经活血药：川芎、郁金（行气活血，利胆退黄）。

入胆经利湿退黄药：茵陈、金钱草、虎杖、地耳草、垂盆草。

虫积胆道：右胁痛、口中吐蛔，胆囊B超有虫积征象。治当驱虫利胆。

［附：驱虫药汇总

使君子（9～12克捣碎入煎；小儿每岁1粒，炒香嚼服，每日总量不超过20粒）、苦楝皮（3～6克）、槟榔、南瓜子、鹤草芽（30～45克，小儿0.7～0.8克／千克，研粉吞服）、雷丸（研粉服，每次5～7克，饭后服，日3次）、鹤虱（小毒，3～9克）、榧子（9～15克）、芜荑（3～10克）。］

（三）胆主决断功能基团失调辨证论治

胆具有判断事物、做出决定的功能。心藏神，主神明，主宰人体意识，胆主决断与心主神明有密切联系。对于胆虚失于决断者，应补胆助决断。补心气也补胆，应以补心气药治疗。入胆经补气药甚少，补心气药有人参、西洋参、甘草、大枣、刺五加、红景天、沙棘（详见脑功能失调章节）。

十一、脑功能基团失调辨证论治

脑主要生理功能为主宰机体生命活动、精神活动和主感觉运动。

（一）主宰生命活动功能基团失调辨证论治

一方面脑掌控心肺，主宰人体生命基本活动，脑通过调控肝、脾、肾调节人体代谢稳态；另一方面心主血、肺主呼吸，为脑提供血液和清气的供养，肝疏泄、脾运化、肾主水，为脑提供适于脑发挥正常功能的环境，脑与脏腑是掌控调节又相互依存的关系。

1.脑掌控心主血功能基团失调

脑掌控心主血功能基团具有根据机体代谢需求，发出指令掌控调节心主血，保证机体血液供养功能。脑掌控心主血功能基团由调控动力能量系统、基础结构、感知反馈系统组成。

（1）脑掌控心主血功能动力失调

脑掌控心主血功能基团调控动力能量为无形，由阳气所主。此调控阳气由心阳、肾阳共同构成。调控动力能量失调表现为脑掌控调节心主血动力能量不足和调控心主血动力过强。

1）脑掌控调节心主血动力能量不足

临床表现：先有神志不清，意识障碍，继之脉搏减慢甚至心搏停止，脉管压力下降，舌淡，脉沉或无脉。

病机：各种病因损害脑，脑掌控调节心主血动力能量不足，发出调控心主血指令减少，心主血功能受抑制，则脉搏减慢，甚至心搏停止，心搏血减少则脉管压力下降；脑受损，元神不清，则神志不清、意识障碍；舌淡、脉沉或无脉是心肾阳衰之象。

此证与心阳暴脱引起的四肢厥冷、神志不清的鉴别要点是神志意识不清症状在先，继之出现肢冷脉缓、脉管压力降低。

治法用药：治当温补心肾，醒脑回阳。温心肾阳气药宜选附子、干姜、肉桂，补心肾阳气药宜选人参、西洋参、紫石英，醒脑宜选苏合香、麝香、石菖蒲。

2）脑调控心主血动力过强

临床表现：先有神志不清，意识障碍，继之脉搏快，或脉管压力增高，舌红苔黄，脉弦数。

病机：当各种病因导致脑受损，调控心主血动力过强，则脉搏快，或脉管压力增高；脑受损在先，故先有神志不清、意识障碍等脑损害表现；舌红苔黄、脉弦数有力为心肾阳气过盛之象。

治法用药：治当醒脑开窍，清泻心肾。醒脑宜选凉开药，如牛黄、冰片、麝香。此时神志不清、意识障碍，不宜用重镇安神清心剂。清心肾之火宜选知母、生地黄、寒水石、丹皮。

（2）脑掌控心主血基团结构异常

临床表现：先有神志不清，意识障碍，继之心脉搏动减慢，甚或停止，脉管压力下降，舌红少苔或无苔。

病机：脑掌控心主血基团结构为有形构造，由脑阴所主。脑为髓之海，肾主骨生髓，为此脑掌控心主血基团基本构造由肾阴、心阴共同所主。当各种病理因素导致脑受损，累及脑掌控心主血基团的结构异常，脑掌控调节心主血的指令传达障碍，心主血功能受抑，则心脉搏动减慢，甚或停止，脉管压力下降；由于脑损在先，则先有神志不清、意识障碍；舌红少苔或无苔为阴津亏损之象。

治法用药：治当醒脑开窍，养护心肾。醒脑宜凉开，以牛黄、冰片为宜，补益心肾之阴的养阴药有桑椹、龟甲。

无论脑掌控心主血动力能量不足还是结构系统异常，引起的心主血功能障碍，都要重视最初的损害脑的各种病理因素，辨明首发的脑损害是痰浊、瘀血、热毒、气逆等，并配合相应的化浊、活血、清热、顺气治疗。

（3）脑掌控心主血功能感知系统失调

脑掌控心主血功能基团的感知系统能适时感知机体生命活动和代谢程度，即时将此信息传递于脑，脑掌控心主血动力系统才能发出正确的调控指令。脑掌控心主血功能基团感知系统由能量系统、结构系统及传递指令精微物质组成。

脑掌控心主血功能基团感知系统能量不足时，宜补益心肾之气，而非温心肾之阳，此与脑掌控心主血动力系统治疗有别。

一方面脑掌控调节心主血功能；另一方面心主血功能正常，也保证了脑的血液供养。当各种病理因素影响心主血功能，心排血减少，脑失血养，神明不清则出现神志不清、意识障碍、脉沉、舌淡、脉管压力下降。治当温补心阳，养血护脑。此为心阳虚衰、脑失血养引起的神志不清，不宜用开窍药。温补心阳药有附子、干姜、人参，养血宜选熟地黄、当归、何首乌、大枣、龙眼等。

2. 脑掌控肺主呼吸功能基团失调

脑掌控肺主呼吸功能基团由动力能量系统、基本结构及感知系统组成。脑为髓之海，肾生髓，心藏神，主神明，肺主呼吸，动力能量系统为无形，由肺气、心气、肾气所主。基本结构为有形之体，由肺阴、心阴、肾阴所主。感知系统又可细分能量、结构及传递调节指令精微物质。

（1）脑掌控肺主呼吸功能基团动力能量系统失调

临床表现：先有脑损害的意识障碍、神志不清症状存在，继之呼吸微弱、清气浓度下降，可伴浊气浓度增高，舌淡、脉沉。

病机：当各种病理因素致脑损伤（痰浊、瘀血、气逆、热毒等），病变累及脑掌控肺主呼吸功能基团动力能量系统，脑发出调控肺主呼吸指令减少或停止，导致肺主呼吸功能障碍，肺无力吸清呼浊，引起机体呼吸微弱、清气浓度下降、浊气浓度增高；此外，先有脑损害，故先有意识障碍、神志不清症状存在，舌淡、脉沉为心肺肾气虚之象。

治法用药：治当醒脑开窍，补益心肺肾。醒脑开窍根据引起脑损害的不同病理因素以凉开、温开之醒神回苏剂，并配以化浊、活血、顺气、清解热毒，针对不同的病理因素治疗。补心肺肾以参附汤为基础，并配以补心肺肾之气药，如红景天、紫石英，配以温肾纳气平喘药，如紫河车、补骨脂、蛤蚧、冬虫夏草、紫石英、沉香、磁石。

（2）脑掌控肺主呼吸功能基团结构异常

临床表现：先有脑损害的意识障碍、神志不清症状存在，继之呼吸微弱、清气浓度下降，可伴浊气浓度增高，舌红少苔或无苔、脉沉细。

病机：当各种病理因素致脑损伤（痰浊、瘀血、气逆、热毒等），病变累及脑掌控肺主呼吸基团结构时，脑调控肺主呼吸的指令发出障碍，导致肺不能吸清吐浊，临床出现呼吸微弱、清气浓度下降、浊气浓度增高表现；此外，先有脑损害，则意识障碍出现在前；舌红少苔或无苔、脉沉细提示有心肺肾阴亏虚存在。

治法用药：治当醒脑开窍，滋阴纳气。此时阴亏，醒脑宜凉开，宜选牛黄、冰片。滋阴应用补心肺肾阴药，并配以养阴纳气平喘药。

补益肺肾之阴药有黄精、天冬、西洋参、哈蟆油、冬虫夏草。补心阴药有百合、麦冬、西洋参等。养阴又纳气平喘药有五味子、五倍子、煨诃子。此外，治疗时要同时兼顾引起脑损害的原发病理因素，或以化浊，或以活血，或以顺气，或以清热治疗。

一方面脑掌控肺主呼吸功能，根据机体代谢状态调节肺吸清呼浊功能，保证机体的清气供给；另一方面肺主呼吸功能正常，为脑提供充足的清气供给，利于脑发挥生理功能。当各种病理因素导致肺主呼吸功能异常，肺吸清吐浊障碍，脑失清气供给，则首先出现清气浓度降低（或伴浊气浓度增高），继之出现神志不清，同时伴喘逆不卧、张口抬肩等肺肾气虚喘脱之象。治当扶阳固脱，纳气平喘，以参附汤加镇摄肾气平喘药，如紫石英、沉香、蛤蚧、磁石等。

张锡纯《医学衷中参西录》曰"血生于心，上输于脑"，表明了脑依赖于心血滋养。

《素问·八正神明论》云"血气者，人之神"，表明了气与血是供养神明（脑）的物质基础。一方面脑为元神之府，主宰心血、肺功能活动；另一方面心主血、肺主呼吸功能正常发挥，为脑的营养物质的供养、滋润提供了保障。

3.脑掌控情志功能基团失调

五志为人体的情志活动，皆属于神，脑为元神之府，五志由五脏所主，由脑所控。脑掌控情志功能基团由动力能量系统、基本结构系统、传达掌控指令精微物质构成。动力能量系统由脑之阳气所主。脑为髓之海，肾主骨生髓，肝主疏泄、调节情志，心主神明，为此脑掌控情志的阳气由心、肝、肾之气所组成。此外，五脏主五志，脑掌控具体情志的阳气除由肝、肾、心之阳气所主外，还有五志所属的脏腑之气所主。脑掌控喜的情志活动的阳气由肝、肾、心之气组成；脑掌控悲的情志活动的阳气由心、肝、肾、肺之气组成，其他以此类推。

（1）脑掌控情志功能基团动力能量失调

1）脑掌控情志动力能量减弱

临床表现：幼儿智力低下，老年痴呆，对外界刺激反应冷淡，舌淡，脉沉。

病机：各种病理因素损伤脑掌控情志功能基团动力能量系统，脑掌控情志动力能量减弱、不足、低下，则幼儿智力低下、老年痴呆、反应冷淡；脑为髓之海，肾主骨生髓，肝主疏泄、调节情志，心主神明，为此脑掌控情志的阳气由心、肝、肾之气所组成，舌淡、脉沉为心、肝、肾之阳气及所主情志脏腑阳气亏虚的表现。

治法用药：治当补气调志。智力低下、反应淡漠的幼儿，常以先天脑之阳气不足为主要因素，治当以补为主。老年痴呆、反应淡漠者常是各种病理因素（痰瘀、气滞等）损伤脑之阳气所致，治疗时宜补气兼以化痰或活血或行气或解毒，宜选入肾经补气益智药，如人参、刺五加、远志。肾主骨生髓，脑为髓之海，治脑阳气亏虚，应重用补肾生髓药。心藏神、主神明，治脑阳气亏虚，也应配以补心养神药。

补肝肾生髓药：鹿茸、淫羊藿、巴戟天、仙茅、杜仲、续断。

补心养神药：龙眼肉、刺五加、大枣、远志。

当患者智力低下、对外界刺激反应淡漠、情志反应最易悲伤，应补心、肝、肾之气，兼补肺气。

当患者智力低下、痴呆淡漠、情志反应不易高兴喜悦，应补肝肾生髓，补心养神。如情志反应最易思虑过度，应在补心、肝、肾基础上兼补脾气。

2）脑掌控情志动力能量过强

临床表现：智力低下，痴呆，喜怒无常，易惊易怒，舌红，脉弦有力。

治法用药：过者清之，治当清肝、清心、清肾以安神。宜选清心镇惊药、清肝镇惊药、清肾热药。

清心镇惊药：朱砂、磁石、龙骨、琥珀、珍珠。

清肝镇惊药：常用珍珠母、牡蛎、紫贝齿，其他还有青黛、重楼、拳参。

清肾热药可选盐知母、黄柏、生地黄。

（2）脑掌控情志功能基团结构异常

临床表现：幼儿智力低下，老年痴呆，对外界刺激反应淡漠，少苔或无苔，脉沉细。

病机：脑掌控情志功能基团的基本结构和传递掌控指令的精微物质为有形之体，由脑之阴所主。脑为元神之府，脑为髓海，心主神明，肝疏泄调节情志，为此掌控情志的脑阴由心、肝、肾阴组成。当脑阴不足，无以滋养基础结构，无以化生传递掌控指令的精微物质，临床则出现幼儿智力低下、老年痴呆、对外界刺激反应淡漠；少苔或无苔、脉沉细，为心肝肾阴亏虚之象。

治法用药：治当补阴调志。补阴应补心、肝、肾之阴，以补心阴调神药配合补肝肾之阴生髓药。

补心阴调神药宜选麦冬、百合、龙眼肉、桑椹、龟甲。

补肝肾之阴生髓药宜选熟地黄、何首乌、龟甲。

4. 脑掌控肝主筋功能基团失调

脑掌控肝主筋功能基团由动力能量系统、基本结构系统、传达掌控指令精微物质构成。动力能量系统为无形，由脑之阳气所主。脑为髓之海，肾主骨生髓，肝主筋，心主神明，为此，脑掌控肝主筋功能基团的阳气由心、肝、肾之阳气所组成。基团结构和传达掌控指令精微物质为有形之体，由脑阴所主，脑掌控肝主筋功能基团的脑阴由心、肝、肾之阴组成。脑掌控肝主筋功能失调表现为脑掌控肝主筋动力能量不足、脑掌控肝主筋动力能量过强、脑掌控肝主筋结构异常、传递脑掌控肝主筋指令精微物质失调。

（1）脑掌控肝主筋动力能量不足

临床表现：智力低下，四肢痿软无力，饮食尚可，舌淡，脉沉。

病机：各种病理因素损伤脑，则智力低下；各种病理因素损伤脑，病变波及脑掌控肝主筋功能基团，脑掌控肝主筋动力能量不足，肝不主筋，则四肢痿软无力；脾未受累故饮食尚可；舌淡、脉沉为心肝肾气亏损之象。

治法用药：治当补心肝肾、强筋健骨。补心肝肾宜补心肝肾之阳气，以温补心肝肾阳药为主，配以强筋健骨药。

补肝肾强筋健骨药：鹿茸、淫羊藿、巴戟天、仙茅、杜仲、续断、牛膝、五加皮、桑寄生、狗脊、千年健。

补心气宜选人参、西洋参。

（2）脑掌控肝主筋动力能量过强

临床表现：智力低下，四肢抽搐，角弓反张，意识不清，舌红苔黄，脉弦有力。

病机：各种病理因素损伤脑，则智力低下；各种病理因素损伤脑，脑掌控调节呈兴奋状态时，脑掌控肝主筋动力能量过强，则出现四肢抽搐、角弓反张；脑为元神之府，受损则意识不清；心、肝、肾火旺则致舌红苔黄、脉弦有力。

治法用药：治当清心肝肾，息风止痉。以清心肝肾药配合息风止痉药。

清心药宜选黄连、生地黄。

清肾药宜选知母、黄柏。

清肝药宜选栀子、黄芩、青黛。

息风止痉药宜选羚羊角、牛黄、珍珠、钩藤、天麻、地龙、全蝎等。

此应与肝火盛、肝风内动所致四肢抽搐鉴别，脑阳气过旺同时伴智力低下、痴呆、意识恍惚等脑受损表现。

（3）脑掌控肝主筋结构异常

临床表现：智力低下，四肢痿软无力，饮食尚可，舌红少苔或无苔，脉沉弦细。

病机：各种病理因素损伤脑，则智力低下；各种病理因素损伤脑，脑阴亏虚，无以滋养脑掌控肝主筋结构，脑掌控肝主筋结构异常，肝失主筋，则四肢痿软无力；脾未受累故饮食尚可；舌红少苔或无苔、脉沉弦细为心肝肾阴亏虚之象。

治法用药：治当补益心肝肾阴，强筋健骨。以滋补心肝肾阴药为主，此时阴亏，配以性平和的强筋健骨药。

滋补心肝肾阴药：熟地黄、枸杞、女贞子、墨旱莲、龟甲、桑椹等。

性平和的补肝肾强筋健骨药：杜仲、续断、牛膝、五加皮、桑寄生、狗脊、千年健。

（4）传递脑掌控肝主筋指令精微物质失调

传递脑掌控肝主筋指令精微物质有兴奋和抑制两方面。

1）传递脑掌控肝主筋兴奋指令精微物质不足

临床表现：智力低下，四肢痿软无力，饮食尚可，舌红少苔或无苔，脉沉弦细。

病机：各种病理因素损伤脑，则智力低下；各种病理因素损伤脑，脑阴亏虚，无以滋生传递兴奋指令精微物质，传递脑掌控肝主筋兴奋指令精微物质不足，则四肢痿软无力；心、肝、肾阴不足则舌红少苔或无苔、脉沉弦细。

治法用药：治当补益心肝肾阴、强筋健骨。以滋补心肝肾阴药为主，此时阴亏，配以性平和的强筋健骨药。

滋补心肝肾阴药：熟地黄、枸杞、女贞子、墨旱莲、龟甲、桑椹等。

性平和的补肝肾强筋健骨药：杜仲、续断、牛膝、五加皮、桑寄生、狗脊、千年健。

2）传递脑掌控肝主筋抑制指令精微物质不足

临床表现：智力低下，四肢抽搐，角弓反张，意识不清，舌红少苔或无苔，脉沉弦细。

病机：各种病理因素损伤脑，则智力低下；各种病理因素损伤脑，脑阴亏虚，无以滋生传递抑制指令精微物质，传递脑掌控肝主筋抑制指令精微物质不足，则出现四肢抽搐、角弓反张；脑为元神之府，受损则意识不清；心、肝、肾阴不足则舌红少苔或无苔，脉沉弦细。

治法用药：治当滋补心肝肾阴，息风止痉。补心阴宜选麦冬、百合、桑椹、龟甲。补肝肾阴宜选鳖甲、女贞子、墨旱莲、枸杞。补肝阴宜选白芍。息风止痉宜选味甘性平（凉）的息风止痉药，如珍珠、钩藤、天麻。

5. 脑掌控脾主运化功能基团失调

脑掌控脾主运化功能基团由动力能量系统、基本结构、感知系统及传递调控指令精微物质组成。

（1）脑掌控脾主运化动力失调

脑掌控脾主运化动力失调表现为不足与太过两方面。

1）脑掌控脾主运化动力不足

临床表现：少食，厌食，营养不良，多伴智力低下或痴呆，舌淡，脉沉弱。

病机：脑掌控脾主运化的动力能量系统，为脑掌控、调控脾主运化提供动力和能量，此为无形，由脑的阳气所主。心主神明，肾生髓，脑为髓之海，为此脑掌控脾主运化的阳气由心阳、脾阳、肾阳构成。当各种因素，如痰浊、瘀血、气滞、毒邪等损害脑之阳气，脑掌控脾主运化的动力能量不足，脾运化功能低下，则出现少食、厌食、营养不良；各种病理因素损伤脑，则伴智力低下、痴呆等脑受损表现；舌淡、脉沉弱为阳气亏虚表现。

治法用药：治当补益心脾肾。应以补益心脾肾气及温补心脾肾阳药物治疗。

补心气宜选人参、红景天、刺五加、大枣。

温补心阳宜选干姜、附子、紫石英。

补脾气宜选党参、茯苓、山药、白术、大枣、沙棘。

补脾肾阳气宜选山药（补脾肾气）、补骨脂、益智仁、菟丝子。

2）脑掌控脾运化动力过强

临床表现：肥胖、营养精微物质浓度增高（如高血脂、高血糖等），或伴反应迟钝、智力低下，舌红、脉实。

病机：脑掌控脾运化动力能量过强时，脾主运化功能显著增强，机体能量产生过多，不能及时消耗，蓄积机体，则肥胖或营养精微物质浓度增加；各种病理因素损伤脑，则伴有反应迟钝、智力低下等脑受损之表现；舌红、脉实为阳气过盛表现。

治法用药：过则清之，治当清心、清脾、清肾。

清心宜选黄连、寒水石、竹叶、连翘。

清脾宜选石膏、寒水石、知母、芦根、天花粉、黄连等。

清肾宜选知母、黄柏、生地黄。

（2）脑掌控脾主运化功能基团结构异常

临床表现：少食，营养不良，可伴有智力低下或痴呆或神志淡漠，舌淡少苔或无苔，脉沉细。

病机：脑掌控脾主运化功能基团结构系统属有形结构，由脑之阴所主。心主神明，肾生髓，脑为髓之海，为此脑掌控脾主运化之脑阴由心阴、肾阴、脾阴共同组成。当各种病理因素，如痰浊、瘀血、气滞、毒邪等损伤脑阴，脑阴亏虚，无以滋养基团的结构，基团结构异常，脑掌控脾主运化功能失常，促脾运化功能减弱，脾运化失调出现少食、营养不良，舌淡少苔或无苔、脉细为阴亏之象。由于各种病理因素损害脑的结构，可伴智力低下或痴呆或神志淡漠等脑损伤的表现。

治法用药：治当滋补心脾肾阴，促进运化之功，同时应针对不同的致病病理因素配以化痰、化瘀、行气、解毒药。

补心阴宜选麦冬、百合、龟甲。

补脾阴宜选石斛、玉竹、麦冬、沙参。

补肾阴宜选桑椹、龟甲、黄精。

掌控调节有兴奋促进及抑制两方面，当各种病理因素损害脑掌控脾主运化的结构系统，基本结构受损，多表现为功能低下，即促脾运化功能低下多见。

脑掌控脾主运化功能基团结构系统（脑阴）还可进一步细分为构架结构的

动力能量系统和组合结构的精微物质。构架结构的动力能量为无形，属阳，此阳气为阴中之阳；组合结构的精微物质为有形，属阴，为阴中之阴。当各种病理因素损害脑掌控脾主运化基团结构的动力能量系统时，临床出现少食、营养不良、智力低下或痴呆、反应迟钝，还伴乏力、怕冷、盗汗潮热、舌淡少苔等阴阳两虚的矛盾性症状。治疗应阴阳两补，补心脾肾阳及补心脾肾阴。此时为阴中阳虚，先有阴虚为基础，补阳不宜选肉桂、附子、干姜等大温大燥之品，以免进一步伤阴。

补心气宜选人参、刺五加、大枣、红景天。

补心阴宜选麦冬、百合、桑椹、龟甲。

补脾气宜选党参、山药、白术、大枣。

补脾阴宜选玉竹、石斛、沙参、麦冬。

补肾气宜选人参、山药、益智仁。

补肾阴宜选石斛、黄精。

当脑掌控脾主运化组合结构的精微物质不足时，组合结构的物质匮乏，基团结构异常，无力调节脾主运化，临床见少食、营养不良，还伴智力低下或痴呆等脑损害表现。此时为阴中之阴亏损，阴虚症状非常典型，见口渴、舌红无苔、脉细数等症状。治当补益心脾肾阴，以养脑阴。

构架结构的动力能量不足时，为阴中之阳不足，临床表现为气阴两虚。治当阴阳两补；组合结构的精微物质减少时，为阴中之阴亏虚，临床上阴津亏损症状非常明显，治当重用滋补阴津之药。

各种病理因素引起构架结构能量动力过强或组合结构的精微物质过剩，基团结构过度增殖。结构为有形，属阴，阴过盛则苔腻，阴过盛或聚成痰或聚成饮或化为湿。如果因构架结构的动力过度引起阴过盛，气有余便是火，阴过盛则为湿，治疗应清热燥湿。如果因组合结构的精微物质过多，引起的阴有余，则阴盛或为湿或为饮或为痰，治当利湿、化饮、化痰。

（3）脑掌控脾主运化功能的感知系统失调

脑掌控脾主运化功能基团具有根据机体代谢需求，调节脾主运化，化生水谷精微，保证机体代谢需求的功能。脑要正常发挥调节脾主运化的功能，需要一个感知系统即时感知机体代谢需求信息，并随时将所感知的信息反馈脑掌控主宰生命调节中心，利于脑正确发出调节指令，从而保证机体营养代谢正常运行。脑掌控脾主运化功能基团的感知系统可进一步细分为动力能量系统、结构系统、传递感知信息的精微物质。脑掌控脾主运化功能的感知系统失调，表现为感知系统的能量动力失调、感知系统结构异常、传递脑掌控调节脾主运化指令的精微物质失调。

1）感知系统的能量动力失调

动力能量由脑之阳气所主。心主神明，肾生髓，脑为髓之海，肝主疏泄调节，为此脑掌控脾主运化的感知系统的阳气由心、脾、肝、肾之气组合而成。

A.不能感知营养低下

临床表现：营养不良，营养精微物质浓度低下，饮食尚可，可伴有神志淡漠，痴呆等脑损害表现，舌淡，脉沉细弱。

病机：当各种病理因素，如痰浊、瘀血、气滞、毒邪等损伤脑，病变累及脑掌控脾主运化的感知系统的能量动力时，导致感知无能，不能感知机体代谢营养处于低水平或营养不足状态，感知系统不能将此营养代谢不足信息传递予脑掌控调节中心，导致脑按常规程度调节脾主运化，脑并没有因机体代谢营养低下，增强脾主运化调节指令，最终导致营养不良、营养精微物质浓度低下，但因脾主运化功能未受损，患者饮食如常（此与脑掌控脾主运化基团动力能量低下，引起少食、营养不良不同）。舌淡、脉沉细弱为气虚表现。病理因素损伤脑，可伴有神志淡漠、痴呆等脑损害表现。

治法用药：治当补益心脾肝肾之气。补心气宜选人参、刺五加、大枣。补脾气宜选党参、茯苓、山药、白术、大枣。补肾气宜选补骨脂、菟丝子、益智仁。补肝气重用白芍。

B.不能感知机体代谢营养过剩

临床表现：肥胖，营养精微物质浓度增高，饮食如常，舌淡，脉实。

病机：当脑掌控脾主运化的感知系统动力能量不足时，感知系统不能感知机体代谢营养过剩状态。感知系统不能将机体代谢营养过剩信息即时上传脑掌控调节中心，脑未能即时下调脾主运化调节指令，脾如平常一样正常吸收化生精微物质，导致肥胖、营养精微物质浓度增高，脾运化如常，致患者饮食如常，舌淡、脉实不弱为气虚兼实之征。

治法用药：此时感知动力能量不足为气虚，代谢营养过剩为实，为虚实夹杂之证。与脑掌控脾主运化的能量动力过强引起的肥胖、营养过剩不同，此为实证。治当补虚清实。补虚即补心肝脾肾之气，清实即清心肝脾肾之火。补与清的力度视机体虚实程度确定，心肝脾肾孰重孰轻，应根据症状表现侧重点而定。如神志淡漠、痴呆症状明显，饮食减少轻微，治心力度强于调脾；如发育不良为主，轻微少食，治肾力度强于调脾。

2）感知系统结构异常

A. 不能感知营养低下

临床表现：营养不良，营养精微物质浓度降低，饮食如常，可伴神志淡漠，舌红少苔，脉沉弦细。

病机：脑掌控脾主运化的感知系统的结构为有形结构，属阴，由脑阴所主。心主神明，肾生髓，脑为髓之海，感知系统为调节的关键，肝主疏泄调节，为此脑掌控脾主运化的感知系统的脑阴由心脾肝肾之阴所组成。当各种病理因素损害脑掌控脾主运化的感知系统的结构时，感知系统结构受损，不能感知机体营养代谢状态，不能感知机体代谢营养低下或不足状态，感知系统不能即时上传机体代谢营养不足的信息到脑掌控调节中心，脑不能即时根据机体营养代谢状况调节脾主运化，脾未能因机体营养代谢减弱状态做出增强运化功能的调整，临床出现营养不良、营养精微物质浓度降低症状，脾运化功能未受损则饮食如常，舌红少苔、脉沉弦细为心肝脾肾阴虚之象。病理因素损伤脑，则伴神志淡漠脑损害的表现。

治法用药：治当补益心肝脾肾之阴。补心阴宜选麦冬、百合，补肝阴宜选白芍，补脾阴宜选玉竹、石斛，补肾阴宜选桑椹、龟甲、黄精。

B. 不能感知营养过剩

临床表现：肥胖、营养精微物质浓度增高、饮食如常、舌红少苔、脉沉弦细数。

病机：脑掌控脾主运化的感知系统结构受损，不能感知机体代谢营养过剩，感知系统不能即时上传机体代谢营养过剩信息至脑掌控调节中心，脑未即时传达下调脾主运化的指令，导致肥胖、营养精微物质浓度增高，此时脾运化未受损，饮食如常，舌红少苔、脉沉弦细数为心肝脾肾阴虚内热之象。

治法用药：治当养阴清热，养心肝脾肾之阴。清心之虚热药宜选生地黄、丹皮，清肝之虚热药宜选青蒿、丹皮、银柴胡，清脾之虚热药宜选胡黄连、银柴胡，清肾之虚热药宜选地骨皮、白薇、生地黄、丹皮。

脑掌控脾主运化的感知系统之传递感知信息精微物质为有形之物，属阴，由脑阴所主，其发病辨证论治同感知结构辨证。

3）传递脑掌控调节脾主运化指令的精微物质失调

传递脑的调节指令有兴奋指令和抑制指令两方面的精微物质。

A.传递脑兴奋脾主运化指令精微物质不足

临床表现：少食，营养不良，消瘦，营养精微物质浓度降低，可伴神志淡漠、智力低下，少苔或无苔，脉沉细。

病机：脑掌控调节脾主运化依靠传递信息的精微物质传达调节指令。传递脑调节指令的精微物质为有形之物，由脑阴所主。心主神明，肾生髓，脑为髓之海，肝主疏泄调节，为此传递脑掌控调节脾主运化指令的精微物质之脑阴，由心、肝、脾、肾之阴组合而成。当各种病理因素，如痰浊、瘀血、邪毒等损害了脑，病变伤及传递脑兴奋脾主运化指令的精微物质，引起传递兴奋脾主运化指令的脑阴不足，脾主运化功能兴奋刺激低下，脾运化功能减弱，临床出现少食、营养不良、消瘦、营养精微物质浓度降低等症状，病理因素损伤脑，可伴神志淡漠、智力低下等脑损害表现，少苔或无苔、脉沉细提示脑阴亏虚。

治法用药：本疾病的病理关键是传递兴奋脾主运化指令的精微物质不足，现代影像学检查未见脑、消化系统的器质性病变时，应从补充传递兴奋指令的精微物质入手。治当补益脑阴促脾运，同时针对不同的原发病理因素配合化痰、活血、解毒治疗。补脑阴宜养心肝脾肾之阴。养心阴宜选麦冬、生地黄、百合，养肝阴宜选白芍，养脾阴宜选沙参、玉竹，养肾阴宜选天冬、石斛。

B.传递脑抑制脾主运化调节指令精微物质不足

临床表现：肥胖，营养精微物质浓度增高，饮食量增，少苔，脉沉细。

病机：当各种病理因素引起传递脑抑制脾主运化调节指令的精微物质不足时，脾主运化失去制约，脾不能根据机体能量代谢及营养需求即时调节，过度运化水谷精微，致营养过剩，引起肥胖、营养精微物质浓度增高、饮食量增加，少苔、脉沉细为心肝脾肾阴虚之象。

治法用药：此时为阴虚阳实，治当养阴清脾、养心肝肾阴、清脾泻胃。养心阴宜选麦冬、生地黄，养肝阴宜选白芍，养肾阴宜选玄参、天冬。清脾泻胃宜选知母、石膏、黄连。

6.脑掌控肾主生长发育功能基团失调

脑为髓之海，通过掌控调节脏腑生理功能，主宰人体生命活动。脑掌控肾主生长发育功能基团，具有根据机体发育生长需求调节肾主生长发育的功能。脑掌控肾主生长发育功能基团由动力能量系统、结构系统、感知系统、传达调节指令的精微物质组成。

（1）脑掌控肾主生长发育功能动力失调

A. 脑掌控肾主生长发育动力不足

临床表现：幼儿发育迟缓，身材矮小，可伴智力低下；老年多为痴呆，骨疏易折。舌淡，脉沉弱。

病机：动力能量系统为无形属阳，由脑之阳气所主。心主神明，肾生髓，脑为髓之海，生长发育除依靠肾先天之精外，还依赖后天之本。为此脑掌控肾生长发育基团的动力能量的阳气由心、脾、肾阳气组合而成。当痰浊、瘀血、邪毒等病理因素损害脑，伤及脑掌控肾生长发育基团动力能量之阳气，脑调节肾主生长发育，肾主生长发育功能低下，临床见幼儿发育迟缓、身材矮小，同时伴智力低下，舌淡、脉沉弱提示脑之阳气亏虚。若为老年多以病理因素为主，表现为痴呆、骨软易折。

治法用药：儿童多以先天因素不足为主要致病因素，治当以补为主，治以补益心脾肾。补心气宜选人参、西洋参。补脾气宜选党参、白术、山药。补肾宜补肾壮骨生髓，宜选鹿茸、淫羊藿、巴戟天、仙茅、杜仲、续断等。老年多为病理因素损伤脑，治当补益祛邪，补益宜补心脾肾气，祛邪根据原发病理因素是痰或瘀或毒，配合化痰、祛瘀、解毒。

B. 脑掌控肾主生长发育动力过多

临床表现：幼儿发育过度，甚或身似巨人，可伴智力低下，舌红，脉实。

病机：如各种病理因素损伤脑，引起脑掌控肾主生长发育功能基团能量动力过多，脑过度兴奋调节肾主生长发育，机体生长发育过度，临床见幼儿发育过度、巨人症，舌红、脉实为阳气过盛之象，脑受损，脑发育不良，则智力低下。

治法用药：盛则清之，治当清心、清脾、清肾。清心火宜选寒水石、竹叶、黄连；清脾宜选知母、黄连、石膏；清肾宜选生地黄、知母、黄柏。同时针对不同的病理因素配合祛痰、活血、解毒。

温化脑之寒痰药：天南星、白附子、皂荚。

清化脑之热痰药：竹沥、天竺黄、礞石。

祛脑之瘀血药：水蛭、地龙、全蝎、蜈蚣（后三药为息风通络药）。

清热解毒治热病神昏癫狂药：寒水石、黄连、连翘、水牛角。

清热解毒泻火定惊止痉药：龙胆、青黛、重楼、熊胆粉、水牛角。

（2）脑掌控肾主生长发育基团结构异常

临床表现：幼儿生长发育迟缓，体重低，身材矮小，可伴有智力低下甚或痴呆，舌红少苔，脉沉细。

病机：脑掌控肾主生长发育基团结构为有形结构，由脑阴所主。心主神明，肾主骨生髓，脑为髓之海。此外，机体生长发育除依赖于肾的先天之精外，也依赖于脾运化水谷精微后天之精的营养，为此脑掌控肾主生长发育的基本结构之脑阴由心脾肾之阴组合而成。当各种病理因素损害脑掌控肾主生长发育功能基团结构时，脑受损，不能滋养脑掌控肾主生长发育的基本结构，脑失掌控调节肾主生长发育功能，肾主生长发育功能低下，临床出现幼儿生长发育迟缓、体重低、身材矮小，脑受损，则伴有智力低下甚或痴呆等脑损害症状，舌红少苔、脉沉细为脑阴亏虚表现。

治法用药：治当补益脑阴，促进发育。补脑阴宜补心脾肾之阴。

补心阴宜选百合、麦冬、桑椹、龟甲、酸枣仁、柏子仁。

补脾阴宜选黄精、玉竹、石斛、沙参、麦冬。

补肾阴宜选熟地黄、天冬、黄精、枸杞、女贞子、龟甲、墨旱莲、桑椹。

A. 结构异常不能发出抑制调节指令

临床表现：幼儿生长发育与年龄不相匹配，表现为巨大躯体，多毛等，可伴智力低下，甚或痴呆，舌红少苔或无苔，脉沉弦细。

病机：脑掌控调节根据机体身体活动代谢需求，一方面发出兴奋调节指令；另一方面发出抑制调节指令，从而保证机体生命活动及代谢正常运行。当脑掌控肾主生长发育功能基团结构受损，脑阴不足，脑掌控调节失衡，不能发出抑制指令，肾主生长发育不受控制，则出现幼儿生长发育与年龄不相匹配现象，如巨大躯体、多毛等，舌红少苔或无苔、脉沉弦细为脑阴亏虚之象，脑受损，则伴智力低下，甚或痴呆等脑受损症状。

治法用药：此时为脑阴虚于内，阴虚不能制约病理因素，治当补益脑阴，制约阳长。补益脑阴宜补心脾肾阴，制约阳长应清心脾肾之火。

清心之虚热药：生地黄、丹皮、竹叶。

清脾之虚热药：胡黄连、银柴胡、天花粉、知母。

清肾之虚热药：知母、生地黄、地骨皮、白薇。

B. 结构异常发出兴奋调节指令增多

临床表现：幼儿过度肥胖或巨人症或多毛或生长发育激素水平增高，苔腻或苔滑，脉弦实。

病机：当各种病理因素引起脑掌控肾主生长发育基团结构呈增殖性异常时，脑阴过盛，脑发出兴奋调节指令增多，肾主生长发育病理性增强，临床出现病理性生长发育过快系列表现，如幼儿肥胖、巨人症、生长发育激素水平增高，阴增多则聚为湿或结为痰，即阴盛为痰，则苔腻或苔滑，脉弦实为阴盛实证之象。

治法用药：治当利湿化痰，抑阴过度增长，同时针对不同的原发病理因素配合活血、解毒。利湿当利心脾肾之湿，化痰当化心脾肾之痰。

利心湿之药有茯苓、香加皮、木通、灯心草。

利脾湿有化湿（芳香化湿）、利水渗湿之分。芳香化湿、健脾利湿有增强脾运化功能，有进一步增强生长发育的作用，应避免应用。利脾湿不增强运化之药有滑石、萆薢、冬瓜皮、枳椇子。

利肾湿之药：茯苓、猪苓、泽泻、葫芦、香加皮、车前子。

利肺湿之药：茯苓、薏苡仁、葫芦、车前子、石韦。

利肝湿之药：玉米须、茵陈、金钱草、虎杖、地耳草、垂盆草、珍珠草、鸡骨草。

化心痰药：竹茹、竹沥、天竺黄、黄药子、礞石、瓜蒌。

化脾痰药：瓦楞子、海蛤壳、竹茹、旋覆花、半夏。

化肾痰药：海藻、昆布、海浮石。

化肝痰药：天南星、白附子、皂荚、竹沥、天竺黄、礞石。

温化肺痰药：半夏、天南星、芥子、皂荚、旋覆花、白前、猫爪草。

清化肺痰药：贝母、瓜蒌、竹茹、竹沥、前胡、桔梗、胖大海、海蛤壳、海浮石、瓦楞子、礞石。

（3）脑掌控肾主生长发育感知系统失调

脑掌控肾主生长发育功能基团的感知系统由动力能量系统、结构系统及传递感知信息的精微物质组成。动力能量为无形，由脑之阳气所主。基本结构和传递感知信息的精微物质为有形结构，由脑阴所主。心主神明，肾生髓，脑为髓之海，脾主运化是机体生长发育依赖的后天之本，肝主疏泄调节，为此脑掌控调节肾生长发育功能基团的感知系统的阳气由心、脾、肝、肾之阳气组成，其脑阴由心、脾、肝、肾之阴组合而成。

A.感知系统的动力能量失调

临床表现：生长发育迟缓，生长发育的相关激素水平或浓度正常，可伴智力低下，舌淡，脉沉弱。

病机：脑掌控肾主生长发育功能基团的感知系统能感知机体生长发育状态，并即时上传所感知的发育信息到脑的掌控调节中心，脑根据收到的发育信息发出相应的调节指令，从而保证了机体的正常发育生长。当各种病理因素损伤脑，病变累及脑掌控肾主生长发育功能基团感知系统的动力能量时，损伤了脑之阳气，感知系统不能感知机体生长发育的相关信息，不能时时向脑掌控调节中心传递相关信息，脑掌控调节中心不能发出正常的调节指令。如果感知系统不能感知机体生长发育不足，不能即时上传生长发育不足的信息，脑掌控调节中心不能发出相应的兴奋调节指令，最终导致机体的生长发育不良，临床出现生长发育迟缓，此时仅感知系统损害，脑掌控调节肾主生长发育动力系统及结构系统正常，脑调节生长发育的相关激素处于正常水平，此点是与脑掌控肾主生长发育动力能量系统功能低下所致机体生长发育低下鉴别要点。此外，感知系统病变引起机体生长发育迟缓，不如脑掌控肾主生长发育动力能量系统病变的生长发育低下严重。脑受损，则伴智力低下等脑损害表现；舌淡、脉沉弱为脑阳气虚衰之象。

治法用药：治当补益心脾肝肾之阳，尤以补肝为主（此感知不足，调节无能之故）。宜以补心脾气药配合补肝肾健骨药治疗。

补肝肾又健骨药：鹿茸、淫羊藿、巴戟天、仙茅、杜仲、续断、牛膝、五加皮、桑寄生、狗脊、千年健。

补心气宜选人参、西洋参。

补脾气宜选党参、山药、白术。

B.感知系统结构异常

a.不能感知生长发育低下状况

临床表现：生长发育迟缓，相关发育激素水平或浓度正常，可伴智力低下，舌少苔，脉沉细。

病机：当各种病理因素损伤脑掌控肾主生长发育基团感知系统的结构时，感知系统不能感知机体生长发育状况，不能即时上传相关信息至脑掌控调节中心，脑掌控调节中心不能即时发出调节指令，影响肾主生长发育的功能。感知系统结构异常，不能感知机体生长发育低下状况，未即时将此信息上传脑掌控调节中心，脑未发出兴奋调节的指令，致肾主生长发育代偿不足，最终导致机体生长发育状态低下，临床出现生长发育迟缓，相关发育激素水平正常，脑受损，则伴智力低下等脑损害表现，结构为有形之阴，脑阴不足出现舌少苔、脉沉细。

治法用药：治当补益心脾肝肾之阴，感知调节系统的阴不足，以补肝为主，重用白芍。补心阴以百合、麦冬；补脾阴以沙参、麦冬、玉竹、石斛；补肾阴以龟甲、女贞子、墨旱莲。

b.不能感知生长发育过强状况

临床表现：幼儿生长发育过快，体胖，身材相对年龄过高，骨龄相对过高，相关生长发育激素水平（浓度）正常，可伴智力低下，口干潮热，舌红少苔，脉沉细。

病机：感知系统结构异常，不能感知机体生长发育过强状况，未即时将此信息上传脑掌控调节中心，脑未即时下调指令，导致肾主生长发育仍如常运行，从而导致机体生长发育长期处于过强状态。临床出现患儿生长发育过快，体胖、身材相对过高，骨龄相对过高；由于只是感知系统病变，相关生长发育激素水平（浓度）正常；脑受损，则伴智力低下等脑损害表现；此时为阴虚阳亢病理状态，则口干、潮热、舌红少苔、脉沉细。

治法用药：治当养阴清热，养心脾肝肾之阴，清心脾肝肾之热。

C.传递感知信息的精微物质失调

当各种病理因素损害脑掌控肾主生长发育感知系统，引起传递感知信息的精微物质失调，导致脑掌控肾主生长发育感知系统的脑阴不足，其临床表现、治法与感知系统的结构异常引起的脑阴不足相似。

（4）传递调节指令的精微物质失调

脑掌控调节肾主生长发育，依赖传递调节指令的精微物质传达调节指令，当各种病理因素，如痰浊、瘀血、毒邪等损伤了传递调节指令的精微物质，脑掌控调节不能实施运行，从而影响肾主生长发育功能。传递调节指令的精微物质为有形结构，由脑阴所主。心主神明，肾生髓，脑为髓之海，肝主疏泄调节，为此传递脑调节肾主生长发育指令的脑阴由心、肝、肾之阴组合而成。传递调节指令有兴奋调节指令和抑制调节指令之分。

A.传递兴奋调节指令的精微物质不足

临床表现：幼儿身材低矮，体重偏低，可伴智力低下，舌少苔，脉沉细。

病机：当各种病理因素损伤脑，引起传递兴奋调节指令的精微物质不足时，导致肾主生长发育功能低下。临床出现幼儿身材低矮、体重偏低；脑受损，可伴智力低下；同时有脑阴亏虚的舌少苔、脉沉细表现。

治法用药：治当补益心肝肾阴，补心阴宜选百合、麦冬，补肝阴重用白芍，补肾阴以龟甲、熟地黄。

B.传递抑制调节指令的精微物质不足

临床表现：患儿身材、骨龄相对年龄发育过度，舌红少苔，脉细数。

病机：当各种病理因素损伤脑，引起传递抑制调节指令的精微物质不足时，导致肾主生长发育功能过强（病理性增强）。临床出现患儿身材、骨龄相对年龄发育过度；精微物质为有形，不足则阴虚，抑制的精微物质不足，功能过强，即为阳亢，故出现舌红少苔、脉细数等阴虚内热之象。

治法用药：治当养阴清热，养阴宜补益心肝肾阴，清热宜清心肝肾之虚热。补心阴宜选百合、麦冬，补肝阴宜选白芍、枸杞，补肾阴宜选龟甲。清心之虚热宜选生地黄、丹皮，清肝之虚热宜选青蒿、白薇、银柴胡，清肾之虚热宜选知母、生地黄、地骨皮、白薇。

（二）脑主宰精神活动功能基团失调辨证论治

人体精神活动的高级形式体现在意识、思维、情志方面，脑为元神之府，主宰人体精神意识思维活动。

1.脑主思维聪慧功能基团失调

脑主思维聪慧功能基团由动力能量系统、基本结构组成。

（1）脑主思维聪慧动力能量不足

临床表现：思维不清，反应迟钝，或智力低下，舌淡苔薄，脉沉弱。

病机：动力能量系统保证脑进行思维活动的能量供给，由脑阳气所主。心主神明，肾生髓，脑为髓之海，为此脑主思维聪慧阳气由心气、肾气组合而成。当各种病理因素或先天遗传因素损伤脑，病变波及脑思维聪慧功能基团动力能量系统时，脑阳气受损，思维活动能量供给不足，导致思维不清、反应迟钝或智力低下，舌淡苔薄、脉沉弱为脑阳虚之象。

治法用药：治当补心肾益智。宜在补心肾之气的基础上配以补心益智药、补肾益智药。

补心益智药：人参、远志、大枣。

补肾益智药：刺五加。

（2）脑主思维聪慧功能基团结构异常

临床表现：智力低下、思维反应迟钝，同时伴舌少苔或无苔、脉沉细。

病机：人体思维活动除需要能量供给外，还必须具有完成思维活动的正常组织结构。结构为有形，由脑阴所主。心藏神主神明，肾生髓，脑为髓之海，为此脑主思维聪慧功能基团结构的脑阴由心阴、肾阴组合而成。当各种病理因素（如痰瘀、气滞、邪毒）及先天遗传因素等损害脑，病变波及脑主思维聪慧功能基团结构，脑阴受损，临床出现智力低下、思维反应迟钝，舌少苔或无苔、脉沉细为脑阴受损之象。

治法用药：治当补阴益智，补阴应补心肾之阴。心主神明，肾主生长发育，因此治疗脑病变引起的思维迟钝，应补心为主，兼补肾；治疗脑病变引起生长发育低下者以补肾为主，补心为辅。补心阴宜选百合、麦冬、首乌藤、龟甲、桑椹。补肾阴宜选熟地黄、龟甲、桑椹。益智药宜选远志、人参（阴虚宜选西洋参）。

2. 脑主记忆功能基团失调

脑主记忆功能基团由动力能量系统、结构系统组成。

（1）脑主记忆功能动力能量不足

临床表现：记忆力低下，易忘，舌淡苔薄白，脉沉弱。

病机：动力能量为无形，由脑之阳气所主。心主神明，肾生髓，脑为髓之海，为此脑主记忆功能基团动力能量之阳气由心阳、肾阳组合而成。当各种病理因素或先天因素等引起脑的损害，病变波及脑主记忆基团动力能量系统，脑阳气受损，导致记忆力低下、易忘等表现，舌淡苔薄白、脉沉弱为脑阳气亏虚之象。

治法用药：治当补益心肾之阳气。宜选入心、肾经的补气补阳药。

补心气宜选人参、刺五加、大枣、灵芝、远志。

补肾气宜选紫石英、远志。

（2）脑主记忆功能基团结构异常

临床表现：易忘，记忆力低下，舌红少苔或无苔，脉沉细。

病机：脑主记忆功能基团结构系统为有形结构，有形属阴，由肾阴所主。心主神明，肾生髓，脑为髓之海，脑记忆功能基团结构的脑阴由心、肾之阴组合而成。当各种病理因素或先天遗传因素引起脑的损害，病变累及脑主记忆基团结构时，脑阴受损，导致易忘、记忆力低下，舌红少苔或无苔、脉沉细为脑阴亏虚之象。

治法用药：治当滋养心肾之阴。

滋养心阴宜选百合、麦冬、酸枣仁、夜交藤、柏子仁、龙眼、桑椹、龟甲。

滋养肾阴宜选柏子仁、熟地黄、桑椹、龟甲、五味子。

思维活跃、聪慧灵巧为最佳，为此思维主动主阳，治思维迟钝以补阳为主，即使为脑阴亏虚者也宜兼补心肾之气。凝神、聚精会神时最易记忆，主静主阴，治记忆力低下应以补阴为主，即使为脑之阳气亏虚者也应兼养心肾之阴。

3.脑主神识功能基团失调

脑主神识功能基团具有掌控调节神志意识的功能。该基团由动力能量系统、结构系统、调节系统组成。

（1）脑主神识功能基团的动力能量失调

脑主神识功能基团的动力能量为无形，由脑之阳气所主。脑主神识的动力能量一方面由肺吸入清气参与合成；另一方面由脾运化的水谷精微生成能量，从而组合成动力能量合成之源。脑为元神之府，主宰人体活动，掌控调节各脏腑功能。另外，机体的元神也依赖于各脏腑功能正常发挥，为脑提供清气、血液、水谷精微等滋养。脑主神识功能基团的动力能量失调表现为元神失于清气供养和元神失于水谷精微所养。

A.元神失于清气供养

临床表现：头昏，神识不清，严重者呼之不应，清气浓度严重下降，舌淡，脉沉弱。

病机：脑主神识的动力能量其中之一由肺吸入清气参与合成，当各种病理因素损害肺的吸清功能，机体的清气不足，脑之元神失于清气供养，动力能量合成不足，导致脑主神识功能障碍，临床出现头昏、神识不清，严重者呼之不应，清气浓度严重下降，舌淡、脉沉弱为脑之阳气不足表现。

治法用药：此神识不清由清气不足引起的脑主神识动力能量合成障碍而致。肺主呼吸，心主血，肺吸入清气赖于心血运载，运行输布滋养五脏六腑。此外，心主神明，肾生髓，脑为髓之海。为此治疗清气不足所致的脑主神识动力能量失调的神识不清，应补益肺心肾之气，同时应针对引起肺吸清气不足的原发病理因素治疗或化痰或活血等。治当补肺吸清，益心肾以醒神。补肺为主兼补心肾。

补肺气宜选人参、黄芪、红景天、刺五加、太子参、山药。

补心气宜选人参、大枣、刺五加。

补肾气宜选补骨脂、紫石英、蛤蚧、紫河车。

补气活血载气药：红景天、沙棘。

此时阳气衰微，元神不清，必须配以干姜、附子回阳。

当各种病理因素损害肺宣吐浊气功能，体内浊气增加，浊气蒙闭元神，临床出现神昏，浊气浓度增高，舌紫苔厚腻，脉滑。治当补肺宣浊，开窍醒脑。肺宣吐浊气功能障碍或因肺气亏虚，宣浊无力，或因痰浊、瘀血、外邪阻塞气道，排浊通道阻塞，治疗时应针对不同的病理因素配合补虚、化痰、活血、祛邪。

化痰开窍以涤痰汤加减。

开窍醒神宜选石菖蒲、苏合香。

化痰开窍宜选胆南星、皂荚（温化）、竹沥、天竺黄。

瘀血阻塞气道，活血宜选儿茶（包煎）、桃仁、地龙。

B.元神失于水谷精微所养

临床表现：头昏，神识不清，严重者呼之不应，纳食锐减或数日不进食，形瘦，极度虚衰，血中精微物质浓度严重低下，舌淡，脉沉弱。

病机：当各种病理因素损害脾的运化功能，脾运化功能失常，水谷精微生成不足，致脑主神识的能量合成障碍，引起头昏、神识不清；脾运化功能失常，化生水谷精微严重不足，则纳食锐减、形瘦、极度虚衰、血中精微物质浓度严重低下；舌淡、脉沉弱为脑阳虚衰之象。

治法用药：此神昏是由脾运化功能失常，水谷精微生成严重不足，脑主神识的能量合成障碍所致。此外，心主神明，肾生髓，脑为髓之海。此脑之阳气由脾、心、肾所主，治当健脾补心益肾，以补脾为主，兼补心肾。

补脾气宜选太子参、党参、白术、山药、大枣。

补心气宜选人参、大枣、红景天、沙棘。

补肾宜选山药、补骨脂（同入脾、肾经）、益智仁。

此时阳气衰微，元神不清，必须同时配以干姜、附子回阳救逆。

当各种病理因素损害脾的运化输布水谷精微功能时，致水谷精微输布消散障碍，水谷精微壅集血中，不能及时输布脏腑四肢百骸，聚而成湿，湿浊蒙闭清窍，元神不清则神昏，意识障碍，血中精微物质浓度升高，伴苔厚腻、脉滑等湿浊内盛之象。心主神明，肾生髓，脑为髓之海，治当化湿浊，开窍醒神，兼清心肾。此时血中精微物质浓度升高，化湿浊药应选化湿不健脾的利水渗湿药，如猪苓、泽泻、冬瓜皮、玉米须、滑石、萆薢。滑石、萆薢入胃经为首选。开窍醒神以石菖蒲、苏合香。

清心利湿药宜选淡竹叶、灯心草、木通，清心药可配以黄连。

清肾利湿药宜选知母、黄柏、萆薢、车前草、金钱草。

（2）脑主神识功能基团结构异常

临床表现：神昏，神志不清，舌红少苔，脉沉细。

病机：脑主神识功能基团的结构系统为有形，有形属阴，由脑阴所主。心主神明，肾生髓，脑为髓之海，为此脑主神识功能基团结构之阴由心肾之阴组合而成。当各种病理因素损害脑主神识功能基团的结构时，脑阴受损，无以滋养元神，则出现神昏、神志不清，舌红少苔、脉沉细为脑阴亏虚之象。

治法用药：治当滋养心肾，养脑醒神。养心阴为主，兼补肾阴。

养心阴宜选百合、麦冬、西洋参、龟甲、桑椹。

养肾阴宜选龟甲、桑椹、五味子。

此时阴亏于内，醒脑宜选少许性凉的冰片。此外，还需针对疾病的原发病理因素配合治疗。

（3）脑主神识功能基团的调节系统失调

脑主神识功能基团的调节系统具有调节基团的气血运行及气机的功能。调节系统运行正常，使得脑主神识基团的气机调顺，血运充沛，机体神清气爽。当各种病理因素损伤基团的调节系统时，则出现气机逆乱，或血虚不荣或血冲脑神。

A.脑主神识功能基团气机调节失调

临床表现：神识不清，牙关紧闭，伴情志异常，舌苔黄厚，脉弦。

病机：肝主疏泄调节，脑主神识功能基团的气机调节由肝所主。当各种病理因素损害基团的肝气机调节系统时，肝失疏泄调节，基团的气机逆乱，阻塞清窍，则神识不清、牙关紧闭；肝失疏泄，则伴情志异常；舌苔黄厚、脉弦为肝气逆乱之象。

治法用药：治当疏肝顺气开郁，用五磨饮子加减。此时气机逆乱，气郁于清窍，宜解郁宜降气。以理气主降、理气开郁的理气药为好。

理气药中主降药：沉香、枳实、木香、槟榔。四药性味辛苦，辛以走窜理气，苦以降气。

理气药中解郁药物：香附、佛手、香橼、玫瑰花、梅花。

B.脑主神识功能基团血流调节失调

a.脑主神识功能基团失于血养

临床表现：神昏不清，或伴面色苍白，或伴心悸不适，舌淡，脉芤或细数无力。

病机：心主血、肝藏血主管血液调节，脑主神识基团的血液调节滋养由心肝所主，脑的血流供养与心肝两脏密切相关。当各种病理因素损害心主血之排血泵血功能时，心搏血减少，或各种原因引起出血，机体血液锐减，脑窍失于血液供养，清窍失养则神昏不清；血虚则伴面色苍白；心失血则伴心悸不适；舌淡、脉芤或细数无力为血虚之象。

治法用药：治当补血滋养清窍。心主血，肝调血，宜补心血、补肝血。

补心血宜选龙眼肉、当归、大枣。

补肝血宜选熟地黄、白芍、何首乌。

血载气，气行血，血随气升，血虚不上养清窍，治疗除补心肝血外，还应辅以人参、黄芪补气。

b.脑主神识功能基团血随气冲

临床表现：神昏，人事不省，牙关紧闭，可伴急躁易怒，舌红苔黄，脉弦。

病机：当各种病理因素引起肝风内动，肝阳上亢，肝调节脑血过多，血随气冲，上扰清窍，蒙闭神明，则出现神昏、人事不省、牙关紧闭；肝气失于疏泄，则伴急躁易怒；舌红苔黄、脉弦为肝阳暴盛之象。

治法用药：治当降逆平阳，开窍醒神。

降逆平阳宜选石决明、珍珠母、代赭石。

（三）脑主宰运动感觉功能基团失调辨证论治

1.脑掌控调节运动功能基团失调

脑掌控调节机体运动功能基团由动力能量系统、基本结构、调节指令系统组成。

（1）脑掌控调节机体运动功能基团动力能量失调

临床表现：四肢运动障碍，肢体活动不利，舌淡苔白，脉沉弱。

病机：动力能量系统为基团提供能量保障，能量为无形，无形属阳，由脑之阳气所主。心主神明，肾生髓，脑为髓之海。此外，人体的四肢运动除脑支配调节外，还赖于肌肉力量、筋腱参与协作。脾主肌肉，肝主筋，为此，脑掌控调节机体运动基团的动力系统的阳气由心、脾、肝、肾阳气组合而成。当各种病理因素损害脑掌控运动功能基团的动力能量系统时，功能基团的能量供给不足，脑阳气亏虚，不能支配调节四肢运动，导致机体运动功能障碍，则出现四肢运动障碍、肢体活动不利，舌淡苔白、脉沉弱为脑阳气亏虚之象。

治法用药：肢体运动除由脑支配调节、肌肉筋腱协作外，还需要气血供给。因此，当治疗脑阳气不足、基团能量供给低下导致的肢体运动障碍时，应补气活血，通利四肢。补气应补心脾肝肾之气，通利应通络活血。

补心气宜选人参、黄芪、红景天。

补脾气宜选党参、山药、白术、大枣、沙棘。

补肝肾强筋壮骨宜选鹿茸、淫羊藿、巴戟天、仙茅、杜仲、续断、桑寄生、牛膝。

通络活血宜选蕲蛇、乌梢蛇、全蝎、蜈蚣、地龙。

（2）脑掌控调节运动功能基团结构异常

临床表现：肢体运动无能，四肢活动不利，可伴肌肉萎缩不用，口干，舌红少苔，脉沉细。

病机：脑掌控调节运动功能基团结构系统为有形结构，由脑阴所主。心主神明，肾生髓，脑为髓之海，脾主肌肉，肝主筋，为此脑掌控调节运动功能基团的结构之阴，由心、脾、肝、肾之阴组合而成。当各种病理因素损害了脑阴，脑阴不能滋养基团结构，基团结构异常，会导致肢体运动无能、四肢活动不利，肝脾阴虚，肌肉筋腱失于濡养，可伴肌肉萎缩不用，少苔、脉沉细、口干为脑阴亏虚之象。

治法用药：治当养阴活血，通利四肢。养阴应滋补心脾肝肾之阴，通利应通络活血。

滋补心阴宜选百合、麦冬、龟甲、桑椹。

滋补脾阴宜选玉竹、石斛、沙参、黄精。

滋补肝肾宜选龟甲、桑椹、枸杞、女贞子、墨旱莲。

滋补肝肾强筋骨性平和不温宜选牛膝、桑寄生、狗脊。

通络活血宜选蕲蛇、乌梢蛇、全蝎、蜈蚣、地龙。

（3）脑掌控调节运动功能基团调节指令系统失调

临床表现：肢体运动无能，四肢活动不利；脑阴亏虚，口干，舌红少苔，脉沉细。

病机：脑掌控调节运动功能基团调节指令系统具有传递脑掌控调节中心下达的调节运动指令给机体的肌肉、筋腱，从而完成运动的功能。传递调节指令的精微物质为有形之物，有形属阴，由脑阴所主。肝主疏泄调节，心主神明，肾生髓，脑为髓之海，为此传递调节运动指令的脑阴由肝、心、肾之阴组合而成。当各种病理因素损害脑，耗伤脑传递调节指令的精微物质，脑阴亏虚，脑掌控调节运动的指令不能下传至肌肉、筋腱，则肢体运动无能、四肢活动不利，脑阴亏虚，则口干、舌红少苔、脉沉细。

治法用药：治当养阴活血，通利四肢。养阴应滋补心肝肾之阴，通利应通络活血。

滋补心阴宜选百合、麦冬、龟甲、桑椹。

滋补肝肾宜选龟甲、桑椹、枸杞、女贞子、墨旱莲。

滋补肝肾强筋骨性平和不温宜选牛膝、桑寄生、狗脊。

通络活血宜选蕲蛇、乌梢蛇、全蝎、蜈蚣、地龙。

2. 脑掌控调节感觉功能基团失调

脑掌控调节感觉功能基团由动力能量系统、基本结构、传递感觉精微物质组成。动力能量为无形，由脑之阳气所主。心藏神主神明，肾生髓，脑为髓之海，脑掌控调节感觉功能的阳气由心阳、肾阳组合而成。基本结构和传递感觉精微物质为有形，由心、肾之阴组合而成。人体的感觉有肢体感觉和五官感觉。

五官感觉有视觉、听觉、嗅觉、味觉。肝开窍于目、肾开窍于耳、肺开窍于鼻、心开窍于舌，心藏神、主神明，肾生髓，脑为髓之海，故脑掌控视觉功能基团的阳气由心、肾、肝之阳所主；脑掌控听觉功能基团的阳气由心、肾之阳所主；脑掌控嗅觉功能基团的阳气由心、肾、肺之阳所主；脑掌控味觉功能基团的阳气由心、肾之阳所主。

（1）脑掌控肢体感觉功能基团失调

脑掌控肢体感觉功能基团，具有主管人体四肢、躯体感觉的功能。脑掌控肢体感觉功能基团由动力能量系统、基本结构、传递感觉精微物质组成。动力能量系统为人体肢体感觉提供能量供给，由脑之阳气所主。心藏神主神明，肾生髓，脑为髓之海，脾主肌肉四肢，脑掌控调节肢体感觉功能的阳气由心阳、肾阳、脾阳组合而成。基本结构和传递感觉精微物质由脑阴所主，此脑之阴由心、肾、脾之阴组合而成。

A. 脑掌控调节肢体感觉功能动力能量失调

临床表现：肢体感觉无能，不能感知痛、温、寒刺激，肌肤麻木不仁，疲乏无力，舌淡苔白，脉沉弱。

病机：各种病理因素损伤脑，病变累及脑掌控调节肢体感觉功能动力能量系统，脑掌控调节肢体感觉的能量不足，肢体感觉无能，则不能感知痛、温、寒刺激，疲乏无力、舌淡苔白、脉沉弱为脑之阳气虚衰之象。

治法用药：肢体感觉功能动力能量虽然由脑之阳气所主，但肌肤还依赖于气血滋润，因此治当补气养血通络。心藏神主神明，肾生髓，脑为髓之海，脾主肌肉四肢，脑掌控调节肢体感觉功能的阳气由心阳、肾阳、脾阳组合而成。补气应补心脾肾之阳气。

补心气宜选人参、黄芪、红景天。

补脾气宜选党参、山药、白术、大枣、沙棘。

补肾气宜选鹿茸、淫羊藿、巴戟天、仙茅、补骨脂、肉苁蓉。

补血宜选熟地黄、白芍、当归。

通络活血宜选蕲蛇、全蝎、蜈蚣、地龙。

B. 脑掌控调节肢体感觉基团结构异常

临床表现：肢体感觉无能，不能感知痛、温、寒刺激，肌肤麻木不仁，口干，舌红少苔，脉沉细。

病机：结构是保证基团发挥功能的基本构架，是基团正常发挥功能的物质基础，当各种病理因素损伤脑，病变损害脑掌控调节肢体感觉基团结构，肢体感觉障碍，则肢体感觉无能，不能感知痛、温、寒刺激，肌肤麻木不仁，气血失养肌肤，则肌肤麻木不仁，口干、舌红少苔、脉沉细为脑阴亏虚之象。

治法用药：肢体感觉还赖于气血滋润肌肤，因此治当补阴养血通络。心藏神、主神明，肾生髓，脑为髓之海，脾主肌肉四肢，脑掌控调节肢体感觉功能，脑之阴由心、肾、脾阴组合而成。补阴应补心脾肾之阴。

滋补心阴宜选百合、麦冬、龟甲、桑椹。

滋补肾阴宜选龟甲、桑椹、枸杞、女贞子、墨旱莲。

滋补脾阴宜选沙参、麦冬、玉竹、石斛。

补血宜选熟地黄、白芍、当归。

通络活血宜选蕲蛇、全蝎、蜈蚣、地龙。

C. 传递肢体感觉精微物质失调

传递肢体感觉精微物质与基团结构一样，均为有形之物，有形属阴，由脑之阴气主之，其辨证治疗同脑掌控调节肢体感觉基团结构异常。

（2）脑掌控视觉功能基团失调

脑掌控视觉功能基团具有掌控主管人体视觉的功能。脑掌控视觉功能基团由动力能量系统、基本结构、传递视觉精微物质组成。动力能量系统由脑之阳气主之。心藏神、主神明，肾生髓，脑为髓之海，肝开窍于目，为此脑掌控调节视觉功能的阳气由心、肾、肝之气组合而成。基本结构和传递视觉精微物质由脑阴所主，脑掌控调节视觉功能的脑之阴由心、肾、肝之阴组合而成。

A. 脑掌控视觉功能基团动力能量失调

临床表现：视物模糊，甚或失明，疲乏无力，畏寒肢冷，舌淡，脉沉弱。

病机：当各种病理因素损伤脑，病变损害脑掌控视觉动力能量系统，维持人体视觉能量失调，则视觉障碍，出现视物模糊，甚或失明，疲乏无力、畏寒肢冷、舌淡、脉沉弱为脑之阳气虚衰之象。

治法用药：此证的视物障碍是脑失掌控视觉所致，非单纯的肝失所养视物不清，治当补脑养肝明目。补脑应补心肾之气，宜以补心气药、补肾气药配合补肝肾明目之品治疗。

补心气宜选人参、黄芪、红景天。

补肾气宜选鹿茸、淫羊藿、巴戟天、仙茅、补骨脂、肉苁蓉。

补肝肾明目宜选菟丝子、沙苑子。

B. 脑掌控视觉功能基团结构异常

临床表现：视物模糊，甚或失明，口干喜饮，潮热盗汗，舌红少苔，脉沉细。

病机：当各种病理因素损伤脑，病变破坏了脑掌控视觉功能基团结构，则视觉障碍，出现视物模糊，甚或失明；口干喜饮、潮热盗汗、舌红少苔、脉沉细为脑阴虚衰之象。

治法用药：此视物障碍是脑掌控视觉基团结构被破坏所致，非单纯肝阴不足、目失所养引起，治当从脑、肝着手，治以补益脑阴，养肝明目。补益脑阴以养心阴、养肾阴药，同时配合养肝阴肝血、明目之药。

滋补心阴宜选百合、麦冬、龟甲、桑椹。

滋补肾阴宜选龟甲、桑椹、枸杞、墨旱莲。

滋补肝肾明目宜选石斛、枸杞、女贞子。

补血宜选熟地黄、白芍、当归。

C.传递视觉精微物质失调

传递视觉精微物质与基团结构一样，均为有形之物，有形属阴，由脑阴所主，其辨证治疗同脑掌控视觉基团结构异常。

（3）脑掌控听觉功能基团失调

脑掌控听觉功能基团具有主管、掌控机体听觉的功能。脑掌控听觉功能基团由动力能量系统、基本结构、传递听觉精微物质组成。动力能量系统由脑之阳气所主。心藏神、主神明，肾生髓，脑为髓之海，肾开窍于耳，为此脑掌控调节听觉功能的阳气由心、肾之气组合而成。基本结构和传递听觉精微物质由脑阴所主，脑掌控调节听觉功能的脑之阴由心、肾之阴组合而成。

A.脑掌控听觉功能基团动力能量失调

临床表现：听力减退，耳鸣耳聋，甚或失聪，疲乏无力，畏寒肢冷，舌淡，脉沉弱。

病机：当各种病理因素损伤脑，病变损害脑掌控听觉动力能量系统，维持人体听觉能量失调，则听力减退、耳鸣，甚或失聪；疲乏无力、畏寒肢冷、舌淡、脉沉弱为脑之阳气虚衰之象。

治法用药：此耳聋失聪为脑失掌控所致，非单纯肾虚引起，治当养脑补肾。养脑以补心、肾阳气为主，配以补肾生精药。

补心气宜选人参、黄芪、红景天。

补肾阳宜选鹿茸、淫羊藿、巴戟天、仙茅、补骨脂、肉苁蓉。

补肾生精宜选女贞子、黑芝麻、枸杞。

B.脑掌控听觉功能基团结构异常

临床表现：听力减退，耳鸣耳聋，甚或失聪，口干喜饮，潮热盗汗，舌红少苔，脉沉细。

病机：当各种病理因素损伤脑，病变破坏了脑掌控听觉功能基团结构，则听觉障碍，出现听力减退，耳鸣耳聋，甚或失聪；口干喜饮、潮热盗汗、舌红少苔、脉沉细为脑阴虚衰之象。

治法用药：此耳聋失聪为脑失掌控所致，非单纯肾虚引起，治当养脑补肾。养脑以养心、肾阴为主，配以补肾生精药。

滋补心阴宜选百合、麦冬、龟甲、桑椹。

滋补肾阴宜选龟甲、桑椹、熟地黄、墨旱莲。

补肾生精宜选女贞子、黑芝麻、枸杞。

C.传递听觉精微物质失调

传递听觉精微物质与基团结构一样，均为有形之物，有形属阴，由脑阴所主，其辨证治疗同脑掌控听觉基团结构异常。

"视听明而清凉，香臭辨而温暖，此内受脑之气而外利九窍也"明确指出人的视听感觉都是脑的功能活动。因于邪或病理产物，如痰、瘀闭阻耳窍、鼻窍者应祛邪、化痰、活血、通窍利窍，临床上应细辨。

十二、女子胞功能基团失调辨证论治

女子胞具有主月经、主孕育胎儿的功能。

(一) 女子胞主月经功能基团失调辨证论治

女子胞主月经功能基团由动力能量功能基团、结构功能基团、调节功能基团组合而成。

1.月经形成的动力能量失调

女子月经形成与肾有密切关系。"二七而天癸至，任脉通，太冲脉盛，月事以时下"，适龄经未行，多为肾气亏虚，不养太冲脉气，致月经适龄未至。肾调经系统为滋养太冲脉气，太冲脉盛则月事以时下。此外，精血同源，肾阴精生血，调节月经量还与肝、脾、心有关系。形成月经的动力能量失调表现为肾气亏虚，适龄经未行；心脾气虚不助肾行经。

（1）肾气亏虚，适龄经未行

A.肾阳亏虚，不温太冲

临床表现：女子适龄无经，可伴畏寒肢冷，舌淡，脉沉。

病机：肾为先天之本，肾气肾阳温养太冲，太冲脉盛则月事以时下。肾气亏虚，不能温养太冲脉，则女子适龄无经；舌淡、脉沉、畏寒肢冷为肾阳气虚表现。

治法：补肾温养太冲。

温肾养太冲药：鹿茸（冲服）、紫河车（研末吞服）、阳起石、紫石英、巴戟天、肉桂、附子。

太冲脉起于女子胞，温肾暖宫之品均有温暖太冲之功效。

B. 肾精亏虚不养太冲

临床表现：女子适龄无经，口干形瘦，舌红少苔，脉沉细。

病机：肾精为生血之先天之精，精血同源，肾阴精亏虚，无以滋养太冲脉之精血，太冲脉虚，无以形成月经，则女子适龄无经；口干形瘦、舌红少苔、脉沉细为肾阴亏虚之象。

治法用药：滋肾精养冲任。宜选入肝、肾经补血养阴之品。

入肝、肾经养血药：熟地黄、阿胶、何首乌。白芍养血调经入肝经。

养阴调补太冲调经药（滋补肝肾调血药）：熟地黄、墨旱莲、女贞子、枸杞、黄精。

（2）心脾气虚不助肾行经

临床表现：月经后期或月经量少，甚或闭经，少食乏力，气短心悸，舌淡，脉沉弱。

病机：心主血，脾主运化水谷，月经形成除与肾气关系密切外，心脾化生血液功能，助肾行经。心脾气虚，血化生无力，不助肾行经，则月经后期或月经量少，甚或闭经；脾气亏虚则少食乏力，心气亏虚则气短心悸；舌淡、脉沉弱为心脾气虚不助肾之象。

治法用药：补益心脾，助肾行经。以补心气、补脾气药稍配补肾气药治疗。

补心气宜选人参、大枣、红景天。

补脾气宜选党参、山药、白术、茯苓。

2. 月经形成的结构系统异常

月经形成的结构系统分基础结构及形成月经基础物质，基础结构为有形结构，有形属阴，由肾阴所主；月经形成的基础物质一方面是心主之血；另一方面与脾运化水谷精微有关，为此，形成月经物质由心脾肾阴所主。

（1）肾精亏虚，不养太冲

临床表现：月经量少，月经后期，甚或闭经；或月经量少，月经先期；腰膝酸软，舌淡少苔、脉沉细，或舌红少苔、脉沉细数。

病机：肾精为生血之先天之精，精血同源，肾阴精亏虚，无以滋养太冲脉之精血，则月经量少。如偏于精血亏虚则为月经量少、月经后期、舌淡少苔、脉细；如阴虚生热则经量少、月经先期、舌红少苔、脉细数。腰膝酸软、脉沉细为肾精亏虚之象。

治法用药：治当滋肾精养冲任。宜选入肝、肾经补血养阴之品。

入肝、肾经养血药：熟地黄、阿胶、何首乌。白芍养血调经入肝经。

养阴调补太冲调经药（滋补肝肾调血药）：熟地黄、墨旱莲、女贞子、枸杞、黄精。

（2）心脾血虚，不盈太冲

临床表现：月经量少，月经后期，甚或闭经；或月经量少，月经先期；少食乏力，气短心悸，舌淡少苔、脉细，或舌红少苔、脉细数。

病机：心主血，脾为后天之本，主运化水谷，血液生成赖于心脾化生，月经形成的基础物质一方面是心主之血；另一方面与脾运化水谷精微有关。心脾血虚，月经形成的基础物质匮乏，则月经量少，月经后期，甚或闭经；如阴虚生内热，虚火扰动经血，则月经量少，月经先期；脾气亏虚则少食乏力，心气亏虚则气短心悸。

治法用药：滋补心脾，充养太冲，以补心脾的养血药为主。

补心脾的养血药：当归、龙眼、大枣、阿胶。

3. 月经调节功能基团失调

肝主疏泄，月经调节功能基团由肝所主。肝疏泄调经功能基团由肝疏泄调节月经动力系统、结构系统组成。调节月经的内涵一是参与月经量调节；二是参与经期调节。

（1）肝疏泄调经功能动力失调

临床表现：月经量少，月经后期，情志抑郁，舌淡，脉弦。

病机：当肝气郁结或肝气虚弱，调节月经量动力不足，则月经量少；调节经期动力不足则月经后期，同时伴情志抑郁、舌淡、脉弦等肝郁之象。

治法用药：治当疏肝调经。疏肝宜选柴胡、白芍、香附；理气调经宜选香附、玫瑰花、郁金、月季花。

[**附：调经药汇总**

理气调经药：香附、玫瑰花、郁金、月季花。

行气散寒治痛经药：荔枝核、乌药。

温经散寒治痛经药：肉桂、吴茱萸、小茴香。

活血通经药主治血瘀所致经闭痛经：丹参、桃仁、红花、益母草、泽兰、牛膝、鸡血藤、王不留行，月季花、凌霄花、姜黄。]

当肝疏泄调节月经动力太过，则月经量多或月经先期，伴急躁易怒，舌红、脉弦，治当清肝调经。清肝宜选栀子、黄芩。如为肝火盛引起月经量多，应配以入肝经凉血止血药，如小蓟、大蓟、地榆、侧柏叶等。

（2）肝疏泄调节月经功能基团结构异常

临床表现：月经量少，月经后期，甚者闭经，同时伴性情抑郁，口干，舌红少苔，脉弦细。

病机：肝疏泄调节月经功能基团结构系统由肝阴所主。当肝阴亏虚，不能濡养基团结构，调节月经精微物质减少，则出现月经量少、月经后期，甚者闭经；肝失疏泄，则伴性情抑郁；口干、舌红少苔、脉弦细为肝阴不足之象。

治法用药：治当疏肝养阴调经。此时阴血亏虚，疏肝宜选性平和又调经药，如香附、玫瑰花、月季花、郁金。养阴药宜选熟地黄、白芍、女贞子（墨旱莲、龟甲收敛止血崩，此时经少，月经后期不宜用）。如经闭日久应配合活血通经药。活血通经药宜选姜黄、丹参、红花、益母草、泽兰、桃仁、牛膝、鸡血藤、月季花、王不留行、凌霄花。其中丹参、益母草、凌霄花性寒不温，王不留行、牛膝、桃仁性平和，适宜于阴血亏虚兼血瘀经闭者。

（二）女子胞孕育胎儿功能基团失调辨证论治

女子胞孕育胎儿包含备孕胎儿、育胎、固胎功能。

备孕胎儿需要具有利于受精卵着床的环境、利于着床的基本结构、一定数量的卵子。育胎功能指女子胞哺育胎儿发育生长的功能，育胎功能正常发挥，利于胎儿正常发育。固胎指女子胞具有固摄胎儿于胞中的功能，其功能的正常发挥，维持了胎儿在胞宫中生长发育。

女子胞孕育胎儿功能基团由动力能量功能基团、结构功能基团、调节功能基团组成。动力能量功能基团为孕育胎儿提供能量供给，结构功能基团是孕育胎儿的基本物质构架，调节功能基团能调节胎儿气血供养。

1. 女子胞备孕胎儿功能基团失调

备孕胎儿需要具有利于受精卵着床的环境、利于着床的基本结构、一定数量的卵子。受精卵着床的环境宜温煦不寒，才利于受精卵着床。维持受精卵着床的温煦环境由肾阳所主。此外，充足的卵子数量对受精卵着床也起到关键的作用。着床基本结构为有形，有形属阴，由肾阴所主。

（1）肾阳亏虚宫寒不孕

临床表现：婚后多年不孕，形寒肢冷，舌淡，脉沉。

病机：肾阳有温煦女子胞，维持适于胎儿生长发育的环境功能。肾阳亏虚，宫寒内生，不利于胎儿发育，则婚后多年不孕；肾阳亏虚则形寒肢冷、舌淡、脉沉。

与现代医学联系：仅仅是维持适于胎儿生长发育的环境障碍，检查卵泡数正常而不孕。

治法用药：治当温阳暖宫，宜补肾阳药与温里药联合应用。

治阳虚宫冷不孕补阳药：鹿茸（冲服）、紫河车（冲服）、巴戟天、阳起石、紫石英。

治阳虚宫冷不孕温里药：附子、肉桂、丁香（不与郁金同用）。

（2）肾精亏虚，精少不孕

临床表现：婚后多年不孕，口干盗汗，腰膝酸软，舌红少苔，脉沉细。

病机：备孕胎儿，必须男子之精与女子之精相结合，才能形成受精卵，此为胎儿形成必备条件。肾阴精是生成女子生殖之精所需先天之精，肾精亏虚，女子生殖之精生成不足，则婚后多年不孕；口干盗汗、腰膝酸软、舌红少苔、脉沉细为肾阴亏虚之象。

治法用药：治当补肾生精。药选熟地黄、菟丝子、紫河车、枸杞、女贞子、墨旱莲、黄精。

此外，应注意当结构异常为生殖之精的通道阻塞时，应根据阻塞通道的病理因素是痰、是瘀，治以化痰通利精道或活血通利精道。

2. 女子胞育胎功能基团失调

育胎功能指女子胞哺育胎儿发育生长的功能，其主要依赖于先天肾精滋养和后天脾运化水谷精微营养。

（1）肾精亏虚，胎失滋养

临床表现：胎儿发育迟缓、口干盗汗、腰膝酸软、舌红少苔、脉沉细。

病机：肾阴精是胎儿发育所需营养物质，具有滋养胎儿的作用。肾精亏虚，胎儿失养，则胎儿发育迟缓；口干盗汗、腰膝酸软、舌红少苔、脉沉细是肾阴精亏虚之象。

治法用药：治当补肾精滋养胎。药选熟地黄、紫河车、枸杞、女贞子、墨旱莲、黄精。

（2）脾气亏虚，胎儿失养

临床表现：胎儿发育迟缓，少食乏力，舌淡，脉弱。

病机：胎儿发育除需要先天之精滋养外，也需要后天之精微营养。脾为后天之本，主运化水谷，脾气亏虚，胎儿所需的后天精微不足，胎儿失养，则胎儿发育迟缓；脾失健运，则少食乏力、舌淡、脉弱。

治法用药：健脾补气，滋养胎儿。药选太子参、党参、山药、白术等。

3. 女子胞固胎功能基团失调

固胎指女子胞具有固摄胎儿于胞中的功能，由肾气所主，固胎功能失调主要表现为肾虚胎动不固。

临床表现：胎动不安，甚者流产，腰膝酸冷，舌淡苔白，脉沉弱。

病机：肾阳暖宫，肾阴精滋养胎儿，肾气固胎，当肾气亏虚，胞宫胎儿失固，出现胎动不安，甚者流产；腰膝酸冷、舌淡苔白、脉沉弱为肾气亏虚之象。

治法用药：治当补肾固胎。

［附：**固胎药汇总**

补肾固胎药：杜仲、续断（活血）、菟丝子、桑寄生（祛风湿）。

补气安胎药：白术。

清热安胎药：黄芩、苎麻根。

温经止血安胎药：艾叶（有小毒）。

理气化湿安胎药：砂仁、紫苏梗。］

总之，女子孕育胎儿脏腑是女子胞，其主要生理功能是主持月经和孕育胎儿。女子胞的功能正常与冲、任、带脉最为密切，在脏腑方面与肾、脾、心、肝密切。天癸是肾精及肾气充盈到一定程度而产生具有人体生殖器官发育成熟和维持生殖功能作用的一种精微物质。胞宫是女性孕育胎儿的器官，赖于肾阳温煦，才能保持适于胎儿发育环境，肾阴精是胎儿发育所需先天物质原料，脾胃补充胎儿发育后天原料。肾阳温煦胞宫，肾阴滋养胎儿，肾阳肾阴相互作用（能量与物质关系转化）生成女子之天癸，在月经调节中起一定作用。肾在女子孕育方面功能失调表现为宫寒不孕，精亏不孕，肾虚固胎无力。

参考文献

[1] 任应秋. 中医各家学说 [M]. 上海: 上海科学技术出版社, 1980: 273.

[2] 祝士讷. 中西医学差异与交融 [M]. 北京: 人民卫生出版社, 2000: 11.

[3] 贝塔朗菲. 一般系统论: 基础、发展和应用 [M]. 北京: 清华大学出版社, 1987: 3.

[4] 祝世讷, 陈步宗. 中医系统论与系统工程学 [M]. 北京: 中国医药科技出版社. 2002: 295.

[5] 魏宏森, 曾国屏. 系统论: 系统科学哲学 [M]. 北京: 世界图书出版公司, 2009: 9.

[6] 祝世讷. 论中医系统论 [J]. 山东中医学院学报, 1990, 14 (6): 8-13.

[7] 郑洪新. 中医基础理论 [M]. 北京: 中国中医药出版社, 2016: 46.

[8] 张景龙. 肺系统的中西医研究进展 [J]. 现代医学与健康研究, 2020, 4 (6): 103-104.

[9] 王艳, 周雪, 王月花, 等. 逆针灸防治肺系统外感病证研究进展 [J]. 上海中医药杂志, 2017, 51 (增刊1): 256-258.

[10] 王亚超, 张启明, 王义国, 等. 中医肺藏系统的功能性症状 [J]. 北京中医药大学学报, 2017, 40 (4): 269-271.

[11] 陈馨浓, 郭晓辰, 张军平. "肺朝百脉" 理论在缺血性心脏病治疗中的应用 [J]. 中医杂志, 2018, 59 (17): 1465-1469.

[12] 陈晶晶, 张念志. 张念志辨治慢性阻塞性肺疾病经验探析 [J]. 江西中医药大学学报, 2020, 32 (5): 17-20.

[13] 钟赣生. 中药学 [M]. 北京: 中国中医药出版社, 2016.

[14] 李灿东. 中医诊断学 [M]. 北京: 中国中医药出版社, 2016.

[15] 田德禄, 蔡淦. 中医内科学 [M]. 上海: 上海科学技术出版社, 2013.

[16] 郭笑冬. "脑腑同治" 针药并用治疗方案对痰热腑实型缺血性中风急性期患者的影响 [J]. 医学理论与实践, 2017, 30 (2): 203-204.

[17] 张丰荣, 黄海量, 唐仕欢, 等. 脑—腑相关理论研究 [J]. 辽宁中医药大学学报, 2020, 22 (5): 5.